U0082338

樂果文化

樂果文化

新編中華中草藥治癌全集（二）

是李岩教授從事腫瘤防治研究事業的幾十年歷程中所累積的有效方藥。

譚序

本人認識李岩教授始自八十年代初期，與他的關係是亦師亦友，期間向他介紹不少海外病人，一致都認為李教授是一位對病人極端熱忱和富有經驗的醫生，也是一位謙遜嚴謹和博才多識的學者。他出身於醫家士族，祖父和父親都是鄉村有名醫生，頗受當地人民群眾愛戴和信仰。李教授童年開始背誦經典醫學詩歌，家傳身教使他迷戀醫學，青年時代投入西醫、中醫兩家院校，讀書八年之久。一九六二年畢業於北京中醫學院，一直在北京中醫院、北京腫瘤研究所、中日友好醫院從事腫瘤的預防、治療、研究、康復事業。他在學術活動中多次出訪日本、香港、新加坡、馬來西亞、印尼等東南亞國家。其間治療觀察各種疾病，收到良好效果。九六年春在新加坡某著名醫院，曾為垂危白血病病人梁先生搶救，運用中西結合療法取得良好療效，經過骨髓化驗，證實完全緩解，血液中未發現惡性細胞，病人十天後出院。

他的治病特點：以中國傳統醫學為主的中西醫結合，充份運用現代科學檢測方法，明確診斷，結合四診八綱、辨證論治，以辨病與辨證兩種方法去認識疾病，進行治療。在治療進程中他強調醫生、護士、病人三者結合，統一策略，共同向疾病進行鬥爭。他很重視病人在治療中的主觀能動性，發揮內在抗病能力，增強自身免疫功能，基於這種觀點，所以李教授重視運用自然療法、針灸、按摩、氣功、藥膳等綜合治療。讓病人在預防、治療、康復過程中發揚整體觀念，爭取良好生存、健康長壽的目的。這就是我本人與他相識以來，所體會到的學術思想。

《新編中華中草藥治癌全集》這套書是他以往曾發表的十餘冊四百萬字的醫療精華，實踐有效的驗方選集，值得推薦。

譚　湛　佳

作者介紹

李岩主任醫師（研究員，教授），生於一九三一年。一九五二年畢業於西醫學校，做過五年外科醫生。一九五六年考入北京中醫學院，一九六二年畢業。先後在北京中醫醫院，北京醫科大學腫瘤研究所從事腫瘤防治工作。一九八四年被聘為中日友好醫院副院長兼老年病科主任，同時出任中國抗癌協會傳統醫學副秘書長、國際癌病康復會常務理事、日本帶津三敬病院顧問兼任廣東省南海岩龍腫瘤研究所及內蒙古呼盟民族腫瘤所所長，並在廣州中山醫大孫逸仙紀念醫院進行中國南方高發腫瘤考察及防治研究工作。

李岩教授在他四十年的醫縱生涯中，積累了豐富的實踐經驗，一九八〇年寫成中國第一部腫瘤專著《腫瘤臨証備要》和《腫瘤病人自家療養》，被日本京都雄渾出版社譯成日文版本。之後，在國內外發表論文五十餘篇，譯文二十餘篇，專著與合著十五部，共撰寫三百萬餘言。

近年來他以改革精神提出醫、藥、研、教四結合的中西醫結合腫瘤防治研究方案，並設立相應的醫療、製藥、研究、教學四位一體的統一管理機構，探索中華醫學防治腫瘤的新途徑，走出具有中國特色的中西醫結合腫瘤防治研究道路。體現他對學生教導的。「抗癌之道修遠兮，吾將內外而求索，有朝腫瘤攻克兮，人類壽命得延長。」

《李岩治癌全集》系列叢書，係作者將其四十餘年的研究成果，呈獻給社會大眾，期望對腫瘤防治做出貢獻。

李岩教授和他的二位高師

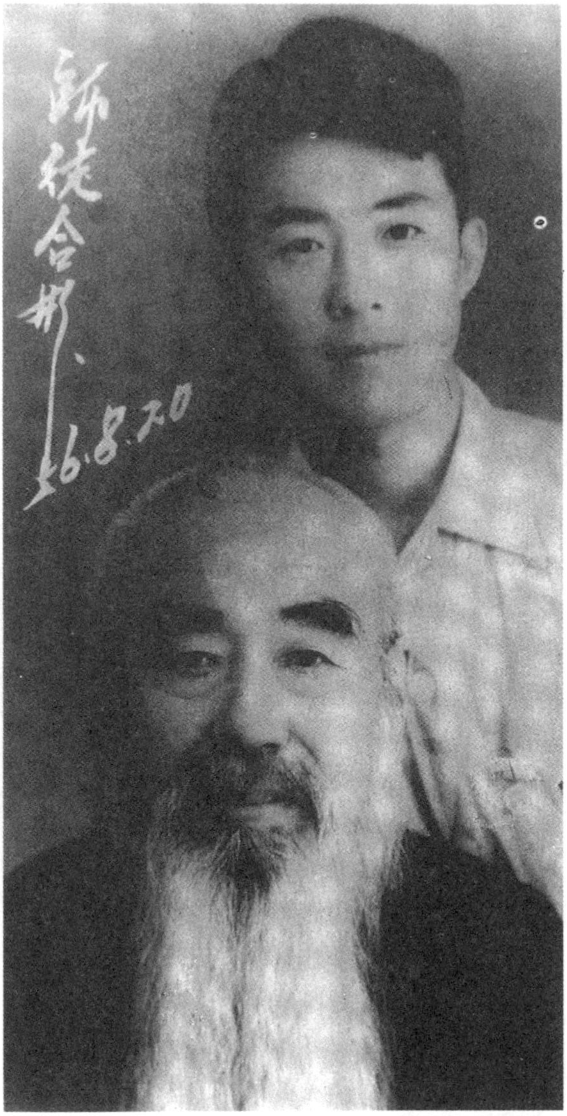

照片說明：

一九五六年盛夏，李岩教授才從醫學院畢業不久，於遼寧省錦州市拜會還俗道人王法師，結為師徒，傳授醫治白血病經驗。王法師自小因病出家，學經論道，三世真傳，善治惡性貧血，常用藥物療、針灸療、膳食療。

三十年來用於臨床病人過一百例，有再生障礙性貧血，粒細胞減少症、血小板減少性紫癜、腫瘤病人放射治療、化學治療引起的骨髓抑制（血小板及白細胞下降）、白血病、地中海先天性遺傳性貧血等。均見到不同程度的療效。其中有不少病人效果良好，有的病種造成動物模型，進行藥物療效實驗，實驗表明其療效與臨床病人相符。

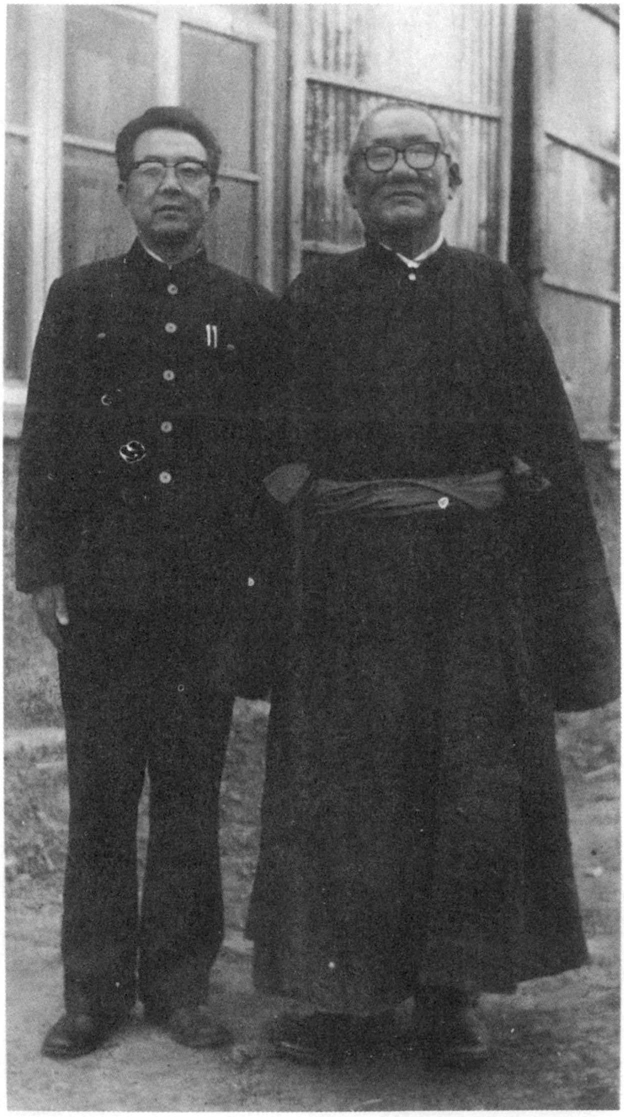

照片說明：

一九七八年嚴冬於內蒙古呼倫貝爾大學原蒙古包三次拜訪民族藏醫巴拉登先生，他生於西藏高原拉薩古城，祖傳藏醫，當地稱他為好曼巴（藏語醫生）地區政協委員，善治「噎膈」、「反胃」。他所使用的治療法為自製蒙藥、藏藥。為人治病，以慈善為懷，傳藥不傳方。由於他出身喇嘛，人們對他半信半疑，在此之際，李岩教授曾治療不效的三位食管癌患者，經巴拉登先生治療，兩名見到臨床效果，於是李岩教授乃三次北上，拜訪先生，學習藥方，終於結成師徒，傳經傳道，取得真傳，繼承發揚少數民族單、偏驗方，有的病人，行之有效，並在動物實驗中得到證實。

編者介紹

潘萍，北京人，生於一九五八年。學生出身。一九七六年高中畢業，參加北京密雲醫院藥房製劑工作。一九七八年——一九七九年北京友誼醫院進修藥劑專業。一九八一年——一九八四年於北京中醫學會針灸專業畢業後，從事中醫，針灸科工作，一九八八年——一九九〇年在北京北方交通大學外語系學習，畢業後回到臨床，一直隨李岩導師參加腫瘤防治研究工作，在此期間，曾在中日友好醫院、北京七三一醫院、海南省工人醫院、廣東省南海岩龍腫瘤研究所、中山醫大孫逸仙醫院，進行隨診案側，邊學邊用，結合實踐，複習理論，核實臨床診斷，分析療效，總結經驗，整理資料，協助導師從事腫瘤防治研究事業。

王艷玲，內蒙人，生於一九六五年，學生出身。一九八五年畢業於呼盟衛生學校西醫醫士班；一九八八年投考全國西醫學習中醫班，一九九〇年於中國中醫研究院畢業之前後，跟隨李岩教授學習十年之久。先後在北京中日友好醫院、西苑醫院、廣安門醫院、海南省農墾總局醫院中西醫結合腫瘤研究所及廣州中山醫大第二附屬醫院（即孫逸仙紀念醫院）和廣東省南海岩龍腫瘤防治研究所等，進行隨診案側，總結病例，整理資料，協助李岩教授從事腫瘤防治研究事業。參與李岩教授著作《新編中華中草藥治癌全集》、《李岩腫瘤驗方選》、《腫瘤醫藥錦囊》、《腫瘤預防治療保健》和《腫瘤防治錦囊》等書。並在李岩教授的指導下對其早年出版的《腫瘤臨證備要》、《腫瘤病人自家療養》等書的再版做了協助補充及修訂工作。

責編的話

行政院衛生署於二〇一二年五月二十五日公布二〇一一年國人十大死因統計，台灣平均每三分二十七秒就有一人死亡，比前（二〇一〇）年快了十一秒，而且癌症（惡性腫瘤）已經連續三十年蟬聯國人十大死因的榜首。

去（二〇一一）年國內每一百位死亡者，就有二十八人（二十八％）因癌症去世，共死亡四萬二千五百五十九人（男性占二萬七千零四十五人，女性有一萬五千五百十四人），男女之死亡比率為：一．七四比一；即每十二分二十一秒就有一人因癌而死。相對於十大死因第二位的心臟疾病死亡一萬六千五百十三人（占總死亡率一〇．九％），癌症仍高出近一．六倍的死亡率。

國人十大癌症死因及死亡人數為：

一、肺癌（八五四一人）；二、肝癌（八〇二二人）；三、結腸直腸癌（即大腸癌，四九二一人）；四、口腔癌（二三〇八人）；五、胃癌（二二八八人）；六、乳癌（一八五二人）；七、胰臟癌（一六〇七人）；八、食道癌（一四一五人）；九、攝護腺癌（一〇九六人）；十、非何杰金氏淋巴瘤（九七一人）。

二十一世紀的台灣，已完全邁入資本主義的「金錢至上論」和工業化的社會，大量的工業廢氣與廢水，由於政府管理機制的疏忽及廠商的浮濫排放，使台灣生態環境更形惡化，更降低了國人的生活品質與生活安全；市場上出現大量所謂「有機食品」與健康食品，其成放如何，猶待進一步檢視。

有幸與李岩教授結識，是在他一九九五年首度訪台的癌症學術交流會上，以後的十多年來，只見他風塵僕僕的往來中港台與東南亞之間，只為推動癌症的中西醫聯合診治，企圖治癒與減輕癌症患者的用心，頗使患者動容。他雖高齡八旬，仍探索於「抗癌」路上，毫無倦容，真是現代之「仁心濟世」典範。

《新編中華中草藥治癌全集》三卷本的問世，將為國人帶來新的癌症預防與保健的觀念，期待對國人生活安全及生活品質的提升，有所助益。

廖為民

二〇一二年六月吉日

前言

眾所周知，腫瘤是當前威脅人類健康與生命的常見病、多發病。防治腫瘤方法仍然是狠抓三早（早期發現、早期診斷、早期治療）、猛攻三關（病因關、早診關、治療關）、中西醫結合。腫瘤病人一旦確診之後，盡早手術治療、放射治療、化學治療、中醫中藥等綜合方案，仍被臨床所運用。中醫中藥的應用日益受到人們的關注。

《新編中華中草藥治癌全集》是他在從事腫瘤防治研究事業的幾十年歷程中所積累的有效方藥。遵照前人的經驗，參考實驗資料，並且收集中國少數民族及民間單偏驗方，且經過長期臨床實踐，反覆進行觀察，摸索出許多有效方藥。在他的腫瘤專著和學術論文中曾有發表。此外，還有一些重點科研項目中、指導碩士研究生實驗資料中，以及國內外講學教材裡，尚未發表的許多資料。經過我們跟師隨診，對病人長期追訪，醫院病案查閱，對其診斷和療效的推敲以及可以收集的資料，進行整理分析，去粗取精，去僞存眞，總結成卷，在此介紹。

本驗方選共分三卷，總結了二十種腫瘤疾病，二十種癌前病變。初步提出五百四十八個中藥方劑可供試選。上卷是臨床常見腫瘤驗方有：眼部惡性腫瘤驗方，唇癌驗方，舌癌驗方，鼻咽癌驗方，喉癌驗方，甲狀腺癌驗方，乳腺癌驗方，肺癌驗方，肝癌驗方，食管癌驗方等十類。中卷擬定爲：胃癌驗方，膀胱癌驗方，宮頸癌驗方，淋巴瘤驗方，白血病驗方，骨肉瘤驗方，顱腦腫瘤驗方，脊髓腫瘤驗方，皮膚癌驗方，黑色素瘤驗方等十類。下卷爲癌前病變驗方。三卷分期出版。

本驗方選在介紹方劑之前，對每種腫瘤以中西醫結合方法，介紹一般發病概況，診斷方法，辦証治療原則。隨後介紹有關驗方。在每個方劑中分爲命名、組成、方解、功效、主治、用法及歌訣。

在方解中着重介紹重點藥物的藥理作用，抗癌實驗，以及該藥物在本方中所處的君、臣、佐、使地位和配伍關係。在介紹藥物性味功用時，考慮病人查閱方便，力求保持每個方劑內容的完整性和系統性。但是全書前後有些重複現象，這也是臨床醫書在所難免。

我們在防治腫瘤事業中，是青年醫師，也是學生，對腫瘤理論學習不夠，對老師經驗體會不深，在整理專業資料方面缺乏經驗，錯誤之處，請多指正。

有關用藥兩點說明

一、中藥處方使用劑量單位：由於中藥屬於中國傳統藥物，雖然早已傳到世界各國，但其劑量單位尚欠統一。在我國過去均以中國傳統度量衡計算。如一斤為十六兩、一兩為十錢、一錢為十分、一分為十厘、一厘為十毫。然而，近年來，中國大陸對度量衡進行改革，均以國際統一計量稱量物品，隨之中藥劑量亦改為公斤(KG)、公升(L)制，即每公斤為一千克、每公升為一千毫升、每克為一千毫克。關於中藥換算問題，仍以十六兩為一斤，以舊稱為習慣用法，因此臨床醫生處方開藥，也以習慣為準，以十克相當於二錢七分換算，捨去小數，相差無幾。亦為藥劑人員所理解。

二、湯劑煎法與服法：一般藥物水煎兩次，所謂後渣。由於用藥目的與藥物性質不同，大體可分兩類。解表藥，浸泡水煮時間短，如加冷水過藥面一公分深，浸十分鐘，加熱煮沸十分鐘，過濾，取藥液一百毫升為第一次內服，第二次藥渣內加冷水二百毫升，同法煮沸取藥液一百毫升內服。但是非解表藥（如治療腫瘤方藥，補藥等）煎藥方法同上，但浸泡、煮沸時間都要延長，浸泡三十分鐘，煮沸後變小火再煮三十分鐘。兩次藥液合起來如果超過二百毫升，應當將兩次藥液合在一起，再加小火濃縮到二百毫升為宜，每次服一百毫升，早晚飯前三十至四十分鐘內服。（一般大小的飯碗，滿載容量約為一百五十毫升。）

如有礦物和金石藥物或者質地堅硬之品，應該先煎三十分鐘，再下群藥；如有芳香、揮發藥物，醫生必示「另包後下」字樣，即是群藥煮沸後再下此藥，再有細料藥物，可用藥液冲服。前者如蛤殼，中者如薄荷，後者如三七粉等藥，均要特殊煮沸與服用。

【目錄】 | CONTENTS

十一、胃癌驗方選

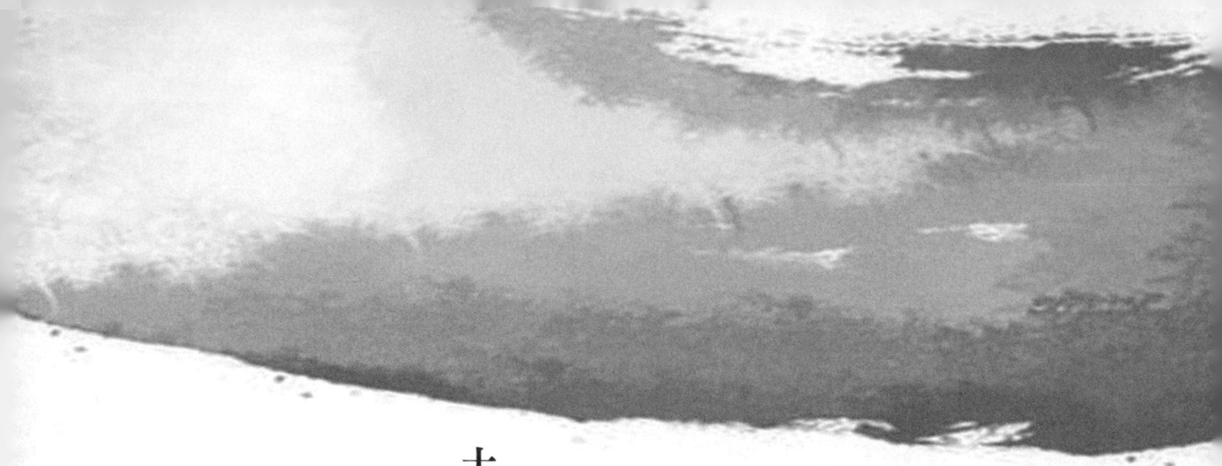

十二、膀胱腫瘤驗方選

十三、子宮頸癌驗方選

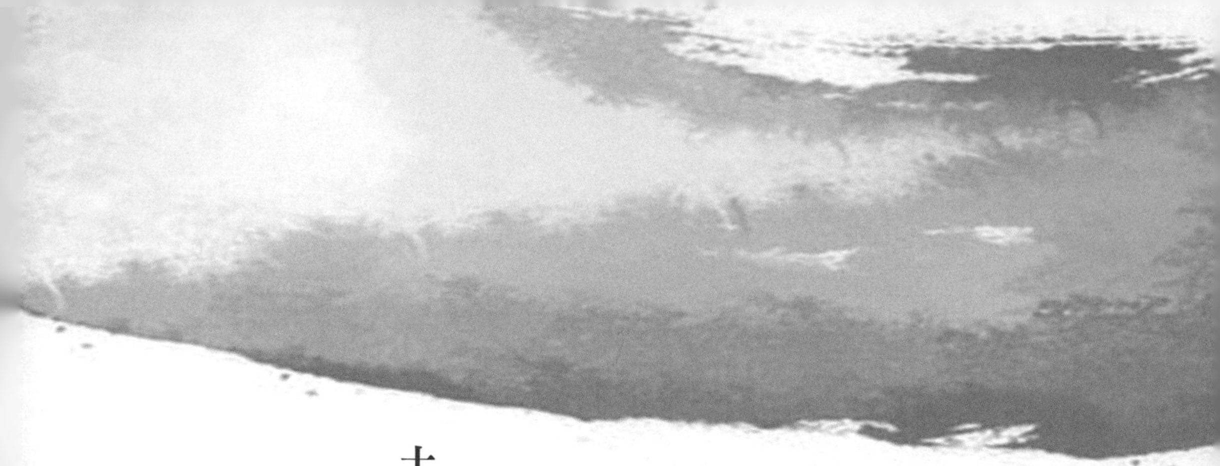

十四、惡性淋巴瘤驗方選

十五、白血病（血癌）驗方選

十六、骨肉瘤驗方選

十七、顱內腫瘤驗方選

十八、脊髓腫瘤驗方選

十九、皮膚癌驗方選

二十、惡性黑色素瘤驗方選

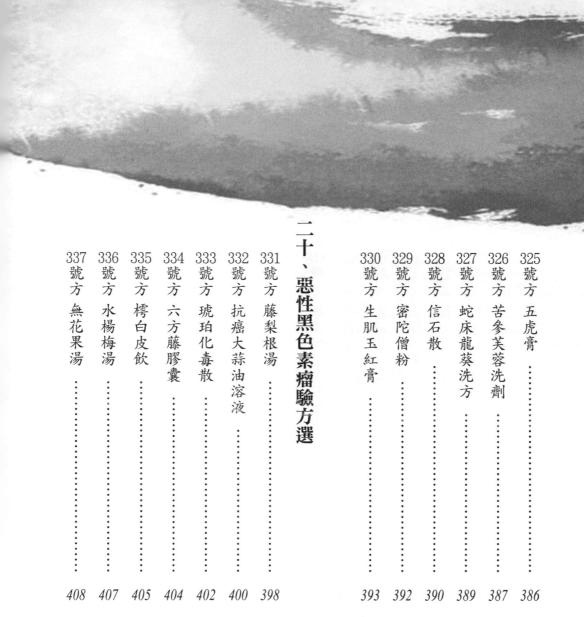

胃癌驗方選

胃癌發病概況：胃癌發病情況，在不同國家、不同地區有很大差別。日本、智利、芬蘭、奧地利等是胃癌的高發區；而美國、澳大利亞、紐西蘭等國家胃癌的發病率較低。中國胃癌發病率偏高。遼東半島、山東半島及浙江沿海地帶偏高。年死亡率為20/10萬以上。廣東、廣西偏低，年死亡率為5/10萬左右。

胃癌發病佔人體全部惡性腫瘤的1/10，佔消化道腫瘤的1/2，男與女之比為4:1。發病原因尚未被明確揭示。可能有關胃癌的發病因素為：遺傳因素、環境因素、飲食因素、亞硝胺類化合物致癌問題以及胃部其他疾病與胃癌的關係（如胃潰瘍、萎縮性胃炎、腸上皮化生、胃息肉、惡性貧血）均在研究探討中，發病部位以幽門竇及小彎側為最多，約佔75%，胃癌大體類型分表淺型、腫塊型、潰瘍型、彌漫型和潰瘍惡變型。

在中醫古典文獻中，雖然沒有胃癌、賁門癌這樣的病名，但確有很像胃及賁門腫瘤病變的記載。如：《難經》說：「伏梁，起臍上，大如臂，上至心下，久不癒，令人病心煩。」嚴用和《濟生方》說：「伏梁之狀，起於臍下，其大如臂，上至心下，猶梁之橫架於胸膈者，是為心積……其病腹熱面赤，咽乾心煩，甚則吐血，令人食少肌瘦。」張仲景《金匱要略》一書中說：「脈弦者，虛也，胃氣無餘，朝食暮吐，變為胃反。」指出「胃反」的主要症狀是「朝食暮吐」。這與晚期胃癌梗阻情況相似。在治療方面，《傷寒論》：「心下痞硬，噫氣不除，與旋複代赭湯。」又如《醫部全錄》記載華佗方：「胃反為病，朝食暮吐，心下堅如懷升，往來寒熱，四逆不下食，此為關上寒癖所在，將成肺痿。用珍珠、明雄黃、丹砂各三兩，朴硝五兩，乾薑十累，右五味為末，蜜丸，如桐子，先食服三丸，若小煩者，飲水自解，然無所忌，神良無比。」此處記載，有方有藥有製法，還有適應症及藥物反應的解法。可謂詳盡，值得參考。明代李時珍《本草綱目》記載：「噎膈反胃，用北庭砂二錢，水和蕎麥麵包之，煅焦，待冷取中間濕者，焙乾一錢，入檳榔二錢，丁香二個，研勻，每服七厘，燒酒送下，日三服，食即止。後吃白粥半月，仍服助胃丸藥。」此方雖然較為簡單，但實用意義較大，至今為止，臨床使用硇砂（即北庭砂）治療消化道腫瘤，有效病例，屢報不鮮。

綜上所述，說明中國醫學對胃部腫瘤不僅文獻記載，而且經驗豐富，對當今胃癌的防治研究，有一定參考價值與實際意義。

胃癌的治療法則：現代醫學外科對早期胃癌可行根治術，對晚期胃癌梗阻時可作短路手術。胃癌對放射治療方法欠為敏感，僅僅姑息之效；化學藥物常採用氟脲嘧啶、絲裂霉素、阿霉素、阿糖胞苷等聯合方案。中醫常用在辨證論治的理法方藥指導下，應用抗癌方藥及單、偏、驗方。

151號方　猬皮飲

組成： 刺猬皮三十克、乾蟾皮二十克、樬樹皮十克、蜣螂十克、黨參二十克、薑半夏十克。

方解： 刺猬皮、乾蟾皮為方中主藥。刺猬皮為脊椎動物刺猬科刺猬的乾燥外皮 (Erinaceus europaeus)。藥用帶刺全皮烘乾備用。其主要成分為角蛋白 (Keratin) 和膠原 (Collagen)、彈性硬蛋白 (Elastin) 之類和脂肪等組成。性味苦平，歸經胃、大腸經。其功效為消腫、開胃、醫五痔、止疝痛並止血。《綱目》記載「主治瘰癧惡瘡」，《選方》：「治反胃吐食」。動物實驗中，對人胃癌細胞，及鼻咽癌細胞在體外實驗時，見到顯著性抑制作用。免疫實驗中，對T細胞及淋巴轉化率有明顯增強作用。臨床對胃癌見到止痛、止血效果，與蟾蜍合用見到腫瘤縮小病例。乾蟾皮為蟾蜍科中華大蟾蜍的皮膚（包括皮脂腺及耳後腺體）。其主要成份含有蟾毒內脂類，以及甾醇酯類、5—羥色胺、吲哚生物鹼等。該藥性味辛涼、有毒。具有破癥結、行脾濕、化毒定痛之功效。臨床常用治療惡瘡、瘰癧、疔毒、臌脹、水腫及癌症。其提取物華蟾素合併化學抗癌藥物治療惡性腫瘤45例，治療組有效率為64.29%，高於對照組36.36%的療效，統計學處理有顯著的差異。抗癌藥理：體外試驗，其水溶液對JTC-26抑制率達90%以上。蟾蜍醇和水的提取物用美蘭法對人胃癌細胞有抑制作用。蟾蜍皮提取物對小鼠肉瘤—180、兔B.P.瘤有效。並能延長患精原細胞瘤、腹水癌和肝癌小鼠的生存期。蟾皮對小鼠子宮頸癌—14和腹水型肝癌的生長有抑制活性的作用。蟾皮中的強心甙和甙元對Hela-S3腫瘤細胞有抑制作用。烏本甙對艾氏腹水癌細胞有抑制效果。該藥經臨床與實驗觀察未見到對心、肝、腎等器官毒性反應。對骨髓造血功能未見到抑制現象。與刺蝟皮合用，臨床效果尤佳。因此，以上二藥為本方君藥。楤樹皮為五加科楤木屬植物楤樹根皮。別名鳥不宿、刺老包。根皮中含楤木皂甙 (araLiin)、原兒茶酸、揮發油、膽鹼及鞣質等。其性味甘寒、無毒；歸胃、大腸、膀胱經。祛風險濕、利尿消腫、活血止痛。抗癌動物實驗證明對小鼠SAK、肝癌實體型細胞有抑制作用。廣東楤木用噬菌體法測試有抗噬菌體的作用，臨床與蜣螂合用配伍相須。蜣螂為鞘翅目金龜子科的昆蟲，藥用全蟲，又名屎克螂。其主要成分含蜣螂毒素約1%。有效成份能溶於水、乙醇、氯仿，但不溶於乙醚，其性味酸、苦，歸胃、肺經；其功效為解毒、利濕、消腫、降逆止嘔。治胃癌、食道癌、膀胱癌、鼻咽癌，臨床使用焙乾冲服。抗癌動物實驗：本品醇提取物對人體肝癌細胞、胃癌細胞有抑制作用。以上楤木根皮及蜣螂共為本方臣藥。黨參為桔梗科多年生宿根草本植物黨參的乾燥根。性味甘平，入胃、肺經。其功效補中益氣、止渴生津、健脾養胃。臨床用於中氣不足，運化失調，為本方佐藥。半夏為天南星科多年生草本植物半夏的地下塊莖。以薑汁拌製為薑半夏，增強降逆止嘔、溫胃作用。其性味辛溫有毒。歸脾、胃二經。其功效降逆止嘔、燥濕祛痰、下氣散結、和胃調脾有引藥歸胃之功。故為本方使藥。

功效：消腫散結、和胃止痛。

主治：胃癌、賁門癌、肝癌、膀胱癌、食道癌。

用法：水煎劑，每日一劑，共煎湯二百毫升，分兩次服用。

歌訣：

猬皮抗癌須乾蟾，蜣螂焙乾細細研；

楤木根皮相使藥，黨參半夏補後天。

152號方　紅車五味飲

組成：紅車軸草二十克、龍葵三十克、半枝蓮三十克、白花蛇舌草二十克、白朮十克。

方解：紅車軸草為多年生草本豆科植物，藥用花序及帶花枝葉（Trifolium pratensel），別名三葉草、紅花苜蓿。全草含異黃酮類，有雌激素樣作用，維生素E、胡蘿蔔素、紅車軸草根甙（TriboLikizin）、紅車軸草素（Pratenslin）、具有抗癌活性。該藥性味苦寒，歸胃肝、大腸經。解毒利尿、清熱明目。抗癌藥理，其水提取物給大鼠口服或腹腔注射，阻止肉瘤—45生長。臨床對胃癌、肝癌、乳腺癌見到顯著療效，為本方君藥。龍葵為一年生茄科植物，全草入藥，別名天茄子、老鴉眼睛草，內含生物鹼甙龍葵鹼（Solanine）、澳洲茄鹼（Solasonine）等多種生物鹼。該藥性味苦寒無毒。清熱解毒、活血消毒。療疔毒、祛濕熱。抗癌藥理，對接種艾氏腹水癌、淋巴性白血病615、肉瘤—180、肉瘤—37等腫瘤細胞的小鼠投給本品，均有抑制作用。對胃癌細胞抑制明顯。與半枝蓮伍用為本方臣藥。半枝蓮為唇形科黃芩屬植物半枝蓮的全草，別名狹葉韓信草。內含生物鹼、黃酮甙、甾體、酚類及鞣質等。該藥性味微苦，性涼，清熱解毒、化瘀消腫。抗癌藥理對小鼠S-180、EC、腦瘤B22等均有一定抑制作用。此外，尚有抑菌、利尿、止咳、祛痰等作用。臨床對胃癌、肝癌、乳腺癌、宮頸癌等有顯著療效。白花蛇舌草為茜草科耳草屬植物白花蛇舌草及同屬植物水線草的全草。別名蛇針草、龍舌草。含有生物鹼、蛇舌草素、強心甙、黃酮類、蒽醌類、香豆精等。該藥性味甘平無毒。歸肺、胃經。中醫藥理為清熱解毒、利尿消腫、活血止痛。抗癌藥理：體外試驗有抑制肝癌細胞及抗嗜菌體作用，體內試驗，對小鼠S-180有明顯抑制，能使瘤細胞有絲分裂顯著受到抑制，瘤體變性壞死。瘤組織周圍有淋巴細胞與中性粒細胞浸潤，淋巴結及肝、脾中網狀內皮細胞增生。尚能增強機體免疫機制。表現為網狀內皮系統增生、網狀細胞增生肥大、胞漿豐富、吞噬活躍；淋巴結、肝、脾等組織中嗜銀物質呈致密化改變；亦能增強細胞的吞噬功能。也有增強小鼠腎上腺皮質功能。臨床廣泛用於消化道腫瘤及血液系統腫瘤和貧血病，為攻補兼優的中草藥，因此為本方佐藥。白朮為菊科多年生草本植物白朮的根莖。氣味芬芳，略帶黏液性，內含1.4%的揮發油及維生素A等。該藥性味甘苦溫，歸胃脾經。中醫藥理補氣益血、燥濕利水、固表止汗。抗癌藥理，乙醇提取物對小鼠肉瘤—180（腹水型）抑制率22.3%；熱水提取物為32.1%。白朮揮發油對小鼠體內篩選有抑制活性作用，臨床用其補氣健脾、和胃化濕，故為本方使藥。

功效：清熱解毒、利濕消腫、健脾和胃。
主治：胃癌、賁門癌、肝癌、大腸癌、子宮頸癌。
用法：水煎劑，每日一劑，取二百毫升藥液分兩次內服。
歌訣：
紅車軸飲抗胃癌，伍用龍葵半枝蓮；
攻補兼優蛇舌草，白朮引經五味全。

153號方　胃癌粉

組成：白花蛇二十克、螃蟹十五克、鹿角霜十克、生苡仁三十克。
方解：白花蛇為脊椎動物蝮科五步蛇Agkistrodon acutus (Gunttzor) 或眼鏡蛇科銀環蛇乾燥的全體。去頭尾，酒浸三日入藥。內含蛋白質、脂肪、皂甙，頭部毒腺含出血性溶血素。該蛇性味甘鹹溫，有大毒。入肝、胃經。祛風、通絡、定驚、除毒。抗癌藥理，體外試驗，對胃及白血病細胞有抑制作用。體內對小鼠肉瘤—180顯著抑制。臨床治療淋巴肉瘤、白血病、胃癌、乳腺癌、中耳癌、鼻咽癌見到效果，為本方君藥。螃蟹為節足動物甲殼類。性味鹹、寒、有小毒。《本草綱目》記載主治「胸中邪氣，熱結痛，去胃氣，消食、利積。」臨床用於治療癌症，多用其殼及足部消積散結。對胃癌（潰瘍型，硬結型）、乳腺癌、淋巴瘤有療效，為本方臣藥。鹿角霜為脊椎動物鹿科雄鹿頭上的角，即鹿茸硬化之骨質部份，熬成膠的殘渣，為鹿角霜。含膠質、磷酸鈣、碳酸鈣及氯化物等。本品性味甘、鹹、溫。歸肝、胃、腎經。補督脈、壯元陽、生精髓、強筋骨、溫脾胃、止血補血。臨床治療胃癌、肝癌、腸癌、膀胱癌等陽虛出血、貧血效果較好，中醫辨證為血弱、精寒、崩漏者顯效。為本方佐藥。生苡米為禾本科薏苡屬植物薏苡的種仁，別名苡米，含脂肪油，油中主要成分為薏苡仁酯、薏苡內酯（薏苡素環、酪氨酸），尚有多糖類及豆甾醇、β及γ—谷甾醇等。其性味甘微寒，健脾利濕，清熱排膿。抗癌藥理，對小鼠S-180、YAS瘤株有抑制作用，對小鼠U-14、EC細胞有抑制作用。薏苡酯已有人工合成，並見有抗腫瘤作用。臨床對虛寒性胃癌、肝癌、子宮頸癌均有較好效果，為本方使藥。

功效：溫陽燥濕、解毒散結。

主治：虛寒性胃癌、賁門癌、肝癌、乳腺癌、淋巴瘤、子宮頸癌、膀胱癌等。

用法：以上藥物等量相配，烘乾，共研細末分裝，每袋五克，備用。每日三次，每次五克，白開水沖服。

歌訣：

胃癌粉用白花蛇，鹿角霜佐螃蟹殼；
生薏苡米健脾胃，潰瘍癌症啓沉痾。

154號方　黃毛耳飲

組成：黃毛耳草三十克、半枝蓮三十克、天胡荽二十克、甘草十克。

方解：黃毛耳草為茜草科植物Oldenlandia chrysotricha (palib) chun，全草入藥。別名石打穿，地蜈蚣。內含傘花耳草素、二萜酸類化合物。β及γ—谷甾醇、烏素酸、齊墩果酸、硬脂酸、軟脂酸、油酸、亞油酸。性味平、微苦、無毒，歸胃經。清熱，除濕、活血舒筋、散血。治內傷及無名腫毒。抗癌藥理，用噬菌體法，體外篩選，本品有抗噬菌體作用提示有抗癌活性的作用，體內試驗對小鼠S-180、子宮頸癌—14有明顯抑制作用。臨床對胃癌、鼻咽癌有明顯效果，為本方君藥。半枝蓮唇形科黃芩屬植物半枝蓮的全草，別名狹葉韓信草，內含生物鹼、黃酮甙、甾體、酚類及鞣質等。性味微苦、性涼，歸胃、肝經。清熱解毒、化瘀消腫、活血祛瘀。抗癌藥理，熱水提取物體外實驗，對JTC-26有強烈的抑制作用（抑制率90%以上），同時對正常細胞微有影響。嗜菌體法篩選，證明本品有抗嗜菌體活性的作用。體內實驗，對小鼠S-180、EC、腦瘤B22等均有一定的抑制作用。用美蘭法試驗，本品對急性粒細胞型白血病有輕度的抑制作用。以細胞呼吸器法測定，本品對上述白血病血細胞抑制率大於75%。此外，尚有廣譜的抗菌作用，以及利尿、止咳、平喘等作用。臨床對胃癌、肝癌、肺癌、宮頸癌、惡性葡萄胎、絨毛膜上皮癌、乳腺癌等有較好效果，為本方臣藥。天胡荽為傘形科一年生草本植物胡荽的全草。別名圓荽、香菜。內含維生素丙及正癸醛、壬醛和芳樟醇等，性味辛、溫，歸肺、胃經。清頭目、消食積、透痘疹、解瘀毒，為本方佐藥。甘草為豆科甘草屬植物，藥物根狀莖。別名國老，內含三萜皂甙甘草酸，即甘草甜素，還有黃酮成分，新甘草甙及甘草次酸、甘草酸胺，性味甘平。歸脾、胃、肺經。和中緩急，潤肺、解毒、調和諸藥。臨床用於脾胃虛弱、腹痛、便溏、勞倦發熱、肺痿咳嗽、心悸驚癇。生用咽喉腫瘤、消化性潰瘍、癰疽瘡瘍，解藥毒及食物中毒。抗癌實驗，甘草次酸，對大白鼠移植的Oberling Guerin骨髓瘤有抑制作用。甘草酸胺鹽、甘草次酸鈉及甘草次酸的混合體，對小鼠艾氏腹水癌及肉瘤有抑制作用，甘草甜素、甘草甙對大鼠腹水肝癌及小鼠艾氏腹水癌細胞，能產生形態學上的變化。甘草甜素有預防癌症及保肝作用。甘草熱水提取物對JTC-26細胞的抑制率達70-90%。且對癌細胞有強抑制的同時，對正常細胞僅微有抑制的反應。綜上所述，甘草確為《四百味》中講：「甘草味甘，調和諸藥，炙則溫中，生則瀉火。」的科學論述，故為本方使藥。

功效：清熱除濕、散血解毒、溫中瀉火。

主治：胃癌、賁門癌、肝癌、肺癌、白血病等。

用法：水煎劑，每日一劑，取液二百毫升，分兩次內服。

歌訣：

黃毛耳飲半枝蓮，天胡荽鮮甘草全；

胃癌肺癌白血病，除濕散毒得安然。

155號方　檳榔煎

組成：檳榔三十克、三棱十克、黑白丑十克、茵陳三十克、青皮十克、枳殼十克。

方解：檳榔為棕櫚科植物的果實Areca cathecu L.。別名大腹籽、橄欖子。內含生物鹼、縮合鞣質、檳榔紅色素、檳榔次鹼等。性味苦辛溫，歸脾、胃、大腸經。破滯散邪、殺蟲解毒、生津安神。一般藥效實驗，抗真菌、病毒。對膽鹼受體作用，興奮腺體分泌增多，減心律、降血壓、殺寄生蟲。過量檳榔鹼引起流涎、嘔吐、利尿、昏睡及驚厥。注射阿托品可解。抗癌實驗，對腹水型肉瘤的小白鼠體內實驗，乙醇提取物，抑制腫瘤生長率91.9%。體外試驗對JTC-26抑制率50-70%。用Hela細胞單層培養法篩選結果，本品有抗Hela細胞活性的作用。臨床對胃癌、食道癌有較好療效，為本方君藥。三棱為黑三棱科植物黑三棱或小黑三棱的塊莖。別名荊三棱。小黑三棱含揮發油。性味苦、辛、平。歸肝、脾經。破血行氣，消積止痛、破癥散結。抗癌實驗動物體內篩選，對腫瘤生長有抑制作用，尤其黑三棱科對小鼠S-180抑制率45%。臨床用於腹腔惡性腫瘤、甲狀腺癌、肝癌、胃癌、宮頸癌等。在本方與黑白丑伍用為方中臣藥。黑白丑為旋花科一年生攀援草本植物牽牛子乾燥成熟種子。外表棕黑色為黑丑，黃白色的為白丑。

別名牽牛子。含牽牛子甙、樹脂甙、沒食子酸、裸麥角鹼、赤霉素A等。性味苦寒有毒。歸肺、腎、大腸經。瀉下去積、逐水退腫。殺蟲消臌、散滯除痛、治蠱脹痃癖。配合黑三棱，增強藥性。茵陳為菊科艾屬植物茵陳蒿的幼苗莖葉，別名白蒿。含蒿屬香豆精、綠原酸、咖啡酸和揮發油等。性味苦平、微寒，歸脾、胃、肝、膽經。除濕清熱、退黃消癥，芳香化濁。抗癌實驗，本品有極為強烈的抗致癌霉菌及其致癌毒素的作用，對黃曲霉菌、黃曲霉菌B1、小梗囊胞菌素抑制率均為100%。熱水提取物對腹水型肉瘤—180抑制率為21.6%；乙醇提取物抑制率為18.5%。臨床對唇癌、肝癌、胃癌見到較好療效。與青皮伍用為本方佐藥。青皮為芸香科常綠小喬木本橘樹的未成熟果實或青色果皮。性味苦、辛、溫，歸肝膽經。疏肝破氣、散積化滯、和胃健脾。與茵陳合用有理氣舒肝作用。枳殼為芸香科小喬木酸橙、香圓或枳的成熟果實。性味苦，微寒。歸脾、胃經。破氣行痰，散積消痞，理氣和胃，化食止痛，為本方使藥。

功效：破滯散結、逐水消積、理氣和胃。

主治：胃癌、肝癌、大腸癌、腹腔惡性腫瘤。

用法：水煎劑，每日一劑，取藥液二百毫升分兩次內服。

歌訣：

檳榔煎湯醫實症，黑白丑配荊三棱；
青皮枳殼茵陳蒿，適於正旺邪氣盛。

156號方　地龍粉

組成：地龍四十克、沒藥十克、乳香十克、降香十克、沉香十克、木香十克。

方解：地龍即蚯蚓。為巨蚓科動物參環毛蚓pheretima aspergilum (E. perrier) 或正蚓科動物背暗異唇蚓等的全體。別名土蚓、寒蚓等。各種蚯蚓皆含解熱鹼、蚯蚓素及各種含氮物質（氨基酸、膽鹼等），尚含一種自體溶解酶。蚯蚓有降低血壓及抑制小腸緊張等作用。在動物實驗中表明，有解熱及舒展支氣管的作用。性味鹹寒，歸脾、胃、腎經。清熱止痙、活絡利尿。解過敏，抗腫瘤。抗癌實驗，蚯蚓提取物在美蘭法中，對人結腸癌、肝癌細胞有效，還能誘導噬菌體的產生。本品熱水提取物對JTC-26抑制率為50-70%，臨床用於胃癌、支氣管肺癌效果良好，為本方的君藥。沒藥為橄欖科低矮喬木或喬木樹莖乾皮部滲出的膠樹脂。含樹脂、樹膠、揮發油、萜醇、酚等。性味苦平，歸肝經。散瘀定痛、消腫生肌、抗腫瘤。抗癌實驗，體外對JTC-26及胃癌細胞抑制率為70-90%，與乳香配伍用為本方臣藥。乳香為橄欖科小喬木乳香樹皮部膠脂。性味辛苦溫，歸心、肝、脾經。活血定痛，伸筋壯骨，心腹諸痛，善醫惡瘡、生肌長肉。抗癌實驗與沒藥相似，作用較弱。沉香為瑞香科常綠喬木沉香，木質中脂膏凝結者為佳品。別名沉水香，其揮發油中含苄基丙酮、呋喃類等；抗癌實驗，沉香熱水提取物體外實驗對JTC-26抑制率70-90%，從沉香樹的莖皮中提得兩種細胞毒成分，經淋巴細胞性白血病—388細胞系統體外實驗，它們分別在0.8ug/ml和0.0022ug/ml濃度顯示活性，均達到該系統體外實驗規定的半數有效量EDSO ≤ 4ug/ml的標準。與降香伍用增強療效，為本方佐藥。降香為芸香科木本植物降香之木幹。國產名為豆科植物花櫚木部入藥稱紫藤降香，越南泰國產地稱降真香，為本方用品。性味辛溫，歸肝經。行瘀、止血、定痛、溫暖下元、暖胃追邪。木香為菊科多年生宿根草本植物雲木香、川木香的根，性味辛、苦、溫，歸肺、肝、脾、大腸、膀胱經。行氣止痛、散滯和胃，為本方使藥。

功效：清熱解瘀、散瘀止痛、暖胃追邪。

主治：胃癌、肺癌、肝癌、大腸癌、子宮頸癌。

用法：本方以蚯蚓為主，用量佔全方一半。共研細末，煉蜜為丸，每丸黃豆大，每日三次，每次十五丸，白開水送服。

歌訣：

蚯蚓粉末製蜜丸，乳沒實驗具抗癌；
沉降木香理中氣，邪瘀氣滯可散開。

157號方　九仙奪胃丹

組成：南星（薑炙）三十克，半夏（薑炙）十五克、枳殼十五克、豆豉十克、人參三十克、白礬十克、甘草十五克、厚樸十克、木香十克。

方解：南星為天南星科天南星屬植物天南星Arisaema consanguineum schott的球狀塊莖。別名南星、山六谷、蛇六谷、山棒子。根、莖、葉中含苛辣性毒素，塊莖中含皂甙、安息香酸，β—谷甾醇、黏液質及多量澱粉；尚含類似毒芹鹼樣的生物鹼。性味苦、辛、溫，有毒。歸肺、肝、脾經，燥濕祛痰、祛風解痙、強心壯陽、解毒散結。抗癌實驗，鮮南星提取物對小鼠S-180等瘤株具有明顯的抑制作用。對Hela細胞亦有較強的抑制率，其水煎劑尚有良好的祛痰、鎮靜、解痙、止痛等作用。臨床用於胃癌、食管癌、肺癌、宮頸癌、神經系統腫瘤，為本方君藥。因本方為胃癌主方，採用辛溫微苦的木香及厚樸輔助南星化濕導滯、行氣止痛、芳香和胃以助藥效。半夏為天南星科半夏屬植物掌葉半夏的莖塊。別名三葉半夏、三葉老，主要成份水溶性部分含有膽鹼、甘露醇、氨基酸（β—丁氨酸、穀氨酸、精氨酸、天冬氨酸等）及酚性物質。脂溶性物質含有β—谷甾醇、揮發性生物鹼、硬脂酸、油脂等。中醫藥理學為燥濕化痰、利胸膈、消癰腫、祛風止痛。抗癌實驗，對實驗性動物腫瘤M-14、S-180、肝癌實體型，以及對Hela細胞均有一定抑制作用。本品所含的β—谷甾醇對宮頸癌有抑制，在1/516濃度時對Hela細胞仍有抑制作用。藥理研究表明，能明顯使癌細胞逐漸脫落而使癌體縮小或消失。且有減小或停止滲血作用；局部清潔作用。但對機體免疫功能無明顯影響。植物甾醇尚能鎮吐，揮發性生物鹼能麻痺末梢神經。呈菸鹼樣作用，並有明顯中樞性鎮咳作用，毒性試驗表明，生物鹼對小鼠LD50為1～5毫克／10克體重。臨床用於胃癌、食道癌、舌癌及宮頸癌以及癌前期病變。伍用枳殼散積消痞、理氣和胃和豆豉解悶除煩，緩懊憹不安，胃中糟雜配合半夏為本方臣藥。人參為五加科多年生草本植物人參的乾燥根。主要成分含人參皂甙、人參二醇、人參倍半萜烯，還有植物甾醇、膽鹼、多糖類。性味甘微苦、微溫，歸肺、脾經，人參總甙及多糖類對小鼠艾氏腹水癌有一定抑制作用。人參的甾體化合物對小鼠S-180、腺癌—755有抑制作用。其水浸物對體外實驗JTC-26細胞抑制率為90%以上。高麗參提取物注射液對白血病的豚鼠有效治癒率達99.9%，存活時間是對照組的兩倍。此外，人參扶正作用為蛋白質合成促進因子(prostisol)的物質，具有促進核糖核酸、蛋白質、脂質生物合成的作用。能提高機體的免疫力，對癌症治療有輔助效果，且有緩解其它藥物毒性作用，伍用白礬酸鹹收斂之品為本方佐藥，更有減毒抗癌作用，其白礬在日本大阪中醫研究所體外實驗對JTC-26細胞抑制率達90%以上。甘草為豆科甘草屬植物，藥用根狀莖。含有腎上腺皮質激素樣作用。三萜皂甙甘草酸、甘草甜素、甘草次酸，尚有黃酮及雌激素物質。性味甘、平，歸十二經。補脾益氣，調合諸藥，解毒抗癌。厚樸、木香溫中止痛，調氣消積。以上三藥合為本方使藥組。

功效：燥濕祛痰、解毒散結、溫補中氣、抗癌止痛。

主治：胃癌、食道癌、肺癌、白血病、淋巴瘤、子宮頸癌。

用法：共研細末，水化成餅，錢幣大小，慢火烘乾，每日三次，每次五枚，以薑湯調平胃散送下。

歌訣：

九仙奪胃薑南星，半夏厚樸配木香；
枳殼豆豉人參草，白礬為佐質量精。

158號方　雙葵飲

組成：向日葵五十克、紫背天葵四十克。

方解：向日葵為菊科植物，其種籽、根莖、花盤、桿髓芯、果殼及花、葉等均入藥。本方取其桿中白芯Helianthus annuus L.，其中內含有效成份為多糖類物質——半纖維素。性味甘溫，無毒，歸肺、胃、膀胱經。清濕熱、利小便、通竅、逐風、解毒抗癌。抗癌藥理本品提取物半纖維素，對小鼠S-180及艾氏腹水癌和實體型均有抑制作用。據英國《植物化學》(1983.8) 報導：從向日葵嫩葉和莖端部分得到具有抑制植物生長作用的成分，是淡黃色油狀物，分子式為$C_{20}H_{26}O_7$，該物質在艾氏腹水癌細胞DNA

和RNA合成的體內試驗中，發現在20ug/ml劑量時，對癌細胞DNA的合成抑制率為5%；對癌細胞RNA合成的抑制率高達75%。日本最近一項研究指出：對向日葵花粉的分析，證明含有香豆酸、阿魏酸、咖啡酸、燕麥甾醇、棕櫚酸、甘油酯、槲皮素糖甙。這些成分中，有些具有一定的抗癌活性作用。但也有一項研究指出，種籽含有致癌物3.4—苯並芘（種殼含量最高），向日葵油加以高溫（110～300℃），飼餵大鼠，能增強某些致癌物，對豚鼠的致癌作用，也值得參考。桿芯臨床用於胃癌，滋養體細胞瘤見到療效，為本方君藥。紫背天葵為毛茛科天葵屬植物天葵的根塊。別名天葵子、金耗子屎、散血球。內含生物鹼、內酯、酚類、氨基酸及香豆素類。性味甘苦寒，歸脾、小腸、膀胱經。清熱解毒、利尿消腫。抗癌實驗證明，對多種移植性癌細胞有一定的抑制作用。此外，體外試驗對金黃色葡萄狀球菌有較強抑制作用。臨床上用於胃癌、腎癌、膀胱癌、前列腺癌、淋巴瘤。還有乳腺炎、淋巴腺結核、瘰癧、毒蛇咬傷均有療效，為本方臣藥。以上兩味藥物均有甘溫無毒，入脾胃二經，故而配伍中有君臣佐使之功。

功效：清濕熱、利小便、通竅逐風、解毒抗癌。

主治：胃癌、腸癌、膀胱癌、前列腺癌。

用法：水煎劑，每日一劑，每劑取藥液二百毫升，分兩次內服。

歌訣：

癌性腹水用雙葵，向日葵中取莖髓；
通竅利濕清毒熱，天葵佳品選紫背。

159號方　四根湯

組成：藤梨根三十克、野葡萄根三十克、虎杖根三十克、水楊梅根三十克。

方解：藤梨根為獼猴桃科獼猴桃Actindiachi-nensis planch的根。別名陽桃、獼猴桃、毛梨子。其主要成分為獼猴桃鹼類、維生素類。成熟果實中含獼猴桃鹼（actinidine C10H13N）、維生素C等；葉含槲皮素、山奈醇、咖啡鹼、對香豆酸、無色花青素、無色飛燕草花青素；種子含脂肪油及蛋白質。性味酸、澀、涼；歸胃膀胱經。具有清熱解毒，祛風除濕、止血消腫之功效。抗癌實驗：動物實驗證明，對S180、U14有抑制作用，尤其對消化系統的實驗性動物腫瘤，作用比較明顯，本藥在本方起主要治療作用，故為君藥。野葡萄根為葡萄科蛇葡萄屬植物蛇葡萄的根皮。別名山葡萄、假葡萄、見毒消、蛇白蘞。其成分含黃酮甙、酚類、氨基酸及糖類。性味甘、平；歸胃、膀胱經。具有活血祛瘀，利尿消腫，涼血止血之功效。抗癌實驗：動物實驗證明，對小鼠S180有抑制作用；亦能顯著地引起家兔靜脈收縮，而有止血作用，為本方臣藥。虎杖根為蓼科植物，藥用根莖。別名蛇總管、活血龍、大活血、陰陽蓮等。其主要成分為大黃素、大黃酚、鞣質、多糖等；大黃素、大黃酚均具有抗癌活性的作用。性味甘、苦、辛溫；歸肝、膽、肺經。具有補肝腎、壯筋骨、祛風利濕，活血定痛之功效。抗癌實驗：虎杖根熱水浸出物，小鼠體內試驗，對腹水型肉瘤—180抑制率高達68%；但乙醇提取物沒有作用。體外實驗，熱水浸出物對JTC-26抑制率在90%以上，為本方佐藥。水楊梅根為茜草科植物水楊梅的根。花序中主要含β—谷甾醇、熊果酸、水楊梅素。性味苦、澀、涼；歸胃、小腸經；具有清熱解毒，散瘀止痛之功效；可療瘰癧瘡毒症。抗癌實驗：用總細胞容積法體內實驗，對熱水提取物小鼠腹水型肉瘤—180抑制率為54%；體外試驗，本品水煎液對JTC-26抑制率達90%以上；對宮頸癌細胞及SAK、WK256有抑制作用，為本方使藥。

功效：活血消腫，祛瘀定痛，解毒利濕。

主治：胃癌、肝癌、膀胱癌、子宮頸癌、淋巴癌等。

用法：水煎劑，每日一劑，取二百毫升藥液，分兩次內服。

歌訣：

濕熱瘀毒四根湯，藤梨野葡配虎杖；
水楊梅根為使藥，根治胃癌選此方。

160號方　楤苣飲子

組成：楤木根十五克、苣蕒菜十克、大黃六克、甘草六克、木香四點五克。

方解：楤木根皮為五加科楤木屬植物楤木Aralia chinesisd的樹皮。別名鳥不宿、雀不站、刺龍包、刺老包。主要成分為樹皮中含楤木皂甙(araliin)、原兒茶酸、揮發酸、膽鹼及鞣質等。性味甘、微苦、平；入胃、腎經。具有活血消腫、祛風止痛之功能。抗癌實驗：動物實驗證明，對小鼠SAK、肝癌實體型細胞有抑制作用。尚有強壯、健胃、利膽作用。苣蕒菜為菊科植物，藥用全草。別名野苦菜、野苦蕒、取麻菜、苦蕒菜、盤兒草等。性味苦、涼；歸胃、腎、膀胱經。具有清熱、解毒、消腫、治肺癰、乳癰、血淋、癧腫、跌打損傷、毒蛇咬傷。抗癌藥理：應用美藍脫色法在試管內測定白血病患者血細胞脫氫酶的活性，苣蕒菜水煎濃縮酒精提取液對急性淋巴細胞性白血病、急性及慢性粒細胞性白血病患者的血細胞脫氫酶都有明顯的抑制作用。此藥與楤木根皮合用有增強療效作用，故二藥為本方君藥。大黃為蓼科大黃屬植物藥用大黃的根莖，其同屬植物掌葉大黃、雞爪大黃等。主要成分為蒽醌衍生物（大黃酚、蘆薈大黃素、大黃酸、大黃素）、番瀉甙A及鞣質。性味苦、寒；歸脾、胃、大腸、心包、肝經。具有清熱涼血、化瘀攻積之功能。抗癌實驗：藥用大黃粗提物皮下注射，對小鼠肉瘤—37有傷害作用；大黃素對艾氏腹水型癌細胞呼吸有明顯抑制作用。對這種癌的某種氨基酸和糖代謝中間產物的氧化和脫氫也有很強的抑制作用；大黃素對小鼠黑色素瘤有明顯抑制作用、抑制率為76%；大黃酸對艾氏癌腹水型抑制率為15%。對小鼠肉瘤—180抑制率為21%；本品中的醌類亦具有抗癌活性作用；大黃的熱水提取物對小鼠肉瘤—180抑制率為48.8%。為本方臣藥。甘草為豆科多年生草本植物甘草Glycyrrhiza uralensis Fisch的根及根莖。別名為美草、甜草、甜根子等。其主要成分為甘草根或根莖中含三萜皂甙甘草酸即甘草甜素，甘草根的水解產物中尚分出烏熱酸，此物經證明是18β—甘草次酸，從甘草中還分離出多種黃酮成分，其中有甘草素、異甘草素、甘草甙等，雌激素類物質。性味甘、平；歸脾、胃、肺經；具有和中緩急、潤肺、解毒、調和諸藥之功效；炙則溫中，生則瀉火。甘草有制約苦寒傷胃之弊，故為本方佐藥。木香為菊科多年生草本植物雲木香、川木香的根。其主要成分為單紫杉烯、木香酸、脱氫木香內脂、氫木香內脂、豆甾醇等。性味辛、苦、溫；歸脾、胃、大腸、膽經。具有行氣、調中、止痛之功效；走上、中、下三焦，調理脾胃，為本方使藥。

功效：活血消腫、行氣止痛、健脾和胃。

主治：胃癌、肝癌、膀胱癌、白血病、子宮頸癌。

用法：水煎劑，每日一劑，取二百毫升藥液分兩次內服。

歌訣：

楤苣飲子用大黃，楤木苣藚使木香；

甘草和中為佐藥，胃癌氣痛選此方。

161號方　蟾兒茶

組成：蟾皮十克、兒茶四克、延胡索三克、象皮三克。

方解：蟾皮為蟾蜍科動物中華大蟾蜍（Bufo bufogargarizans cantor）剝下之皮曬乾之蟾皮。主要成分含華蟾蜍毒素、華蟾蜍素、華蟾蜍次素、甾醇、蟾蜍鹼、去乙酰基華蟾蜍素。性味辛、涼。歸胃、心經。其主要功效為解毒消腫、通竅止痛、強心利尿。抗癌實驗：蟾蜍皮提取物對小鼠肉瘤—180、兔B.P瘤有效，並能延長精原細胞瘤、腹水癌和肝癌小鼠的生存期；試管內對白血病細胞有抑制作用；蟾蜍皮對小鼠子宮頸癌—14和腹水型肝癌的生長有抑制活性的作用；蟾蜍皮還可抑制Hela細胞生長，抑制人肝癌和白血病細胞的呼吸；蟾蜍皮中的強心甙和甙元對Hela-S3腫瘤細胞有抑制作用。烏本甙對艾氏腹水癌細胞有抑制效果；蟾蜍的胰蛋白酶水解液對小鼠實體瘤有抑制作用。體外試驗，蟾蜍的水解液對JTC-26抑制率達90%以上，為本方君藥。兒茶為豆科落葉喬木植物兒茶Acucia Catechu (L) Willd.的枝幹及心材煎汁濃縮而成，稱兒茶膏、黑兒茶。另一種為茜草科常綠藤本植物兒茶勾藤的帶葉嫩枝煎汁濃縮而成，稱為兒茶、棕兒茶。別名為烏爹泥、烏壘泥、烏丁泥、西謝等。其主要成分為兒茶心材含兒茶鞣酸、表兒茶精、槲皮素等：兒茶勾藤葉和根莖中含兒茶勾藤鹼A、B、C、D、E、黑兒茶鹼等生物鹼。性味苦、澀、涼。歸肺經。具有收濕斂瘡、生肌止血之功效。抗癌實驗：20%煎劑在體外能傷害腹水癌細胞，為本方臣藥。延胡索為罌粟科植物延胡索的塊莖。其主要成分含生物鹼十餘種。如：四氫掌葉防己鹼（延胡索甲素、乙素）、白屈菜鹼等。性味辛、苦、溫。歸肝、胃經。具有活血、散瘀、理氣、止痛之功效，為方中佐藥。象皮為鹿科大象之曬乾的皮，性味平、溫，具有補益氣血之功效，是血肉有情之品，為本方使藥。

功能：活血消腫、散瘀止痛、生肌止血。

主治：胃癌、肝癌、宮頸癌、白血病等。

用法：共研細末，壓片，每片零點三克，每日一片，連服二週後，每日增加四分之一至二分之一片，三週為一療程。

歌訣：

蟾兒茶用象蟾皮，兒茶收斂並生肌；
延胡索素為佐藥，黏膜腺癌最相宜。

162號方　柘木飲

組成：柘木六十至一百二十克。

方解：柘木為桑科屬植物柘樹Cudrania tricuspidata (carr.) Bur.的莖葉。別名柘樹、刺桑、奴柘。其主要成分為全株中含有黃酮類、β－谷甾醇、生物鹼、酚性化合物、有機酸及氨基酸類。性味甘、溫，無毒。歸胃、肝、大腸經。具有活血化瘀、祛風利濕、補勞養虛之功效。抗癌實驗：對實驗動物腫瘤U27、S180、EC等瘤株有一定的抑制作用；體外試驗對食管癌瘤株有細胞毒樣作用。小鼠熱板法鎮痛試驗亦可見到明顯的鎮痛效果。柘木產地中國南方居多，古人常用做為止痛、止吐。二十世紀六十年代，傳入美國，開始進行腫瘤實驗，發現對肝癌、胃癌效果良好。上海等地常觀察消化道腫瘤二百六十六例，總有效率為70.28%，為無毒而有效的單味抗癌藥物。

功效：活血化瘀、祛風利濕、補勞養虛。

主治：食道癌、賁門癌、胃癌、結腸癌、直腸癌、肺癌、肝癌等。

用法：水煎劑，每日一劑，共煎二百毫升，分兩次服；柘木糖漿（每毫升相當生藥二克），每次服二十毫升，每日三次；柘木注射液（每毫升相當生藥二克），肌肉注射，每次二至四毫升，每日二次，三個月為一療程或每次四十至一百毫升加入5%或10%葡萄糖注射液五百毫升靜脈滴注，每日一次。

歌訣：

抗癌單方用柘木，古用疼痛與嘔吐；
現代臨床治胃癌，扶正化瘀創新路。

163號方　狼毒煲雞蛋

組成：狼毒三克、雞蛋二個。

方解：狼毒為大戟科屬植物狼毒大戟Euphorbia fis-Cheriana Steud.和月腺大戟E. ebiacleolata Hayata的根。別名白狼毒、黃皮狼毒、狼毒疙瘩、貓眼根、山紅蘿蔔根。主要成分含有植物甾醇、香精油、脂肪酸（棕櫚酸、油酸、亞油酸等）、酚性化合物、微量生物鹼、糖類及一種中性結晶（$C_{10}H_{13}O_2$或$C_{15}H_{20}O_3$），及有毒的高分子有機酸。性味苦辛，平，有毒。歸心、肺經。具有逐水祛痰，破積殺蟲，除濕止癢之功效。抗癌實驗：動物實驗對腫瘤細胞有一定抑制作用。除有非特異性免疫外，可能同時促進機體正常代謝功能，相對抑制代謝異常旺盛的組織，而起到增強機體抵抗力，抑制腫瘤生長的作用。臨床主要用於消化道腫瘤。山東煙台地區人民醫院用狼毒治療晚期胃癌二十例（其中有五例廣泛轉移）均收到一定效果，能緩解症狀、增進食慾、制止疼痛，少數病例腫塊縮小消失，緩解期最長達十三個月。此外，尚可治療淋巴結結核、骨結核、皮膚結核、牛皮癬、神經性皮炎、慢性支氣管炎及陰道滴蟲病等。值得提出的一點，本品在古代藥學書中記載為「十九畏」。狼毒最怕蜜陀僧，在臨床配伍中應該注意。本方雞蛋為輔型劑，運用動物蛋白能解除狼毒的毒性作用，故狼毒與雞蛋配伍是相輔相乘的，符合君臣佐使配分原則。

功效：逐水祛痰、破積殺蟲、除濕止癢。

主治：食道癌、胃癌、肝癌等。

用法：沸水先煮十分鐘，打入雞蛋二個，煮熟後，去狼毒，吃蛋喝湯。

歌訣：

民間狼毒煲雞蛋，治療胃癌效靈驗；

逐水破積善醫癬，去毒喝湯蛋代飯。

164號方　棉花根湯

組成：棉花根六十克、半枝蓮六十克、藤梨根六十克、白茅根十五克、金錢草十五克、大棗三個。

方解：棉花根為錦葵科植物樹棉Gossypium arboreum L. 草棉G. herbaceum L.及陸地棉G. hirsutum L.的根或根皮。別名為土黃芪、蜜根、草棉根皮。其主要成分根中含棉酚、天冬酰胺（asparagin, $C_4H_8O_2N_2$）、樹脂類混合物、精氨酸及氯化銨、氯化鉀、磷酸鎂銨等。性味甘、溫。歸肺、腎經。具有補氣、止咳、平喘之功效。抗癌實驗：動物實驗證明，棉花根提取物對小鼠S180、WK256等癌株有抑制作用。棉酚對艾氏腹水癌有明顯的抑制，局部使用能抑制潰瘍型黑色素瘤；對雄性大白鼠有明顯的抗生育作用，每天灌胃12～24毫克／公斤體重，連給五週後停藥，即可見小鼠的輸精管、副睾中精子全部死亡；棉花根提取物尚能促進小鼠胸腺萎縮，腎上腺重量增加，而具有增強或改善腎上腺皮質功能的作用，提高機體的生理功能，改善機體對疾病的抵抗力，如抗炎、抗寒、抗過敏等。此外，棉酚能抑制流感A病毒PR-8的繁殖。臨床主要用於胃癌、肝癌、食道癌、喉癌、精原細胞瘤等。浙江溫州市第三人民醫院用本藥配合其它中草藥及化療治療晚期胃癌二十二例，顯效六例，有效八例，總有效率為63.6%。半枝蓮為唇形科黃芩屬植物，全草入藥，主要分佈於黃河以南地區。別名挾葉韌信草。主要成分含有生物鹼、黃酮類、甾體類。性味微苦、涼。歸心、肺經。具有清熱解毒、活血化瘀、消腫利尿之功效。抗癌實驗：本品熱水提取物體外試驗，對JTC-26有強烈的抑制作用（抑制率90%以上）；同時對正常細胞微有影響。用豆芽法篩選抗癌草藥，證明本品有抗癌活性作用。用噬菌體法體外篩選抗癌藥實驗，證明本品有抗噬菌體活性作用。體內試驗，對小鼠S180、艾氏腹水癌、腦瘤B22有抑制作用。用美藍法試驗，本品對急性粒細胞型白血病有輕度抑制作用。以細胞呼吸器法測定，本品對上述白血病細胞抑制率大於75%。上述兩味藥物共同有化瘀抗癌作用，故為本方君藥。藤梨根為獼猴桃科獼猴桃的根。主要成分獼猴桃鹼類及維生素類。性味酸、澀、涼。歸胃、膀胱經。具有清熱解毒，祛風除濕之功效。動物實驗表明：對小鼠S180、U14有抑制作用，為本方臣藥。藤梨根的詳細內容參見159號方四根湯。白茅根為禾本科植物白茅的根莖。別名為蘭根、茹根、茅根等。主要成分含多量蔗糖、葡萄糖、檸檬酸、草酸等，又含21%澱粉。另有報導，從本品分離出白頭翁素；其根莖中含甘露醇、薏苡素、檸檬酸、糖類等。性味甘、寒。歸肺、胃、小腸經。具有涼血、止血、清熱、利尿之功效。金錢草為唇形科植物活血丹的全草或帶根全草。主要成分含多量單萜酮、芳香醇、薄荷醇、β—谷甾醇、棕櫚酸以及多種氨基酸、鞣質、膽鹼等。性味苦、辛、涼。歸肝、膽、腎、膀胱經。具有利小便、通淋、除濕退黃、解毒消腫之功效。白茅根、金錢草都具有利濕、清熱、利尿之功效，故為本方佐藥。大棗甘、溫。歸脾、胃經。具有補中益氣、健脾和胃，為本方使藥。

功效：活血化瘀、消腫利尿、除濕退黃。

主治：胃癌、食道癌、肝癌、精原細胞瘤等。

用法：水煎劑，每日一劑，取二百毫升藥液，分二次服。

歌訣：

棉花根湯半枝蓮，藤梨白茅大棗全；
再加佐藥金錢草，退黃除濕胃癌煎。

165號方　大蒜鱖魚丸

組成：鱖魚一條（五百克）、大蒜三十克、平胃散（陳皮六十克、甘草十克、厚樸十克、白朮十克）。

方解：大蒜為百合科葱屬植物蒜Allium Sativum L.的鱗莖。別名蒜、蒜頭。主要成分鱗莖中含揮發油、大蒜辣素（allicin, $C_6H_{10}OS_2$）。新鮮大蒜中無大蒜辣素，而有一種無色無臭的含硫氨基酸，稱大蒜氨酸（allicin, $C_6H_{11}O_3NS$），但經大蒜酸分解後可生成大蒜辣素及兩個二硫化丙烯基。大蒜辣素的基本化學結構為：R-SO-S-R。此外，並含蒜制菌素（allistatin）及微量碘。性味：生品性溫味辛；熟品性溫味甘。歸脾、胃、肺、大腸經。具有行滯氣、暖脾胃、化肉食、消癥積、通諸竅、除風邪、解暑氣、辟穢濁、解百毒、殺百蟲、健身延年之功效。抗癌實驗：體外試驗證明，0.3%大蒜浸液或大蒜油對人體鼻咽癌細胞轉化的CSN3、CSN7和小鼠S180、人體宮頸癌細胞（Hela株）及人體肝癌細胞（L7402）等均有較強的抑制作用；飼以新鮮大蒜的雌小鼠可完全抑制乳腺癌的發生。大蒜粗提物對大鼠腹水瘤細胞有抗有絲分裂的作用，對體外培養的JTC-26抑制率為70-90%。臨床表明64.8%的病人淋巴細胞轉化率提高。抗癌作用可能是直接或間接破壞癌細胞染色體結構，由染色體退行性改變導致細胞核的退行性改變，最後引起癌細胞的死亡。大蒜浸液的毒性很小，小鼠LD50為323.6毫克／公斤體重，腹腔注射的治療劑量僅為半數致死量的1/14，為本方君藥。平胃散具有燥濕運脾、行氣和胃之功效。方中重用蒼朮以其苦溫性燥，最善除濕運脾；以厚樸行氣化濕，調和諸藥；生薑、大棗調理脾胃；諸藥配伍應用，則諸症自除。平胃散在本方中既能對兼證起主要作用，又起調合藥性作用，故為本方臣、佐藥。鱖魚又名石桂魚、桂花魚等。是中國的特產。東自長江下游、西至宜昌；北自松花江，南至福建，都有出產。性味甘、平，無毒。主治腹內惡血，去腹內小蟲，益氣力，令人肥健，補虛癆，益脾胃，治腸風瀉血。臨床常用於治療胃癌、乳腺癌，為本方的使藥。

功效：燥濕消癥、行氣和胃、扶正抗癌。

主治：胃癌、食道癌、肝癌、乳腺癌、子宮頸癌、白血病等。

用法：將鱖魚一條一斤去腸雜留鱗，將大蒜三十克填滿魚腹，紙包煨熟，取肉及蒜合平胃散六克，每日一劑，早晚分服。先服魚蒜，後服平胃散。

歌訣：

大蒜辛溫煮熟甜，抗癌健身又延年；

鱖魚利水消蠱痕，健脾理氣平胃散。

166號方　菝葜肥豬肉

組成：菝葜鮮根一斤（乾根半斤）、肥豬肉一至二兩。

方解：菝葜為百合科菝葜屬植物菝葜smila x china L. [S. Japonica (Kunth) A.Gray]的根狀莖，別名金剛藤、鐵刺鈴、鐵菱角、紅燈果、普貼刺、筋骨柱子。主要成分根狀莖中含多種甾體皂甙：帕利林皂甙（parillin, $C_2H_{44}O_6 \cdot 2\ 1/2\ H_{20}$）、菝葜皂甙（smilacin, $C_{20}H_{32}O_{10} \cdot 2\ 1/2\ H_{20}$），其中之一經證明為薯蕷皂甙元與一分子右旋葡萄糖及二分子左旋鼠李糖結合而成。性味甘酸、平。歸肝、胃經。具有消腫解毒、祛風利濕之功效。抗癌實驗：動物實驗證明，對小鼠S180、S37、B22等癌細胞有抑制作用。其煎劑對金黃色葡萄球菌、綠膿桿菌有較強的抑制率。臨床主要用於食道癌、賁門癌、胃癌、腸癌、肝癌、胰腺癌、膽囊癌等。中國醫學科學院日壇醫院用菝葜片劑治療食道癌能使症狀緩解；上海市等地亦曾臨床觀察六十例，證明也有一定的緩解作用。湖南治療一例食道癌，服用菝葜製劑，約合原生藥三十五斤，使症狀緩解達四年以上未復發。福州市第一人民醫院用於賁門癌也有一定療效。此外，對纖維肉瘤、子宮肌瘤、淋巴癌等均有良好效果，故此藥為本方君臣藥。肥豬肉含有脂類，為輔型劑，通過脂肪能使菝葜的有效成分更好的提取，為本方佐使藥。本方菝葜與肥豬肉配伍應用有相輔相乘之功，符合君臣佐使的組方原則。

功效：消腫解毒、祛風利濕、活血抗癌。

主治：胃癌、肝癌、乳腺癌、子宮頸癌、白血病等。

用法：菝葜鮮根一斤（乾根半斤），用三斤水煎三至四小時，倒出藥液，加肥豬肉一至二兩，炖至三分之一。（剩餘藥液一斤重），一日內數次服完，三日一劑。

歌訣：

菝葜別名金剛藤，百合科屬性味平；
脂溶水溶需共煮，肥豚燉熱抗癌靈。

167號方　青黛紫金錠

組成：青黛十五克、人工牛黃十五克、紫金錠十克、三七三十克、雞內金三十克。

方解：青黛為爵床科植物馬藍 (Baphica can thus cusia Bremek)、豆科植物木藍

(Indigofe ra tinctoria L.)、或蓼科植物蓼藍(polygonum tinctorium Lour.)，及十字花科菘藍(Isatis tinctoria L.)等葉中的乾燥色素。主要成分為靛甙、靛玉紅、β—谷甾醇；靛玉紅是抗癌有效成分。性味鹹、寒。歸肝、肺、胃經。具有清熱解毒、涼血散腫之功效。抗癌實驗：靛玉紅對小鼠L7212有延長存活期的作用；靛玉紅皮下、腹腔注射200毫克／公斤體重，對大鼠WK256抑制率為47-58%。靛玉紅能提高正常和帶瘤動物單核巨噬系統的吞噬功能，提示可能是通過提高機體免疫功能而發揮其抗癌作用的。青黛能縮短粒細胞的成熟時間，從而使骨髓緩解，達到治療慢性粒細胞型白血病的目的。牛黃為洞角科動物牛(Bos taurus domesticus Gmel in)的膽囊中的結石（少數為膽管中的結石），稱天然牛黃。由牛膽汁或豬膽汁經提取加工而成稱人工牛黃。現在一般藥用人工牛黃。其主要成分含膽酸、膽甾醇、麥角甾醇、脂肪酸、卵磷脂、膽紅素、維生素D及Ca、Fe、Cu等元素。人工牛黃成分與此大體相似。性味苦、涼。歸肝、心經。具有清熱解毒、息風止痙、化痰開竅之功效。抗癌實驗：人工牛黃混懸液，口飼於接種S180的雜種小白鼠，劑量為408.9-437.6毫克／公斤體重，抑制率達60.9%，同批實驗的抗癌製劑喜樹鹼抑制率為40.8%。人工牛黃對小鼠S37的抑制率，兩批實驗分別為54.3%和72.2%。對艾氏腹水癌（實體型）的抑制率平均為18.9%。具有一定的抑制腹水癌細胞分裂的功能，但不完全抑制其生長。人工牛黃毒性甚低，對小鼠具有促進紅細胞增生的功能，是本身兼有「扶正培本」作用的抗肉瘤型的藥物。牛黃膽汁中得到一種不能透析的物質，腹腔注射給豚鼠，能抑制WK256生長，劑量適當，可使腫瘤廣泛壞死，人工牛黃也有某些作用。以上二藥配伍應用解毒抗癌作用增強，故為本方君藥。紫金錠來源於明代《外科正宗》。其主要成分為紅大戟、山慈菇、千金子仁、麝香、雄黃等。本品所含紅大戟苦寒有毒，而功長於以毒攻毒而消腫；山慈菇辛寒也有小毒，也可清熱解毒，消腫散結，以輔助大戟之功；千金子辛品有毒，性烈可攻毒殺蟲；麝香芳香通竅，可內透瘀邪；雄黃解毒殺蟲。以上諸藥，在應用上多用於辟除穢惡，祛痰開竅，辟穢辟暑。抗癌實驗：紫金錠有一定的抗癌作用，臨床多用於治療胃癌、肺癌、結腸癌等屬於氣血凝滯、熱毒熾盛者，故紫金錠為方中臣藥。三七為五加科人參屬植物，藥用塊根。主產廣西、雲南，別名田七、參三七。含有多種皂甙。性味微苦、甘、溫。歸肝、胃經。具有止血散瘀、補陰利尿、抗癌消腫之功效。抗癌實驗：本品熱水提取物有很強的抑癌效果，對JTC-26抑制率（體外試驗）高達90%以上。體內實驗對小鼠S180有抑制作用。田三七中多糖以2.5毫克／公斤體重口飼給移植S180小鼠，二週後腫瘤縮小；五週後，十隻鼠中有六隻小鼠的腫瘤已全部消失。以噬菌體法篩選抗腫瘤藥物，三七有抗噬菌體作用，為本方佐藥。雞內金為雉科動物家雞的乾燥砂囊內膜。別名雞肫皮、雞黃皮、雞肶胵。砂囊中含維生素B1、B2、C及一種糖蛋白。性味甘、平。歸脾、胃、小腸、膀胱經。具有運脾消食，固精止遺之功效。抗癌實驗：體外實驗，雞內金有抑制腫瘤細胞的作用，為本方使藥。

功效：解毒化瘀、涼血止血、息風開竅、活血抗癌。

主治：胃癌、賁門癌、食道癌、肝癌、乳腺癌、白血病、子宮頸癌。

用法：共研細末，裝入中號膠囊，每粒二克，每次一粒，每日三次口服。

歌訣：

青黛內含靛玉紅，伍用三七紫金錠；
人工牛黃為君藥，內金消導胃氣痛。

168號方　琥珀膏

組成：大黃三十克、樸硝三十克、大蒜二十克、琥珀十克、麝香二克。

方解：大黃為蓼科植物掌葉大黃 (R heum palmatum L) 或藥用大黃 (R officinale Baillon) 的根莖。主產於湖北、四川。其主要成分為蒽醌衍生物（大黃酚、蘆薈大黃素、大黃酸、大黃素）、番瀉甙A及鞣質。性味苦、寒。歸脾、胃、大腸、心包、肝經。具有清熱涼血，化瘀攻積之功效。其抗癌實驗在160號方中已詳細介紹。樸硝為含硫酸鈉的天然礦物經精製而成的結晶體。別名芒硝、皮硝。性味鹹、苦、寒。歸胃、大腸經。具有瀉下、軟堅、清熱之功效。該品單味藥使用未見抗癌作用，但傳統經驗在《大承氣湯》中，有助大黃滌蕩胃腸積滯，軟堅散結，驅邪作用，因此配合大黃為本方君藥，是其它藥物不可代替的。大蒜為百合科葱屬植物蒜的鱗莖。主要含大蒜辣素，新鮮大蒜中無大蒜辣素，含硫氨基酸。性味生品性溫味辛；熟品性溫味甘。歸脾、胃、肺、大腸經。具有健胃止痢、殺菌驅蟲抗癌之功效。其抗癌實驗在165號方中已做詳細介紹。大蒜在本方中有加強君藥大黃、樸硝的抗癌作用，故為本方的臣藥。琥珀為古代松科屬植物的樹脂，埋藏地層中經多年轉化而成。性味甘、平。歸心、肝經。具有定驚安神，活血散瘀、利尿通淋之功效。《日華子本草》記載：「療蠱毒、壯心、明目摩翳、止心痛、癲邪、破結癥。」為本方佐藥。麝香為鹿科動物麝的雄體香囊內的分泌物乾燥而成。雄者為一腺囊，在臍與陰部之中間，充滿分泌物，即為麝香。本品易溶於水，難溶於乙醇，有一種異常劇烈的臭氣，遇硫黃、木炭、動物炭等其臭即消。主要成分含麝香酮、甾體激素雄素酮、5—β—雄素酮、脂肪、樹脂、蛋白質、無機鹽類等成份。性味辛、苦、溫。歸心、脾經。具有開竅醒神、活血散結、止痛、催產之功效。《本草綱目》記載：「通諸竅、開經絡、透肌骨……治癥瘕積聚。」抗癌實驗：對健康綿羊腹腔埋藏麝香囊，發現淋巴細胞增生活躍，並能改善微循環，輸通淋巴管。認為可能增強對腫瘤的免疫，破壞癌細胞外周防護因子，有利於捉殘餘癌細胞的作用。由麝香、牛黃、乳香沒藥組成的犀黃丸對小鼠梭形細胞肉瘤有明顯的抑制作用。用掃描可以觀察到天然麝香對Hela及腹水癌細胞有較強的殺滅作用，此藥為本方的使藥。

功效：清熱利濕、活血散結、解毒抗癌。

主治：胃癌、食道癌、肝癌、乳腺癌、子宮頸癌、皮膚癌等。

用法：大黃、樸硝各三十克共研為末，大蒜搗為膏和勻做片貼之，加麝香二克、琥珀十克可貼積塊。

歌訣：

琥珀膏中用大黃，樸硝大蒜加麝香；

上藥研末蒜為片，外用活血散結強。

169號方　半邊蓮飲

組成：半邊蓮二十克、白花蛇舌草二十克、絞股藍二十克、片仔癀十克、大黃六克、黃芩十克、雙花十克、瓜蔞十克、沙參十克、太子參十克、白朮十克、痲子仁十克。

方解：半邊蓮為桔梗科山梗菜屬植物半邊蓮 (Lobeliaehinensis Lour. [L. VadicunsThu nb.]的全草。別名半邊花、長蟲草、蛇脷草、急解索等。主要成分含有多種生物鹼，主要有：山梗菜鹼 (10-beline)、山梗菜酮鹼 (10 belanine)、異山梗菜酮鹼 (isolobelanine)、山梗菜醇鹼 (10 belanidine) 及皂甙、黃酮、氨基酸等。性味辛、苦、寒，無毒。歸心、小腸、肺經。具有清熱解毒、利水消腫、活血抗癌之功效。抗癌實驗：動物實驗證明，對小鼠S37細胞有抑制作用；體外實驗，用Hela細胞單層培養法篩選結果，半邊蓮有抗癌活性的作用。白花蛇舌草為茜草科耳草屬植物白花蛇舌草及同屬植物水線草的全草。別名蛇舌草、龍舌草、蛇針草、蛇總管、蛇舌廣等。主要成分含有生物鹼、蛇舌草素、強心甙、黃酮類、蒽醌類、香豆精等。從其乙醇提取物中可分離得三十一烷、烏索酸、土當歸酸、豆甾醇、β—谷甾醇—D—葡萄糖甙、對香豆酸等。性味微苦、甘，寒。歸胃、大腸、小腸經。具有清熱解毒，抗癌止痛、活血消腫之功效，其抗癌實驗在152號方中已詳細介紹。絞股藍、片仔癀均具有增強機體免疫功能及抗癌作用，以上四味藥物配合應用，加強其抗癌解毒、扶正驅邪之功效，故為本方君藥組。大黃為蓼科植物，含大黃素、大黃酚、番瀉甙A及鞣質等。性味苦、寒。具有清熱涼血，化瘀攻積及抗癌作用，其抗癌實驗在160號方中已做介紹。黃芩、雙花均有解毒抗癌之功，以上三味藥物為本方臣藥組。瓜蔞、沙參、太子參活血祛瘀，滋陰益氣為佐藥組。白朮健脾和胃，麻仁潤腸通便為本方使藥。

功效：清熱解毒，利水消腫，活血抗癌。

主治：胃癌、膀胱癌、子宮頸癌、腸癌等。

用法：水煎劑，每日一劑，煎藥液二百毫升，分兩次內服。

歌訣：

半邊蓮飲沙太參，蛇草股藍仔癀芩；

白朮大黃金銀花，瓜蔞仁配火麻仁。

膀胱腫瘤驗方選

膀胱腫瘤發病概況：膀胱腫瘤在泌尿系統腫瘤中較為常見。佔所有惡性腫瘤的3%，每年每十萬人群中有十七至十九人發病，是泌尿系統中居第二位的好發腫瘤。僅次於陰莖癌。發病最高年齡為七十歲，四十五歲以下發病者只佔5%。此部腫瘤多來自上皮，主要是乳頭瘤和乳頭狀癌以及非乳頭狀癌三類。其發病認為與接觸2-萘胺（菸草內含有此物）、聯苯胺等化學致癌物質有關，還認為色氨酸及菸酸代謝異常是膀胱癌的病因；而膀胱白斑病、腺性膀胱炎、結石、尿瀦留、吸菸與病毒等可能為膀胱腫瘤的誘因。本病組織類型上皮性腫瘤佔95%，其中超過90%係移行上皮細胞癌。

中國醫學認為膀胱腫瘤屬於「溺血」、「血淋」、「濕毒下注」範疇。本病屬於腎氣不足，水濕不化，脾腎兩傷，運化失職，毒熱內生，蘊結膀胱，爍灼經絡，血熱妄行，而溺血尿，經久不癒，氣滯血瘀，尿液瀦留，毒邪腐肉，阻塞膀胱，排尿困難，產生尿疼，發燒乃致貧血、衰竭徵象。這與現代醫學膀胱腫瘤臨床表現基本一致。

特殊檢查與診斷：⑴凡見有間歇性無痛性血尿患者，均應做脫落細胞檢查，容易查到腫瘤細胞；⑵膀胱鏡檢查可直接看到腫瘤所在部位、大小、數目、有無蒂和浸潤程度並取活檢；⑶雙手觸診法有時可以觸及腫塊；⑷X光檢查：多採用造影劑或注氣之雙重膀胱造影術，對較大腫瘤膀胱造影可見充盈缺損；排泄性腎盂造影亦可用於膀胱腫瘤診斷與分期；本病應與膀胱結石、膀胱炎、腎結核相鑒別。

治療法則：電灼法適用於腫瘤小、為數少、惡性度較低的乳頭狀癌；手術治療可行膀胱部份切除或全部切除術；放射治療方法有三種，即組織內、腔內及體外照射，均可減輕症狀及疼痛；化學治療常用噻替哌、氟尿嘧啶、喜樹鹼、阿霉素等腔內灌注等治療方法。中醫應用辨證論治的理法方藥及單、偏、驗方也有一定的療效。

170號方　野棉花根湯

組成：野棉花根三十克。

方解：野棉花根為錦葵科植物樹錦（Gossypium arboreum L.）、草棉（G. herbaceum L.）及陸地棉(G. hirsutum L.)的根。別名土黃芪、蜜根、草棉根皮。根中含棉酚、天冬酰胺（asparagin, $C_4H_8O_2N_2$）、樹脂類混合物、精氨酸及氯化銨、氯化鉀、磷酸鎂銨等。性味甘、溫。歸肺、腎經。具有補氣、止咳、平喘、抗癌之功效。抗癌實驗證明有抗癌活性作用，詳細內容在164號方中已介紹。單味野棉花根，藥少力專，加強解毒抗癌，止咳消腫，利濕化痰作用。適用於膀胱癌晚期肺轉移患者，溲血、咯血不止者可與雲南白藥合用。

功效：清熱解毒，化瘀抗癌。

主治：膀胱癌、胃癌、肝癌、肺癌、食道癌、喉癌及精原細胞瘤。

用法：煮水合米酒服，藥渣敷患處。

歌訣：

單方力專野棉根，錦葵科屬含棉酚；
膀胱腫瘤肺轉移，內服外用效力臻。

171號方　龍蛇通淋湯

組成：龍葵三十克、蛇莓三十克、蜀羊泉三十克、土茯苓三十克、海金砂三十克、半枝蓮三十克、小薊十五克、白茅根三十克、竹葉二十克。

方解：龍葵為茄科屬植物龍葵(Solanun nigrum L.)的全草。別名苦葵、黑天天、野葡萄等。主要成分全草中含甾體生物鹼：龍葵鹼、茄邊鹼(Solamargine, $C_{45}H_{73}O_{15}N$)、茄解鹼(Solasonine, $C_{45}H_{73}O_{16}N$)、茄微鹼(Solavilline, $C_{50}H_{81}O_{20}N$)、茄達鹼(SolaSodamine, $C_{51}H_{82}O_{20}N$)；此外，尚含皂甙元等。性味苦、寒，有小毒。歸胃、膀胱經。具有清熱解毒，利水消腫之功效。其抗癌實驗表明：對接種艾氏腹水癌、L615、S180、S37等腫瘤細胞的小鼠投給本藥，對上述瘤株均有抑制作用；應用美藍試管法體外試驗，表明對腫瘤細胞（白血病）有抑制作用。此藥在152號方中已詳細介紹，請參閱。蛇莓為薔薇科植物蛇莓(Duchesnea indica (Andr.) Focke)的全草。別名蛇果草。主要成分含有毒甙（皂甙類），特別是漿汁部份含量更高。性味甘、酸、寒。歸肝、胃經。具有清熱解毒，散瘀消腫，抗癌止痛之功效。抗癌實驗：對艾氏腹水癌及S18，有抑制作用；對JTC-26，體外實驗抑制率為90%以上；體外用大腸桿菌、紫外光照後有抗細胞突然變異的作用。蜀羊泉為茄科茄屬植物白英及同屬植物蜀羊泉的全草。別名苦茄、白英、千年不爛心、白毛藤等。主要含苦茄鹼(Soladulcidintetroside, $C_{50}H_{83}O_{21}N$、α—β—γ—苦茄辛鹼(Soladulcamaridine, $C_{30}H_{81}O_{18}N$)、茄解鹼(Solasohine, $C_{45}H_{73}O_{16}N$)及澳洲茄胺(Sola Sodine)、紅茄定(tomatine, $C_{50}H_{83}O_{21}N$)、蜀羊泉胺及15—羥基化合物。性味苦、微寒。歸肝、胃經。具有清熱解毒，消腫利水之功效。抗癌實驗：動物實驗證明白英鹼對小鼠S180、WK256瘤株有明顯抑制作用，對人體肺癌細胞亦有抑制作用。以上三味藥配用，加強其抗癌解毒作用，故為本方君藥組。土茯苓為百合科植物，藥用根莖。別名白菝葜、白餘糧等。主要成份根莖中含有多種甾體皂甙等。性味甘淡、平，無毒。歸肝、胃經。具有健脾胃，強筋骨之功效。治療五淋、疔瘡、梅毒、瘰癧、陰瘡等。抗癌實驗：以JTC-26作體外篩選試驗，土茯苓熱水浸出物在500ug/ml濃度下，對JTC-26抑制率達100%；而博來霉素（5ug/ml）抑制率才66%；對SI80有抑制作用。海金砂甘、鹹、寒。歸膀胱、小腸經。具有利水通淋之功效。《本草綱目》：「治濕熱腫滿、小便熱淋、膏淋、血淋、石淋莖痛，解熱毒氣。」半枝蓮解毒抗癌。以上三藥配用，加強利水通淋，扶正抗癌之功效，為本方臣藥組。小薊為菊科植物小薊的帶花全草，根狀莖也可入藥。性味甘、涼。歸心、肝經。具有涼血止血，散瘀消腫之功效。抗癌實驗：本品對小鼠艾氏腹水癌細胞有抑制作用。白茅根為禾本科白茅的根莖。別名萬根草。主要成份含多量蔗糖、葡萄糖、少量果糖及蘋果酸、檸檬酸等。性味甘、寒。歸肺、胃、小腸經。具有涼血止血、清熱利尿之功效。抗癌實驗：噬菌體法實驗表明本品有抗噬菌體作用，提示對腫瘤細胞可能有抑制活性作用。以上二藥為本方佐藥。竹葉別名淡竹葉。性味甘、淡、寒。歸心、肺、胃經。具有清熱除煩、生津利尿之功效，為本方使藥。

功效：清熱解毒，利水通淋，化瘀抗癌。

主治：膀胱癌、肺癌、肝癌、胃癌、子宮頸癌、直腸癌。

用法：水煎劑、每日一劑，煎藥液二百毫升，分二次內服。

歌訣：
龍蛇通淋蜀羊泉，土茯金砂半枝蓮；
茅根小薊為佐藥，竹葉引經濕淋蠲。

172號方　白龍飲

組成：白英三十克、龍葵三十克、白花蛇舌草三十克、烏蘞莓十五克、薏苡根十五克、萹蓄二十克。

方解：白英、龍葵均有解毒抗癌之功效，抗癌實驗及詳細內容在上方已介紹。白花蛇舌草為茜草科植物白花蛇舌草的帶根全草。別名二葉葎。其成份、功效、抗癌實驗參閱152號方。以上三藥配用抗癌化瘀，解毒消腫作用增強，故為本方君藥組。薏苡根為禾本科植物薏苡的根。主要成分含薏苡素、棕櫚酸、硬脂酸、豆甾醇、β—及—γ—谷甾醇、氯化鉀、葡萄糖、蛋白質、澱粉等。性味苦、甘、寒。歸脾、膀胱經。具有清熱利濕，健脾殺蟲之功效。臨床常用於治水腫、淋病等。《草木便方》「能消積聚癥瘕，通利二便，行氣血，治胸痞滿，勞力內傷」。抗癌實驗：動物實驗證明，對小鼠S180、YAS癌株有抑制作用。薏苡素對小鼠U14、Ec細胞亦有抑制作用，為本方臣藥。烏蘞莓為葡萄根烏蘞莓的全草或根。主要成分全草含阿聚糖、黏液質、硝酸鉀、甾醇、氨基酸、酚性成份、黃酮類。根含生物鹼、鞣質、澱粉、樹膠等。性味苦酸、寒。歸心、肝、胃經。具有清熱利濕，解毒消腫之功效，為本方佐藥。萹蓄為蓼科一年生草本植物萹蓄的乾燥地上部份。性味苦、微寒。歸膀胱經，具有利水通淋、殺蟲止癢之功效，臨床用於清下焦濕熱，為本方使藥。

功效：利水通淋、抗癌消腫、清熱利濕。

主治：膀胱癌、胃癌、乳腺癌、腸癌等。

用法：水煎劑，每日一劑，煎取藥液二百毫升，分兩次內服。

歌訣：

白英龍葵白龍飲，白花蛇草薏苡根；

葡萄根為烏蘞莓，萹蓄為引善通淋。

173號方　蜀薊湯

組成：白英三十克、蛇莓三十克、大小薊各三十克、薏苡根三十克、玉米鬚三十克。

方解：白英為茄科茄屬植物白英（Solanum Lyratum Thunb.）及同屬植物蜀羊泉的全草。主要成分含有苦茄鹼，α—β—γ—苦茄辛鹼、蜀羊泉邊鹼等。其性味、歸經、功效及抗癌實驗在171號方中已介紹，為本方君藥。蛇莓為薔薇科植物蛇莓的全草。主要成份含毒甙（皂甙類），具有清熱解毒，散瘀消腫，抗癌止痛之功效。其抗癌實驗證明有抑制腫瘤細胞生長作用，詳閱171號方，為本方臣藥。大小薊為菊科多年生宿根草本植物的根，均具有涼血止血、散瘀消癰之功效。《日華子本草》：「治熱毒並膈胸煩悶，開胃下食，退熱，補虛損。」「大薊葉治腹臟瘀血。」小薊抗癌實驗表明，對小鼠艾氏腹水癌細胞有抑制作用。薏苡根甘、寒，歸脾、膀胱經。有其健脾利濕，抗癌解毒之功效。以上三藥為本方佐藥組。玉米鬚為禾本科植物玉蜀黍zeamays L.的花柱。主要成分含脂肪油、揮發油、樹脂、樹膠、皂甙等。性味甘平。歸肝、膽、膀胱經。有其利尿、平肝、利膽之功效，為本方使藥。

功效：涼血止血、散瘀消腫、解毒抗癌。

主治：膀胱癌、肝癌、子宮頸癌、腎癌、腸癌等。

用法：水煎劑，每日一劑，煎藥液二百毫升，分兩次內服。

歌訣：

蜀薊湯中用蛇莓，白英為君佐薊根；
薏苡根莖消瘀腫，蜀鬚利濕不傷陰。

174號方　胡荽飲

組成：鮮天胡荽一百二十克、鮮萹蓄一百二十克。

方解：鮮天胡荽為傘形科天胡荽 (Hydrocotyle Sibthorpioides Lam.) 屬植物，藥用全草。別名鵝不食草、滿天星。主要成份全草中含黃酮甙類、酚類、氨基酸、揮發油及香豆精 (Coumaria) 等。性味苦、辛、寒。歸胃、膀胱經。具有清熱、利尿、消腫、解毒之功效。抗癌實驗：用體外熒光顯微鏡法，本品有抑制白細胞的作用，抗白指數為84.

8%：用噬菌體法表明本品有抗噬菌的作用，從而推測其有抗癌活性的作用，為本方君、臣藥。鮮萹蓄為蓼科一年生草本植物萹蓄 (polygonum aviculare L.) 的乾燥地下部份。性味苦、微寒。歸膀胱經。具有利水通淋、殺蟲止癢之功效。《中藥大辭典》引張壽頤云：「萹蓄，《本經》、《別錄》皆以卻除濕熱為治。浸淫疥瘡，疽痔，陰濁，濁，皆濁熱為病也。」後人以其泄化濕熱，故並治溲澀淋濁，為本方佐、使藥。二藥配合應用有相輔相乘之功，符合君臣佐使組方原則。

功效：清熱利濕、抗癌解毒、利水通淋。

主治：膀胱癌（以尿血疼痛為主者）、腎癌、腸癌、子宮頸癌。

用法：將上藥搗爛取汁，兑白糖，每次服十至二十毫升，每日二至三次。

歌訣：

鮮天胡荽黃酮貳，扶正驅邪善抗癌；
蓼科萹蓄解濕毒，五帶五淋亦悠哉。

175號方　苦參地黃湯

組成：苦參十二克、生地十二克、大小薊各十二克、萆薢九克、琥珀（研末沖）一點五克、黃柏六克。

方解：苦參為豆科槐屬植物苦參（Sophra flavescens Ait）的根，別名苦骨、牛人參、地骨等。主要成分根含多種生物鹼：苦參鹼（matrine, $C_{15}H_{24}ON_2$）、氧化苦參鹼（oxymatrine）、羥基苦參鹼（So-phoranol, $C_{15}H_{24}O_2N_2$）、別苦參鹼（allomatrine）、野靛鹼（cytisine, $C_{11}H_{14}ON_2$）、甲基野靛鹼（methylcyti-sine, $C_{12}H_{16}ON_2$）、臭豆鹼（anagyrine, $C_{15}H_{20}ON_2$）、贗靛葉鹼（baptifoline, $C_{15}H_{20}O_2N_2$）、黃腐醇、異去氫淫羊藿素、苦參黃酮、苦參丁等。性味苦、寒。歸心、肝、胃、大腸、膀胱經。具有清熱燥濕，祛風殺蟲，抗癌利尿之功效。抗癌實驗：苦參總鹼及生物鹼單體對小鼠SI80抑制率均在35%左右；以苦參中生物鹼單體不同的比例組合成的抑瘕鹼，劑量在II3毫克／公斤體重時，對小鼠SI80抑制率為61.38%，比總鹼提高323.5%，比絲裂霉素的活性還高；抑瘕鹼對S37、UI4的抑制率均在40%以上；以苦參、香葉天竺葵為原料製備的香參薄荷油，對多種動物移植性腫瘤和人體胃癌細胞有直接抑制作用。生地為玄參科多年生草本植物懷慶地黃或地黃的根。性味甘、苦、寒。歸心、肝、腎經。具有清熱涼血，養陰生津之功效。以上二藥為本方君藥。小薊為菊科植物小薊的帶花全草，根狀莖也可入藥。性味甘、涼。歸心、肝經。具有涼血止血，解毒消癰之功效。抗癌實驗：本品對小鼠艾氏腹水癌細胞有抑制作用。大薊其科屬、性味、歸經，功效和小薊相同。根據一九七七年日本長鹽客紳編寫的《現代中國癌醫學》一書說：日本民間用大薊治療乳腺癌有一定療效。大小薊常合用。萆薢苦平，歸肝、胃、膀胱經。具有利濕濁、祛風濕之功效。臨床用於小便混濁，色白如米泔，治療膏淋。以上三味藥物配用利濕解毒，抗癌止血作用加強，為本方臣藥組。琥珀甘、平。歸心、肝、膀胱經。活血散瘀，定驚安神，利尿通淋為其佐藥。黃柏苦、寒。歸腎、膀胱、大腸經。具有清熱燥濕、瀉火解毒、抗癌之功效。臨床常用於清下焦濕熱等症，為本方使藥。

功效：清熱燥濕，抗癌止血，利水通淋。

主治：膀胱癌、子宮頸癌、腎癌、腸癌。

用法：水煎劑，每日一劑，煎藥液二百毫升沖琥珀末，分二次內服。

歌訣：

苦參地黃解陰毒，二薊萆薢將濕除；
黃柏內含小蘗鹼，琥珀為末水沖服。

176號方　蚤休飲

組成：蚤休三十克、半枝蓮三十克、仙鶴草二十克、大小薊各十二克、生地十二克、知母十二克、黃柏十二克。

方解：蚤休為百合科重樓屬植物華重樓 (paris polyphylla Smith var. chinensis (Franch) hara) 或七葉一枝花 (p. polyphylla smith) 的根狀莖。別名重樓、白河車、七葉一枝花、一把傘等。主要成份根莖中含黃酮類物質、β—谷甾醇、鞣質、沒食子酸（即逆沒食子酸）、羥甲基蒽醌、維生素C、樹脂、還原糖、粘液質及樹膠等。性味苦、微寒；有小毒。歸肝經。具有清熱解毒，消腫止痛，息風定驚之功效。抗癌實驗：體外篩選，本品對腫瘤細胞有抑制作用。體內實驗：七葉一枝花正丁醇提取液（總皂甙）對動物腫瘤有抑制效果：總甙I及VI對白血病—388和1210有細胞毒作用：用豆芽法篩選證明本品有細胞毒的作用：用噬菌體法篩選，證明本品有抗噬菌體的作用，提示有抗癌活性作用：本品對小鼠S37、S180及實體型肝癌均有抑制作用：本品熱水浸出物，體外實驗對JTC-26抑制率達50-70%。半枝蓮為唇形科黃芩屬植物半枝蓮的全草。全草含生物鹼、黃酮甙、甾體、酚類等。性味苦、涼。歸心、小腸、肺經。具有清熱解毒，活血祛瘀之功效。抗癌實驗：動物實驗證明，對小鼠S180、Ec、腦瘤B22等均有一定抑制作用。以上二藥配用，抗癌解毒作用增強，故為本方君藥。仙鶴草為薔薇科植物龍芽草，藥用全草。性味苦、辛、平。歸肺、肝、脾經。具有收斂止血、止痢、殺蟲之功效。抗癌實驗：全草的乙醇提取物對小鼠S180、肝癌皮下型的腫瘤抑制率達50%以上；體外實驗：對JTC-26抑制率100%；根的甲醇提取物有較強的抑制Hela細胞集落形成的作用；在500ug/ml濃度下，不但不損害正常細胞，反而促進正常細胞100%的生長發育（實際上是具有扶正的作用）：本品100mg／公斤體重給家兔，有明顯地鎮痛作用：按100mg／公斤體重腹腔注射移植S180的小鼠，熱水提取物的抑制率為18.5%，乙醇提取物為7.4%：按1000mg／公斤體重口服給移植了S180的豚鼠，每天一次，給藥十二天，腫瘤抑制率達37.24%：用Hela細胞集落法試驗，仙鶴草根中含有細胞毒成份，該成份溶於甲醇和乙醚，可強烈抑制Hela細胞集落的形成：這種細胞毒性成份以12.5ug/ml給於艾氏腹水癌的小鼠時，其生存日數比對照組提高32%，劑量提高25ug/ml時，實驗五隻鼠中有四隻比對照組平均多活了六十天；上述成份尚有使血細胞凝集作用，而且活性大於刀豆素A。大小薊為菊科植物，歸心、肝經。均具有涼血止血、散瘀消癰、抗癌之功效。與仙鶴草合用加強其抗癌止血、解毒消腫之功效，故為本方的臣藥組。生地、知母性味均為甘、苦、寒。歸心、腎經。二藥配用清熱涼血，滋陰潤燥，養陰生津，為本方佐藥。黃柏苦、寒。歸膀胱、大腸經。清熱燥濕，瀉火解毒為其使藥。

功效：清熱解毒，涼血止血，扶正抗癌。

主治：膀胱癌、胃癌、子宮頸癌、卵巢癌、腸癌、白血病。

用法：水煎劑，每日一劑，煎藥液二百毫升，分兩次內服。

歌訣：

蚤休仙鶴半枝蓮，大小薊菜根葉全；

地黃知母用佐藥，引經下行黃柏煎。

177號方　滋陰解毒湯

組成：黃柏十克、生地二十克、知母十二克、蒲黃炭十二克、大小薊各十二克、木饅頭十五克、象牙屑、半枝蓮三十克、七葉一枝花三十克、車前子三十克。

方解：黃柏為芸香科落葉喬木植物黃檗（關黃柏）Phellodenndroh amurense Rupr.黃和皮樹（川黃柏）P. Chinense Schneid.除去栓皮的樹皮。主要成分為小檗鹼（川黃柏含小檗鹼4-8%，關黃柏含小檗鹼0.6-2.5%）、黃柏鹼、木蘭鹼、掌葉防己鹼（即棕櫚鹼）、β—谷甾醇。性味苦、寒。歸腎、膀胱、大腸經。具有清熱燥濕，瀉火解毒，退虛熱之功效。抗癌實驗：本品熱水提取物，用總細胞容積法對小鼠Sl80的抑制率為82%；體外對JTC-26抑制率90%以上；小檗鹼以劑量為2.5-7.5mg/kg對艾氏腹水癌並無活性，但其生物鹼的磷酸鹽有抑制作用。生地、知母清熱涼血，滋陰潤燥，養陰生津。二藥與黃柏合用為知柏地黃丸的部份藥物，增加其補腎抗癌，滋陰降火之功效，為本方君藥組。大小薊、蒲黃炭涼血止血，解毒化瘀；木饅頭、象牙屑去濕斂瘡，生肌長肉，活血止痛。以上四味藥為本方臣藥組。半枝蓮、七葉一枝花解毒抗癌，為本方佐藥。車前子消腫解毒，利水通淋為其使藥。

功效：清熱涼血，利水通淋，化瘀抗癌。
主治：膀胱癌、腎癌、子宮頸癌、腸癌等。
用法：水煎劑，每日一劑，煎藥液二百毫升，分兩次內服。
歌訣：
知柏生地滋陰湯，半枝七葉解毒強；
二薊蒲黃象牙粉，木饅頭片車前襄。

178號方　金蟾酒

組成：活蟾蜍二隻、黃酒二至三兩。
方解：蟾蜍為蟾蜍科中華大蟾蜍(Bufo bufo gargarizans cantor)。藥用皮、內臟，及蟾蜍耳後腺、皮膚腺分泌物（蟾酥）。別名癩蛤蟆。主要成份含蟾蜍毒素、華蟾蜍素及其次素、乙酰基華蟾蜍素、甾醇類、5-羥基吲哚膽鹼、精氨酸、烏本甙、辛二酸、蟾蜍鹼、蟾蜍甲鹼等。性味甘、辛、溫；有毒。歸心經。具有解毒消腫，止痛開竅，利水消脹之功效。抗癌實驗：體外實驗，蟾蜍的水溶液對JTC-26抑制率達90%以上；美藍法試驗，蟾蜍對人卵巢癌、肝癌細胞有作用；用噬菌體法篩選，蟾酥有誘導噬菌體的作用，揭示有抗癌活性的作用；全蟾蜍提取法在體外能抑制人的卵巢腺癌、顴上下頜未分化癌、間皮癌、胃癌、脾肉瘤、肝癌等腫瘤細胞的呼吸；蟾蜍醇和水的提取物用美藍氏法對人胃癌細胞有抑制作用；蟾蜍皮提取物對小鼠S180、兔B・P瘤有效，並能延長患精原細胞瘤、腹水癌和肝癌小鼠的生存期。試管內對白血病細胞有抑制作用；蟾皮對小鼠U14和腹水型肝癌的生長有抑制活性的作用；蟾蜍還可抑制Hela細胞生長，抑制人肝癌和白血病細胞的呼吸；蟾皮中的強心甙和甙元對Hela-S3腫瘤細胞有抑制作用。烏本甙對艾氏腹水癌細胞有抑制效果；蟾皮的胰蛋白酶水解液對小鼠實體瘤有抑制作用。本品有毒，水煮後減輕其毒性。黃酒性溫，活血化瘀，引經下行，二藥配用抗癌活血。適用於膀胱癌、肝癌毒熱蘊結型者。

功效：解毒消腫，止痛開竅，化瘀抗癌。

主治：膀胱癌、肝癌、乳腺癌、骨肉瘤、精原細胞瘤、白血病等。

用法：活蟾蜍二隻用紗布包後煮爛，黃酒為引，取汁內服。每睡前服一次，每日一劑，連服三天停藥數日，防止中毒反應。

歌訣：

金蟾酒用民間方，內服外用抗癌強；
含有甾醇蟾蜍素，止痛開竅更優良。

179號方　血餘三七粉

組成：田三七粉十克、血餘炭三十克、白礬十克。

方解：田三七為五加科多年生草本植物三七（Panax notoginseng〔Burk〕F.H. Chen）的根。別名三七、參三七。含有多種皂甙與人參相似，總皂甙含量約12%。主要甙元為人參萜三醇和人參萜二醇，另含黃酮甙和生物鹼。性味甘、微苦、溫。為肝、胃經。具有化瘀止血，消腫止痛之功效。實驗證明有抗癌作用，其抗癌實驗在167號方中已介紹。為本方君藥。血餘炭為人髮洗淨後的加工品。性味苦、平。歸肝、胃經。具有止血散瘀，補陰利尿之功效。《藥性論》：「消瘀血，關格不通，利水道。」為本方臣藥。白礬為無色透明人面形的大結晶塊。別名礬石、明礬等。主要成份為硫酸鉀鋁（AL_2K_2

$(SO_4)_4$・$24H_2O$)。性味酸、寒。歸肺、肝、脾、胃、大腸經。具有解毒殺蟲，清熱燥濕，止血止瀉之功效。抗癌實驗：據日本大阪中醫研究體外實驗，用白礬熱水浸出物，以500ug/ml給藥，對JTC-26抑制率達90%以上；白礬對JTC-26的抑制率為70-90%。為本方佐、使藥。以上三味藥物組方，既有化瘀止血抗癌之功效；又有解毒燥濕之作用，適用於膀胱癌中晚期尿血、尿痛等症，符合君臣佐使組成原則。

功效：解毒燥濕，止血止痛，化瘀抗癌。

主治：膀胱癌、胃癌、食道癌、宮頸癌、淋巴肉瘤、腸癌等。

用法：共研細末，每次服三克，每日二次。

歌訣：

血症不止用血餘，三七為末善化瘀；

白礬燥濕兼止瀉，適應溲血脾腎虛。

180號方　木槿散結湯

組成：木槿花十六克、金鈴子六克、三棱九克、莪朮九克、茴香五克（鹽炒）、葫蘆巴二十克、萆薢九克。

方解：木槿花為錦葵科植物木槿（Hibiscus syriacus L.）的花。主要含肥皂草甙。性味甘、苦、涼。歸脾、肺經。具有清熱利濕，涼血之功效。治腸風瀉火、痢疾、白帶。《綱目》：「消瘡腫，利小便，除濕熱。」抗癌實驗：本品有一定的抗癌活性及抗過敏之功效。金鈴子為楝科落葉喬木川楝成熟果實。別名川楝子。性味苦、寒，有毒。歸肝、胃、小腸、膀胱經。具有行氣止痛，殺蟲，療癬之功效，以上二藥為本方君藥。三棱為黑三棱科植物黑三棱或小黑三棱，藥用塊莖。性味苦、平。歸肝、脾經。具有破血祛瘀，行氣止痛之功效。抗癌實驗：動物體內篩選，對腫瘤生長有抑制作用（所用三棱品種為黑三棱科的黑三棱）。莪朮為薑科薑黃屬植物莪朮與鬱金的根狀莖。別名山薑黃、芋兒七等。主要成份含揮發油（1-1.5%）、脂肪油、豆甾醇、三萜酸、對甲基肉桂酸乙酯等。性味辛、苦、溫。歸肝、脾經。具有抗腫瘤、破血祛瘀，行氣止痛之功效。臨床用於氣滯血瘀經閉腹痛及癥瘕積聚。抗癌實驗：莪朮具有抑殺癌細胞和增強機體免疫力的雙重作用；體外莪朮油對腹水癌、L615白血病細胞均有直接破壞作用；莪朮醇及有待鑒定的結晶物均對小鼠S37、U14、Ec等有明顯抑制力，能使癌細胞變性壞死。二藥配用破血散結，抗癌止痛作用增強，故為本方臣藥。茴香辛溫，理氣和胃，祛寒止痛。《日華子本草》：「治乾、濕腳氣並腎勞癩疝氣，開胃不食，治膀胱痛，陰疼。」葫蘆巴苦、溫。歸肝、腎經。具有溫腎陽，逐寒濕之功效，二藥為本方佐藥。萆薢利濕濁，祛風濕，能利濕而分清去濁，為本方使藥。

功效：破血行氣，抗癌止痛，清利濕熱。

主治：膀胱癌、子宮頸癌、皮膚癌、白血病、腸癌等。

用法：水煎劑，每日一劑，煎藥液二百毫升，分二次內服。

歌訣：

散結重用木槿花，金鈴茴香葫蘆巴；
三棱莪朮川萆薢，行氣破血消癥瘕。

181號方　健脾益腎煎

組成：生黃芪二十克，枸杞子十克、女貞子二十克、生地黃十五克、山萸肉十二克、旱蓮草三十克、血餘炭二十克、仙鶴草三克、菟絲子二十克。

方解：黃芪為豆科植物多年生草本黃芪（Astragalus membranaceus〔Fish.〕Bge.）或蒙古黃芪（A. membrana Ce us Bge. var. mongholicus〔Bge.〕Hsiao）的乾燥根。別名北耆、綿黃芪。主要成份黃芪根含2',4'—二羥基根—5，6—三甲氧基異黃酮、膽鹼、甜菜鹼、氨基酸、蔗糖、葡萄糖醛酸及微量葉酸等。蒙古黃芪根含β—谷甾醇、亞油酸及亞麻酸。性味甘、微溫。歸脾、肺經。具有補氣升陽，益衛固表，托毒生肌，利水退腫之功效。抗癌實驗：黃芪多糖（APS）有廣泛的生物活性，體內實驗有抗癌作用，但體外實驗並不能直接殺死癌細胞，說明APS是通過增強免疫功能而起作用的；黃芪煎劑已證明可以誘導體內抗癌因子干擾素的產生，是一種良好的干擾素誘生劑；黃芪水煎劑口飼給小鼠（25g/kg）五天，有明顯地促進吞噬SRBC的功能；體外用豆芽法實驗，黃芪有抑制作用；體內實驗，其熱水浸出物對小鼠S180抑制為41.7%。而醇溶液無效。女貞子為木犀科植物女貞的果實。性味苦、甘、平。歸肝、腎經。具有補肝腎，強腰膝之功效。治瘰癧等。黃芪、女貞子北京日壇腫瘤醫院已製成貞芪口服液，經實驗證明，有增強機體免疫功能作用。以上二藥為本方君藥。旱蓮草為菊科植物鱧腸的全草。別名墨旱蓮、金陵草。全草含皂甙、菸鹼、鞣質、維生素A、鱧腸素等。性味甘、酸、寒。歸肝、腎經。具有滋陰益腎，涼血止血之功效。抗癌實驗：本品體外、體內實驗，均證明有抑制腫瘤細胞生長的作用。山萸肉酸溫滋腎益肝；生地、枸杞子滋腎陰，益精髓。以上四味藥配用加強其抗癌扶正之功效，故為本方臣藥組。仙鶴草苦、澀、平。收斂止血，止痢、殺蟲、抗癌、其詳細內容在176號方已介紹。血餘炭苦、平。活血散瘀，補陰利尿，以上二藥為本方佐藥。菟絲子補陽益陰，固經縮尿為使藥。

功效：滋陰肝腎，扶正抗癌，涼血止血。

主治：膀胱癌、胃癌、食道癌、子宮頸癌、淋巴瘤等。

用法：水煎劑，每日一劑，煎藥液二百毫升，分兩次內服。

歌訣：

健脾益腎枸杞萸，女貞旱蓮生黃芪；

生地菟絲仙鶴草，散瘀止血用血餘。

182號方　薏米粥

組成：生薏米三十克，赤小豆三十克。

方解：生薏米為禾本科薏苡 (Coix Lach ryma. jobi L.) 屬植物，藥用種子。別名米仁。主要成份含薏苡酯、氨基酸、糖類，葉含生物鹼。性味甘、淡，微寒。歸脾、胃、肺經。具有利水滲濕，健脾除痹，清熱排膿之功效。抗癌實驗：種仁的丙酮和乙醇提取物對艾氏腹水癌有抑制作用；乙醇提取物能使腫瘤細胞漿產生變性，其另外部份能使核分裂停止於中期；浸膏對吉田肉瘤有抑制作用。薏苡酯已人工合成並具有抗腫瘤的作用。臨床適用於肺癌、腸癌、膀胱癌、宮頸癌等，為本方君、臣藥。赤小豆為豆科一年生半纏繞草本植物赤小豆的乾燥成熟種子。性味甘、酸、平。歸心、小腸經。具有利水消腫，解毒排膿之功效。本藥有性善下行，能通利水道，故為本方佐、使藥。

功效：利水滲濕，清熱排膿，扶正抗癌。

主治：膀胱癌、胃癌、**子宮頸癌、乳腺癌、絨毛膜上皮癌、腸癌等。**

用法：煎成稀粥食用。

歌訣：

民間藥膳薏米粥，加入等量赤小豆；
解毒排膿消腫脹，久服生肌又長肉。

183號方　薊菜雞蛋湯

組成：小薊六十克、雞蛋三個、雲南白藥一克。

方解：小薊為菊科多年生草本植物刺兒菜（Cephalanoplos Segetum〔Bge〕Kitam.）或刻葉兒菜（C.Setosum〔Bieb.〕）Kitam.的全草及地下莖。刺兒菜含生物鹼約0.05%、皂甙約1.44%。性味甘、苦、涼。歸心、肝經。具有涼血止血，祛瘀消腫。臨床上常常和大薊並用，國外用同屬植物薊研細的浸膏塗患處來治療皮膚癌。抗癌實驗：本品對小鼠艾氏腹水癌細胞有抑制作用，為本方君藥。雲南白藥是以三七為主要藥物的成藥。早期的動物實驗已證明白藥對小鼠S180有抑制作用。據一九七九年(七)期美國《藥物科學》報導：美國國家癌症研究所對白藥進行分析，證明其所含有的兩種皂甙對白血病L388和

L1210及鼻咽上皮癌有明顯的抑制活性的作用。為本方臣藥。雞蛋為輔型劑，運用動物蛋白能以助小薊、白藥功效，故為本方佐使藥。

功效：活血化瘀，抗癌止血。

主治：膀胱癌、肺癌、胃癌、子宮頸癌、白血病等。

用法：以上三味藥物做成藥膳，代茶湯內服。

歌訣：

小薊涼血止血湯，白藥活血化瘀良；

腫瘤晚期毒熱盛，迫血妄行選此方。

子宮頸癌驗方選

子宮頸癌發病概況：子宮頸癌是婦女常見惡性腫瘤之一。居整個惡性腫瘤的第二位。佔女性生殖器腫瘤的72.4-93.1%。在中美洲、南美洲、非洲、印度和東南亞地區，子宮頸癌年發病率在30-75/10萬人；法國，根據Doubs腫瘤登記中心記載，子宮頸癌年發病率在17/10萬人。美國，子宮頸癌年發病率由一九五七年的42/10萬人降至一九七三年的18/10萬人。自一九七三至一九七九年，子宮頸癌的發病率繼續下降，使每年新發患者由二萬人降至一萬六千人。同時人們發現子宮頸原位癌新發病例達每年四萬五千人。好發於四十歲以上婦女，五十五至六十五歲為最高發病年齡組。發病與早婚、早育、多產及密產，各種炎症感染因素有利於發育不良子宮頸上皮向惡性轉化，其中HSV2型泡疹病毒的致癌作用最引人關注。本病外觀常表現為不同的四種類型：即菜花型（或乳頭狀型）、潰瘍型、彌漫浸潤型、結節型。子宮頸癌病理以鱗狀細胞瘤佔大多數（95-98%），腺癌與混合癌較少。

中國醫學稱子宮為「胞宮」或「女子胞」，稱宮頸為「胞門」或「子門」。對子宮頸癌病變提法不完全一致。病機屬肝腎經絡失調，受冲、任、督、帶、奇經影響。因督脈起於下極；任脈起於中極之下，循腹內上關元；冲脈起於氣冲，挾臍上行；帶脈起於季肋，約束諸經，對婦科疾病有密切關係。子宮頸癌發病雖局部，但與整體密切相關。後漢張仲景《金匱要略》婦人雜病脈證並治中說：「婦人之病，因虛積冷結氣，為諸經水斷絕，至有歷年，血寒積結胞門，寒傷經絡，凝堅在上，嘔吐涎唾，久成肺癰，形體損虧，在中盤結，繞臍寒疝，或兩脅疼痛，與臟相連，或結熱中，痛在關元。」「在下未多，經候不勻，令陰掣痛，少腹惡寒，或引腰背，下根氣街氣冲急痛，膝脛疼爛，奄忽眩冒，狀如厥癲，或有憂慘，悲傷多嗔，此皆帶下，非有鬼神，久神羸瘦，脈虛多寒，三十六病，千變萬端。」從上述引文分析，仲景所講的病症是「血寒積結胞門」。病因是正虛，病機是積冷、結氣寒傷經絡，經水斷絕而致血寒積結胞門，病久不癒引起「千變萬端」。凝堅在上、中、下三焦部位不同而病變各異，可成肺癰，可成寒疝，或結熱中，痛在關元，但是「經候不勻」、「此皆帶下」、「久則羸瘦」成惡病質狀態。儘管「千變萬端」，然而「此皆帶下」為共有症狀，說明帶下是本病的主症，本病屬於帶下範疇，因此前代醫生，有人從「帶下」論述本病。唐代孫思邈《備急千金要方》卷四婦人方下：「崩中漏下，赤白清黑，腐臭不可近，令人面黑無顏色，皮骨相連，月經失度，往來無常，小腹弦急，或若絞痛，上至心，兩脅腫脹，食不生肌膚，令人偏枯，氣息乏少，腰背痛連脅，不能久立，每嗜臥困懶。」從上述文看到這種惡臭的赤白帶下、小腹弦急現象，**像子宮頸癌的局部症狀**。病人的「食不生肌膚」、「偏枯」、「不能久立」符合子宮頸癌晚期惡病質狀態。元代朱丹溪用實際病例敍述了本病的惡症：一婦人「糟粕出前竅，溲尿出後竅，六脈皆沉澀」，「三月後必死」。這段記載生動地描**述子宮頸癌晚期局部浸潤病變**，子宮頸前方穿透膀胱後壁，形成陰道直腸瘻，膀胱與直腸通過陰道瘻前後相通，所以造成「糟粕出前竅」而「溲尿出後竅」的嚴重後果。「六脈皆沉澀」說明臟腑衰竭，氣血虧虛。**子宮頸癌中醫辯證論治分四型**：肝鬱氣滯型、瘀毒蘊結型、脾虛濕濁型、陰虛內熱型。

特殊檢查及診斷：

早期子宮頸癌可用(1)陰道脫落細胞塗片法檢查；(2)陰道鏡直接檢查；(3)活體組織切片檢查；(4)細胞化學檢查法；(5)宮頸癌染色診斷。

晚期子宮頸癌可用(1)膀胱鏡檢查（膀胱壁受侵犯時）；(2)直腸、陰道、腹壁三合診檢查法；(3)腎盂造影術及腎功能測定。

要鑒別慢性子宮頸炎、子宮頸息肉、子宮頸結核、子宮黏膜下肌瘤，子宮頸乳頭狀瘤及其他腫瘤等。

治療法則：子宮頸原位癌及早期子宮頸浸潤癌可外科治療，依不同情況選子宮頸錐形切除術、子宮摘除術及根治術。但是目前在有放射治療條件下，子宮頸癌治療主要傾向於以放射治療為主的綜合治療。放射治療可廣泛應用於各期子宮頸癌，常用的有鐳射、鈷60管及X光等腔內照射和鈷60、深部X光以及電子直線加速器等外照射。化學藥物主要用於配合治療，常用氟脲嘧啶、環磷酰胺、噻替哌、絲裂霉素、更生霉素、阿霉素、順氯氨鉑等。中醫中藥從整體觀念出發，辯證論治治療本病，也取得一定的療效。

184號方　白英逍遙散

組成：白英三十克、柴胡十克、當歸十克、杭芍二十克、半枝蓮三十克、莪朮十五克、白花蛇舌草二十克、丹皮二十克、丹參二十克、豬苓三十克、車前子三十克、萹蓄二十克、六一散三十克。

方解：白英為茄科植物白英（Solanum Lyratum Thunk.）的全草。別名蜀羊泉、白毛藤等。主要成份含龍葵鹼、白英鹼。性味苦、微寒。歸肝、胃經。具有清熱解毒，消腫利水之功效。抗癌實驗：對人體肺癌有抑制作用；白英鹼對S180、WK256有抑制作用。此藥前方171號方中已詳細介紹。柴胡、當歸、杭芍為逍遙散方中的主要藥物；柴胡疏肝解鬱，當歸、杭芍養血柔肝，尤其當歸之芳香可以行氣，味甘可以緩急，更為肝鬱血虛之要藥。白英及逍遙散合用疏肝解鬱，解毒抗癌作用加強，為本方君藥組。半枝蓮、白花蛇舌草解毒抗癌，利水消積。二藥在152號方中均已介紹。莪朮辛、苦、溫。歸肝、脾經。具有抗腫瘤、破血祛瘀、行氣止痛之功效。抗癌實驗在180號方中已介紹。以上三味藥物配用解毒散結，抗癌止痛作用增強，故為本方臣藥組。丹皮、丹參活血化瘀，涼血止血；豬苓利水滲濕，扶正抗癌；以上三味藥物為本方佐藥組。車前子、萹蓄配用為八正散方中主要藥物，有其利水通淋，清肝明目，清肺化痰之功效。六一散是由滑石、甘草按6:1配製而成。具有袪暑利濕之功效。方中的滑石質重體滑，味甘淡而性寒，能清熱利小便，使三焦濕熱從小便而去，解除暑濕所致的心煩、口渴、小便不利諸症；甘草生用，既能清熱和中，又同滑石合成甘寒生津之用，使小便利而津液不傷，故六一散配用車前子、萹蓄為本方使藥組。

功效：疏肝理氣，解毒散結，化瘀抗癌。

主治：宮頸癌、膀胱癌、肺癌、腸癌、白血病等。

用法：子宮頸癌、膀胱癌、肺癌、腸癌、白血病等。

歌訣：

白英柴胡歸逍遙，半枝白花豬莪芍；

丹參丹皮車前子，萹蓄滑石配甘草。

185號方　蜀羊八月扎

組成：蜀羊泉二十克、八月扎十五克、虎杖十五克、蒲公英三十克、當歸九克、澤蘭九克、香附九克、赤芍九克、紅茜草三克、茯苓十二克、烏藥六克、黨參五克、澤瀉十二克。

方解：蜀羊泉別名白英，有抗癌解毒作用，詳閱171號方。八月扎為木通科植物木通（Akebia trifoliata〔Thunb.〕Koidz. var. australis〔Diels〕Rehd.）的果實。別名預知子。主要成分含木通甙。性味苦、平、無毒。歸肝經。具有理氣散結，抗癌止痛之功效。臨床用於胸脇疼痛、胃痛、瘰癧等症。《大明本草》：「痃癖氣塊」。抗癌實驗：對JTC-26的體外實驗，本品水煎液的抑制率為50-70%。對小鼠S180、S37有抑制作用。虎杖為蓼科植物，藥用根莖。別名蛇總管、活血龍、大活血等。主要成份含大黃素、大黃酚、鞣質、多糖等。大黃素、大黃酚均具有抗癌活性的作用。性味甘、苦、辛溫。歸肝、膽、肺經。具有補肝腎、壯筋骨、祛風利濕、活血定痛之功效。抗癌實驗：虎杖根熱水浸出物，小鼠體內試驗，對腹水型S180抑制率高達68%；但乙醇提取物沒有作用；體外實驗，熱水浸出物對JTC-26抑制率達90%以上。蒲公英為菊科蒲公英屬的多種植物的全草。主要成份為甾醇、膽鹼和菊糖等。性味苦、甘、寒。歸肝、胃經。具有清熱解毒，利濕消腫之功效。美國民間以本品製成浸膏或丸劑，廣泛用於各種癌症治療。《新修本草》：「主婦人乳癰腫，水煮飲之及封之。」抗癌實驗：本品的熱水浸出物，對小鼠SI80的抑制率為43.5%，醇浸物無效；對核植性人體肺癌細胞有明顯抑制作用；其熱水提出物為多糖物質，具有宿主調節抗癌作用，是一種免疫促進劑；熱水浸出物對小鼠艾氏腹水癌(300mg/kg)腹腔後期及隔日給藥，有明顯的治療效果(P＜0.01)。對T-DHR（抗腫瘤遲發型超敏反應）有促進作用。以上四味藥均有解毒散結、抗癌作用，為本方君藥組。澤蘭為唇形科植物地瓜兒苗的莖葉。別名虎蘭、地瓜兒苗、草澤蘭等。性味苦、甘、酸，微溫。歸肝、脾經。具有活血祛瘀，行水消腫之功效。苦能泄熱，甘能和血，酸能入肝，溫能營血。《本草求真》：「癥瘕能縮，水腫能散……。」抗癌實驗：澤蘭對人鼻咽癌細胞及WK256有抑制作用：從台灣澤蘭中提取的澤蘭內酯對人鼻咽癌細胞及人上皮癌有細胞毒作用；澤蘭內酯對Hela細胞有抑制效果，澤蘭內酯屬於倍半萜類。紅茜草為茜草科植物，藥用根。別名血見愁、活血丹、土丹參等。主要成份含蒽醌甙類，茜草根，水解生成甙元茜素及葡萄糖，此外尚含紫色素及偽紫色素。性味苦、寒。歸肝經。具有涼血止血，活血祛瘀之功效。主要用於血熱所致的各種出血症（如吐血、衄血、崩漏下血）和外傷出血。抗癌實驗：從茜草根中分離出兩種環六肽，它們的乙酰化合物對淋巴細胞性白血病—388（L388）有顯著抑制活性的作用及較高的治療比值；這兩種肽類尚對B16顯色素瘤，淋巴細胞白血病—1210（L1210），克隆—38，Lewis肺癌，艾氏實體瘤有明顯的抑制活性的作用；體外實驗茜草根熱浸液對JTC-26抑制率在90%以上；體內實驗，茜草根的甲醇提取物對小鼠S180（腹水型）抑制率為80%；熱水浸出液為13%。當歸、赤芍活血養血；香附疏肝理氣，溫經通絡，以上五味藥為本方臣藥組。黨參、茯苓補氣健脾，利水滲濕；烏藥行氣止痛，溫腎散寒，以上三味藥為本方佐藥組。澤瀉利水，滲濕，泄熱為其使藥。

功效：補血養血，散結抗癌，行氣止痛。

主治：子宮頸癌、胃癌、食道癌、子宮肌瘤、白血病、腸癌等。

用法：水煎劑，每日一劑，煎藥液二百毫升，分兩次內服。

歌訣：

虎杖蜀羊八月扎，公英歸澤倒開花；

赤芍茜香茯烏藥，黨參澤瀉佐使佳。

186號方　紫草飲

組成：紫草根末六克。

方解：本品為紫草科紫草（Lithospermum erythizon Sieb. er zucc.）屬植物的根及根莖。其同科植物新疆紫草（Arnebia euchroma〔Royle〕Johnst.）、滇紫草、西藏紫草、天山紫草等在不同地區亦作紫草用。分軟硬紫草，主要成份為含有多種萘醌類色素，為其有效成份。軟紫草含量最多的是O—Β，Β—二甲基丙烯酰紫草素1.7%，乙酰紫草素0.5%，及三甲基丙烯酰紫草素0.25%等。硬紫草含量最多的是乙酰紫草素，還含O-異丁酰紫草素及O—Β，Β—二甲基丙烯酰紫草素。性味甘、鹹，寒，歸心、肝經。具有涼血活血，解毒透疹之功效。抗癌實驗：對小鼠SI80及絨毛膜上皮癌有抑制作用，抑制率約30%；本品尚有抑制白血病細胞的作用；紫草製劑可減少小鼠自發性乳癌的發病率。單味紫草根末，用其藥少力專的特點，清熱解毒抗癌作用，適用子宮頸癌中晚期患者熱毒盛而致出血症。

功效：涼血活血，解毒抗癌。

主治：子宮頸癌、絨毛膜上皮癌、肺癌、胃癌、扁桃體癌、肝癌、白血病等。

用法：加水至五百毫升，浸泡三十分鐘，煮沸過濾。每次一百毫升，每日四次，連服三個月。

歌訣：

紫草根含紫草素，解毒透疹止咳嗽；
肺癌絨癌宮頸癌，放療化療互相助。

187號方　墓頭回湯

組成：墓頭回十二克、白毛藤十二克、苦參十二克、木饅頭十二克、半枝蓮十二克。

方解：墓頭回為敗醬科植物異葉敗醬(Patrinia hetero-phylla Bunge.)或糙葉敗醬(P.Scabra Bunge)的根或全草。別名回頭草、腳汗草、追風箭、銅班道、虎牙草、擺子草。主要成份含有揮發油類物質。性味辛、苦，微寒。歸胃、大腸、肝經。具有清熱解毒，消腫排膿，祛瘀止痛之功效。《日華子本草》：「治赤眼，障膜，胬肉，聤耳，血氣心腹痛，破癥瘕……排膿，外瘻……赤白帶下。」抗癌實驗：體外實驗，美藍試管法、伊紅染色法，體外及體內細胞形態法均表明墓頭回提取物對艾氏腹水癌瘤細胞有破壞作用；墓頭回口服給藥對小鼠艾氏腹水癌有明顯的抑制作用，對小鼠艾氏實體型腹水癌有明顯的治療作用；腹腔注射抑制率分別為82%、78%；皮下給藥，腫瘤抑制率達64%，均有統計學上的意義；墓頭回局部注射治療可致小鼠實體型腹水癌局部腫瘤逐漸變硬變乾，從根部脱落，潰瘍面逐漸修復而治癒；墓頭回水提液體內注射，對小鼠S180抑制率達62.5%；用透鏡觀察到腹腔注射，對S180有直接殺傷作用。白毛藤即白英、蜀羊泉，為茄科茄屬植物，需與馬兜科白毛藤（尋骨風）鑒別。性味苦、微寒。歸肝、胃經。具有清熱解毒、抗癌消腫之功效，其抗癌實驗在171號方中介紹。一九八〇年二月《北京醫藥》的文章：用複方白蛇酒（其中白毛藤為主要藥物）對小鼠艾氏腹水癌進行了藥理實驗，結果複方白蛇酒對癌細胞增殖的抑制率為66.2%；在癌細胞受到抑制的同時，癌細胞內3'，5'-CAmP含量顯著的提高。進一步試驗表明：複方白蛇酒的中藥部份的抑癌率為36.7%，並有良好的止痛作用。以上二藥配用抗癌止痛，解毒散結作用增強，故為本方君藥組。苦參為豆科植物，藥用根。含苦參鹼、氧化苦參鹼、野靛鹼、苦參黃酮、甙類化合物等。性味苦、寒。歸肝、胃、大腸、小腸經。具有清熱利濕，燥濕殺蟲之功效。抗癌實驗：對SI80、U14、及Ec有抑制作用；苦參鹼有明顯的利尿作用。其詳細內容在I75號方中已介紹。木饅頭為桑科植物薜荔的乾燥花序托。性味甘、平。歸胃、小腸經。具有通乳、利濕、活血、消腫、抗癌之功效。以上二藥為本方臣藥。土茯苓為百合科多年生常綠藤本植物土茯苓的塊莖。性味甘、淡、平。歸肝、胃經。具有解毒，除濕，利關節之功效。《本草備要》：「治楊梅瘡毒、瘰癧瘡腫。」其抗癌實驗在I71號方中已介紹，為本方佐藥。半枝蓮活血祛瘀，解毒抗癌為其使藥。

功效：清熱利濕，活血祛瘀，解毒抗癌。

主治：子宮頸癌、胃癌、食道癌、肝癌、腸癌、白血病等。

用法：水煎劑，每日一劑，煎藥液二百毫升，分二次內服。

歌訣：

墓頭回湯白毛藤，臣藥苦參木饅頭；

土茯苓合半枝蓮，等量配伍煎湯服。

188號方　逐瘀琥珀丸

組成：地鱉蟲三百三十克、澤漆三百六十克、虻蟲一百八十克、大黃（酒製）六十克、琥珀六十克、五靈脂一千五百克、川烏六十克、生地一百五十克。

方解：地鱉蟲為蜚蠊科昆蟲地鱉(Eupolyphago Sinensis Walk.)或冀地鱉(Steleopygo plancyi(Bol.)的雌蟲乾燥全體。別名蟅蟲、土鱉蟲、土元。性味鹹、寒；有小毒。歸肝經。具有破血逐瘀，續筋接骨之功效。用於筋骨折傷、瘀血經閉、癥瘕痞塊等。抗癌實驗：用美藍法體外實驗表明，地鱉蟲浸膏（水煎後加醇沉浸）有抑制白血病患者的白細胞作用；能抑制人肝癌、胃癌細胞的呼吸。澤漆為大戟科大戟屬植物澤漆(Euphorbia helioscopia L.)的全草。別名貓眼草、五朵雲、五風草、燈台草等。全草含有溶血性皂甙、澤漆素、黃酮類、大戟乳脂等；乳汁中含橡膠烴、樹脂。性味辛、苦、涼；有毒。歸肺、胃、膀胱經。具有行水，消痰，殺蟲，解毒之功效。抗癌實驗：動物實驗，對小鼠S180、S37、L16等癌株有抑制活性作用。虻蟲為昆蟲類虻科腹帶虻的雌蟲體。性味苦、微寒；有小毒。歸肝經。具有破血逐瘀之功效。《本經》：「逐瘀血，破下血積，堅痞，癥瘕，寒熱，通利血脈及九竅。」以上三味藥為本方君藥組。大黃為蓼科植物，藥用根莖。性味苦、寒。歸脾、胃、大腸、心包、肝經。具有抗癌、化瘀、通便之功效。抗癌實驗：對小鼠黑色素瘤有明顯的抑制作用；亦能抑制小鼠乳腺癌及艾氏腹水癌的作用。大黃在168號方中已有詳細介紹。五靈脂為鼯鼠科動物複齒鼯鼠或其他近緣動物的糞便。性味苦、甘，溫。為肝經。具有活血止痛，化瘀止血之功效。琥珀甘、平。歸心、肝、膀胱經。具有定驚安神，活血散瘀，利尿通淋之功效。《日華子本草》：「療蠱毒，壯心，明目，摩翳，止心痛，癲邪，破結癥。」以上三味藥為本方臣藥組。川烏為毛莨科烏頭的塊根，性味辛、苦，溫。歸心、肝、脾經。具有祛風溫，散寒止痛之功效。抗癌實驗：烏頭（由川烏和草烏）提取物製備的注射液對小鼠肝癌實體瘤的抑制率為47.77—57.38%（P＜0.01）；烏頭提取物以200ug/ml時，能抑制所有存活的和可增殖的胃癌細胞；對小鼠S180有抑制作用，抑瘤率隨劑量增加而提高；體外實驗證明，可抑制人胃癌細胞的有絲分裂。為本方佐藥。生地清熱涼血，養陰生津為方中使藥。

功效：破血逐瘀，抗癌止痛，攻毒散結。

主治：子宮頸癌、膀胱癌、胃癌、肝癌、惡性淋巴瘤、白血病等。

用法：共研細末，水泛為丸。每丸六克，每次服一丸，每日兩次，內服。

歌訣：

地鱉虻蟲逐瘀煎，澤漆大黃靈脂添；
四川烏頭為佐藥，鮮生地黃水為丸。

189號方　鐵樹莪朮方

組成：鐵樹葉三十克、莪朮九克、墓頭回十五克、炙香附九克、菟絲子十五克。

方解：鐵樹葉為蘇鐵科植物蘇鐵 (cycasrevoluta Thunb.) 的葉。主要成份含蘇鐵甙、蘇鐵雙黃酮、膽鹼、葫蘆巴鹼。性味甘、微溫。歸胃經。具有活血消腫、抗癌、化痰和胃之功效。抗癌實驗：藥敏試驗，對胃癌細胞敏感：蘇鐵甙能使小鼠呼吸痲痹。墓頭回其科屬、成份、性味、歸經、功效及抗癌實驗在187號方中已詳細介紹。與鐵樹葉合用加強其抗癌活血功效，故為本方君藥組。莪朮為薑科薑屬植物。含揮發油、豆甾醇、三萜酸、黏液質及黃酮甙等。具有破瘀行氣，軟堅散積之功效。抗癌實驗：對S180、L615、肝癌實體型有抑制作用。莪朮詳細內容在180號方中已介紹，為本方臣藥。炙香附為莎草科多年生草本植物莎草的根莖。性味辛、微寒，平。歸肝、三焦經。具有疏肝理氣，調經止痛之功效。為本方佐藥。菟絲子補陽益陰，固精縮尿；明目止瀉為其使藥。

功效：疏肝理氣，活血祛瘀，抗癌消腫。

主治：子宮頸癌、胃癌、肝癌、腸癌、白血病、惡性淋巴瘤等。

用法：水煎劑，每日一劑，煎藥液二百毫升，分二次內服。

歌訣：

鐵樹莪朮合黃酮，抗癌臨床經驗證；
配以香附菟絲子，啓死回生墓頭回。

190號方　花蛇飲子

組成：白花蛇三條、水蛭六克、虻蟲六克、海龍一條、蜂房六克、全蠍九克，沒藥十五克、丹皮十二克、龍膽草十五克、銀花三十克、人指甲六克、黃柏九克、雄黃九克。

方解：水蛭為水蛭科動物螞蟥（Whitmani a pigra whitman）、柳葉螞蟥（W. acranulata whitman）或水蛭（Hirude nippo-nica whitman）的乾燥體。主要成份含蛋白質。新鮮水蛭唾液含有一種抗凝血物質名水蛭素。性味鹹、苦、平，有毒。歸肝、膀胱經。具有破血，逐瘀，通經之功效。治蓄血，癥瘕，積聚。《本經》：「主逐惡血，瘀血、經閉，破血瘕積聚，無子，利水道。」抗癌實驗：水蛭注射液可抑制精原細胞分裂；體外用伊紅法表明注射液對腫瘤細胞有抑制作用；體內實驗對小鼠肝癌有抑制效果。虻蟲有類似作用。白花蛇其成份、性味、歸經、功效、抗癌實驗在153號方中已介紹。海龍為海龍科動物刁海龍（Solenognathus hardwickii〔Gray〕、擬海龍（Syngnathoides biaculeatus〔Bloch〕或尖海龍（Syngnathus acus L.）的乾燥體。主要成份刁海龍含總氮量為12.41%、尖海龍含9.68%，刁海龍、擬海龍、尖海龍和粗物海龍等四種海龍含十六種氨基酸，另含十四種微量元素。還含膽甾醇、△4－膽甾烯酮－3、β－萘酸等。性味甘、溫；歸肝、腎經。具有溫腎壯陽，散結消腫之功效。用於陽痿遺精、癥瘕積聚、瘰癧痰核、跌打損傷等。以上四味藥物配用，均屬動物有毒之品，有攻毒抗癌，破血散結之功效，故為本方君藥組。蜂房為膜翅目胡蜂科昆蟲大黃蜂或同屬近緣昆蟲的巢。主要成份含蜂蠟、樹脂及一種有毒的露蜂房油。性味甘、平，有毒。歸肺、肝經。具有散風除熱，攻毒殺蟲之功效。治驚癇、風痹、癮疹瘙癢，乳癰，疔毒，瘰癧等。《本草滙言》：「驅風攻毒，散疔腫惡毒。」抗癌實驗：美藍法對胃癌細胞有效；體外實驗，能抑制人肝癌細胞。全蠍為鉗蠍科動物東亞鉗蠍的乾燥體，別名全蟲。主要成份含蠍毒（與蛇的神經毒類似），尚含三甲胺、牛黃酸、膽甾醇、卵磷脂、銨鹽等。性味辛、平，有毒。歸肝經。具有息風止痙、解毒散結、通經止痛之功效。抗癌實驗：體外實驗，全蠍醇製劑能抑制人肝癌細胞呼吸；其提取物和醇提取物用美藍法分別對結腸癌和人肝癌細胞有抑制作用。沒藥活血止痛，消腫生肌，與全蠍、蜂房合用解毒抗癌作用增強，為本方君藥組。銀花、丹皮、龍膽草均有清熱解毒，涼血活血之功效；人指甲活血化瘀，解毒消腫；以上四味藥為本方佐藥組。黃柏清利下焦濕熱；雄黃解毒、殺蟲、抗癌；二藥為方中使藥。

功效：解毒化瘀，活血生肌，抗癌止痛。

主治：子宮頸癌、子宮肌瘤、胃癌、絨毛膜上皮癌、肝癌、腦瘤、白血病等。

用法：水煎劑，每日一劑，煎藥液二百毫升，分二次內服。

歌訣：

花蛇飲子蠍蛭虻，銀及海龍柏蜂房；
丹皮指甲龍膽草，解毒壯陽明雄黃。

191號方　馬錢解毒膠囊

組成：生馬錢子二百克、重樓一百五十克、天花粉二百克、甘草一百克。

方解：馬錢子為馬錢科馬錢屬植物馬錢(Strychnos nux vo-mica L.)及長籽馬錢(S.Wallichiana Steud. ex Dc〔S.Pierriana auet non A. W. Hill〕)的成熟種子。別名番木鱉。主要成份種子中含生物鹼類：番木鱉鹼（即士的寧Strychnine, $C_{21}H_{22}O_2N_2$）、馬錢子鹼(brucine, $C_{23}H_{26}O_4N_2$)、番木鱉次鹼(Vomicinc)、偽番木鱉鹼(Pseudostrychnine, $C_{21}H_{22}O_3N_2$)、偽馬錢子鹼(Pse-udobrucine, $C_{23}H_{26}O_5N_2$)、奴伐新鹼(novaciue, $C_{24}H_{28}O_5N_2$)、可魯勃林(Colubrine, $C_{22}H_{24}O_3N_2$)、土屈新鹼(Struxine, $C_{21}H_{30}O_4N_2$)等；此外，尚含有番木鱉甙(loganin, $C_{17}H_{26}O_2$)、綠原酸、脂肪酸及蛋白質等。性味苦、寒，有

毒。歸肝、脾經。具有通絡止痛，散結消腫之功效。抗癌實驗：動物實驗證明，對小鼠SI80及白血病細胞有抑制作用；對白血病細胞有一定的抑制活性作用。臨床用於食道癌、胃癌、腸癌、肺癌、**子宮頸癌、皮膚癌等。對再生障礙性貧血亦有肯定療效**。旅大市第二人民醫院最先用於治療食**道**癌五十四例，有效四十五例、無變化五例、惡化三例、死亡一例，總有效率為83.3%。此藥為方中君藥。重樓為百合科多年生草本植物蚤休（七葉一枝花）及同屬多種植物的根莖。別名蚤休、七葉一枝花、白河車等。其主要成份含有甾體皂甙：蚤休甙 (paredin, $C_{16}H_{28}O_7$)、蚤休士宁甙 (paristyhnin, $C_{38}H_{64}O_{18}$)，後者水解後生成薯蕷皂甙元。尚含生物鹼、氨基酸及酚性化合物。性味苦、微寒，有小毒。歸肝經。具有解毒散結，消腫止痛之功效。抗癌實驗：動物實驗證明，對小鼠SI80、S37、實體型肝癌等瘤株有明顯抑制作用；對S37的抑制率為40-50%，對實體型肝癌的抑制率為30-40%，並能增進白細胞的吞噬能力，為方中的臣藥。天花粉為葫蘆科植物栝蔞 (Trichosanthes kirilowii Ma-Xim.) 的乾燥塊根。主要成份含多量澱粉，並含天花粉蛋白、皂甙及多種氨基酸。性味苦、甘、寒。歸肺、胃經。具有清熱生津，降火潤燥，排膿消腫之功效。本品應用時注意：反烏頭、附子、草烏。抗癌實驗：天花粉提取物對絨毛膜上皮癌的治癒率達50%；對惡性葡萄胎治癒率達100%。此製劑對肝、腎無副作用，能提升白細胞；對UI4、SI80和艾氏腹水癌細胞有抑制作用；對JTC-26抑制率高達90%以上。本藥抗癌機理：⑴滋養葉細胞凝固性壞死；⑵干擾癌細胞呼吸和無氧酵解。其有效成份為糖蛋白。因天花粉有助使君、臣藥抗癌作用，故為方中佐藥。甘草甘、溫，調和諸藥，能使君、臣二藥毒性降低，為方中使藥。

功效：活血化瘀，解毒抗癌，通絡止痛。

主治：子宮頸癌、絨毛膜上皮癌、惡性葡萄胎、乳腺癌、胃癌、白血病等。

用法：將馬錢子去皮，香油炒至酥脆，與其它三味藥共研細末，裝入膠囊，每粒零點三克，每次服零點六克，每日二至三次。

歌訣：

馬錢解毒用重樓，天花甘草生用優；
四藥研末膠囊用，婦科癌瘤此方求。

192號方　椿樹石榴飲

組成：椿根皮三十克、紅石榴皮三十克。

方解：椿根皮為苦木科樗樹屬植物臭椿（Ailanthus altissima〔Mill.〕Swingle.）的根皮及幹部內皮。別名臭椿、樗白皮、鳳眼草等。主要成分根皮含苦楝素（Merssin）、鞣質。樹皮含臭椿酮（Ailanthone, $C_{20}H_{24}O_7$）、乙酰苦內酯（Acetylama-rolide, $C_{22}H_{30}O_7$）、苦內酯（Amaroliue, $C_{20}H_{28}O_6$）。果實含臭椿內酯（Ailantholide, $C_{20}H_{26}O_7$）、查杷任酮（Cha-parihone, $C_{20}H_{19}O_7$）及酚性物質。葉中含槲皮素（Iso-quercetin, $C_{15}H_{19}O_7$）；尚含皂甙和羥基香豆素甙類。性味苦、澀、寒。歸大腸、胃、肝經。具有燥濕清熱，止痛止血之功效。抗癌實驗：動物實驗證明，對小鼠S180、S37、L16及Hela細胞有抑制作用，尚對痢疾桿菌及傷寒桿菌有一定抑制作用。此藥為方中的君臣藥。紅石榴皮為石榴科植物石榴的果皮。主要成份含鞣質、菊粉、樹膠、異槲皮甙等。性味酸、澀、溫；有毒。歸大腸、腎經。具有澀腸，止血，驅蟲之功效。治久瀉，久痢，便血，脱肛，滑精，崩漏，帶下，蟲積腹痛，疥癬等。為方中佐使藥。

功效：清熱燥濕，抗癌止痛。

主治：子宮頸癌、膀胱癌、腸癌、白血病等。
用法：水煎劑，每日一劑，煎湯液二百毫升，分兩次內服。
歌訣：
椿樹根皮及果實，含有椿酮及內酯；
紅石榴皮鞣酸甙，殺疥抗癌消痃癖。

193號方 南星茶

組成：鮮天南星十五克，以後逐漸增加到四十五克。
方解：天南星為天南星科天南星屬植物天南星（Arisaemaconsanguineum Schott）、異葉天南星（A. beterophylluna Blume）及東北天南星（A. amurens Maxim）的球狀塊莖。別名南星、山六谷、蛇六谷、蛇木芋、黃狗芋、山苞米、山棒子等。主要成份根莖、葉中含苛辣性毒素，塊莖中含皂甙、安息香酸、β—谷甾醇、粘液質及多量澱粉；尚含類似毒芹鹼樣的生物鹼。性味苦、辛、溫；有毒。歸肺、肝、脾經。具有燥濕化痰，祛風止痙之功效。生鮮南星外敷能散結消腫止痛，可用治癰疽痰核腫痛。近年來發現本品有抗腫瘤作手，主要用於子宮頸癌。抗癌實驗：動物實驗表明，鮮南星提取物對小鼠S180等瘤株有明顯的抑制作用；對Hela細胞亦有較強的抑制率；其水煎劑尚有良好的祛痰、鎮靜、解痙、止痛等作用。上海第一醫學院婦產科醫院以本藥治療子宮頸癌一九〇例，有效四十四例，無效四十九例，總有效率為74.21%。石家莊市第一人民醫院用本藥治療體表粘液腺瘤亦獲較好的療效。

功效：燥濕化痰、消痞散結、解痙抗癌。

主治：子宮頸癌、食道癌、肺癌、乳腺癌、神經系統腫瘤及口腔腫瘤等。

用法：煎湯代茶，每日一劑，分兩次內服。

歌訣：

南星抗癌鮮藥佳，以毒攻毒破癥瘕；

癰疽痰核虛勞症，溫陽散結首選它。

194號方　蜂房酊

組成：蜂房粉一百克。

方解：蜂房用胡蜂科昆蟲果馬蜂（Poliste S olivaceous〔Dege-er〕）、日本長腳胡蜂（P. japonicus Saussure）或異腹胡蜂（Para-poly bia Fabricius）的巢。主要成份含蜂脂及樹脂及其有毒的揮發油。可驅滌蟲，對蚯蚓有毒。性味甘、平、有毒。歸肝、肺經。取其以毒攻毒之特點，具有驅風，攻毒，殺蟲之攻效。治驚癇，風痹，癮疹瘙癢，乳癰，疔毒，瘰癧等。《濟眾方》：「治女人妒乳（按：妒乳即是乳腺癌）、乳癰汁不出，內結成腫名妒乳。」用蜂房燒灰研末，每服六克，水一小盞，煎六分，去渣溫服。抗癌實驗：美藍法對胃癌細胞有效；體外實驗，能抑制人肝癌細胞。本藥製粉酒送下，以減輕毒性。

功效：攻毒抗癌，驅風殺蟲。

主治：子宮頸癌、食道癌、肝癌、乳腺癌等。

用法：溫酒送下，每日二次。

歌訣：

帶子蜂房有小毒，以酒為佐毒氣除；
內含抗癌活性素，每日三錢飯後服。

195號方　獨莪湯

組成：莪朮十五克。

方解：莪朮為薑科薑黃屬植物莪朮（Curcuma Zedoaria Rosc.）、鬱金（C. aromatica Salisb.）或廣西莪朮（C. Kwangsiensis S. G. Lee et C.F. Liang）的乾燥根莖。其主要成份含揮發油1-2.5%。揮發油的組成為多種倍半萜衍生物和桉油精等。其中以莪朮酮為主要成份。此外，尚含薑黃素、三萜酸、澱粉、黏液、樹脂等。溫莪朮含揮發油約1.7-2.8%。揮發油中主要成份為莪朮腦。桂莪朮含揮發油1.0～1.2%，主含莪朮醇、莪朮雙酮、吉馬烯、異呋吉馬烯、樟腦、龍腦等。性味辛、苦、溫。歸肝、脾經。具有抗腫瘤、破血祛瘀、行氣止痛之功效。用於氣滯血瘀經閉腹痛及癥瘕積聚；對癌細胞有直接殺滅作用，對子宮頸癌，外陰癌及皮膚癌等有療效。抗癌實驗：100%的溫莪朮注射液給實驗性患肉瘤小鼠腹腔注射0.3毫升，抑制率達52%以上；其揮發油局部注射，可使腫瘤組織壞死，相繼脫落，對癌旁邊的正常組織無明顯的影響；本品口服對小鼠艾氏腹水癌無效，而對小鼠S180抑制率為80%；對具乙醇提取後的殘渣再用熱水提取之物，抑制率仍達77.1%。表明該活性部份不溶於醇，也不被醇液破壞，推測可能是多糖、有機酸、氨基酸或多肽類成份；本品尚能提升淋巴細胞數量，增強機體免疫功能；從莪朮中提取到的β－欖香烯能顯著延長艾氏腹水癌和腹水型ARS小鼠的生存時間，在治療劑量下不使外周白細胞的骨髓有核細胞數降低，即對造血功能無明顯抑制；體外培養對肝癌細胞有較強的殺傷作用。從上述莪朮的功效及抗癌實驗中可看到，莪朮在本方中從單藥中提取揮發油；在子宮頸局部注射，使局部腫瘤組織壞死、脫落，適用於子宮頸癌未轉移者，以菜花型、結節型為常用。

功效：破血化瘀，行氣止痛，抗癌。

主治：子宮頸癌、乳腺癌、肝癌、腹腔腫瘤、精原細胞瘤、白血病等。

用法：水煎劑，每日一劑，煎藥液二百毫升，分兩次內服。

歌訣：

莪朮薑科薑黃屬，同屬植物溫莪朮；
內含甾醇諸酮類，抗癌實驗效特殊。

196號方　漏蘆石燕煎

組成：漏蘆十二克、石燕三十克、瓦楞子三十克、半枝蓮三十克、黨參十五克、白朮十克、山藥十克、生苡米三十克、甘草三克。

方解：漏蘆為菊科漏蘆屬植物祁州漏蘆 (Rhaponticum uniflorum〔L.〕DC.) 及藍刺頭（禹州漏蘆）(Echinops latifolius Ta-usch.) 的乾燥根，別名狼頭花。主要成份：祁州漏蘆含揮發油0.1%；禹州漏蘆的根含藍刺頭鹼。性味苦、鹹，寒。歸胃、大腸經。具有清熱解毒，消腫排膿，下乳汁之功效。治瘡癰腫痛、乳痛、瘰癧惡瘡等。《寶鑒》：「藏腑積熱發毒」。《本經》：「惡瘡疽痔」。用於子宮頸癌、乳腺癌以實熱型為主者。抗癌實驗：本品對全身性衰弱基礎上的血管性營養不良的病人（一般癌症病人多見，有強化作用：本品能促進淋巴細胞轉移，提高機體免疫力，可間接地抑制癌細胞的生長。石燕為古生代腕足類石燕子科動物中華弓石燕及近緣動物的化石。主要含碳酸鈣，尚含少量磷酸及二氧化硅。性味鹹、涼。歸腎、膀胱經。具有除下焦濕熱，清利小便之功效。以上二藥配用增加抗癌作用，同時又能提高機體免疫功能。一攻一補，為方中君藥。瓦楞子為軟體動物蚶科泥蚶或魁蚶的貝殼。性味鹹、平。歸肺、胃、肝經。具有消痰化瘀，軟堅散結之功效。用於瘰癧、癭瘤、癥瘕痞塊等症。《林醫纂要》：「去一切痰積、血積、氣塊，破癥瘕，致瘰癧。」半枝蓮為唇形科植物，藥用全草。全草含生物鹼、黃酮甙、酚類、甾體。辛、苦、寒。歸肺、肝、腎經。具有解毒化瘀，清熱利尿之功效。與瓦楞子合用在本方中清熱解毒，軟堅散結作用增加，為方中臣藥。黨參、白朮補氣健脾，扶正抗癌；山藥、生苡米益氣養陰，利水滲濕。四藥合用克服君、臣藥攻太強之弊病，為本方佐藥組。甘草甘、平、溫。補脾益氣，緩和藥性，為方中使藥。

功效：清熱解毒，軟堅散結，扶正抗癌。

主治：子宮頸癌（實熱型）、乳腺癌、膀胱癌、顱內腫瘤等。

用法：水煎劑，每日一劑，煎藥液二百毫升，分兩次內服。

歌訣：

漏蘆石燕抗癌煎，黨參朮草半枝蓮；
山藥苡米生瓦楞，健脾利濕淋帶蠲。

197號方　仙鶴人參湯

組成：人參十克、仙鶴草三十克、白朮十五克、甘草十五克、山藥三十克、白芍二十克、血餘炭二十克、生龍牡各二十五克、萆薢二十克、翻白草三十克。

方解：人參為五加科植物人參（panax ginseng C.A. Me-yer.）的乾燥根，主產於東北。產於朝鮮的為高麗參（別直參），產於日本的稱東洋參，產於美國的名西洋參（花旗參）。主要成份：根中含有十三種以上的皂甙，稱人參總甙；紅參含總皂甙約4%，生曬參約5.22%。其中鬚根含量比主根高，而主根中又以皮部含量高。另外，還含揮發油、人參酸、氨基酸、甾醇、糖類、膽鹼和維生素等。性味甘，微苦，微溫。歸脾、肺、心經。具有大補元氣，補脾益肺，生津止渴，安神增智之功效。應用人參時注意：

反藜蘆，畏五靈脂、萊菔籽。抗癌實驗：人參總甙及多糖部份對小鼠艾氏腹水癌有一定的抑制作用；人參的甾體化合物對SI80、腺癌—755有抑制作用；人參水浸物體外實驗對JTC-26抑制率90%以上，而對正常細胞沒有抑制作用；人參與黃芪、靈芝等製成複方，對癌症抑制率高於單味人參；對患白血病的豚鼠注射高麗參提取物，有效治癒率達99.9%，存活時間是對照組的兩倍；近年來從人參中得到一個稱為蛋白質合成促進因子(prostisol)的物質，其有促進核糖核酸、蛋白質、脂質生物合成的作用，能提高機體的免疫力，對癌的治療有輔助效果；高麗參乙醚提取物對小鼠SI80、腺癌—755均有抑制作用。仙鶴草為薔薇科植物龍芽草，藥用全草。全草中含仙鶴草素甲、乙、丙，亦含揮發油、鞣質等。苦、澀、平。歸心、肝經。本方用其解毒止血特點，用於子宮頸癌所致崩漏下血症。該藥也有抗癌作用，抗癌實驗在176號方中已介紹。白朮為菊科植物白朮的根莖。含1.4%的揮發油及維生素等。性味甘、辛。歸脾、胃經。具有補氣延年，燥濕利水，止汗安胎之功效。抗癌實驗：乙醇提取物對小鼠SI80（腹水型）抑制率為22.8%；熱水提取物抑制率為32.1%；白朮揮發油小鼠體內篩選，有抗癌活性作用。甘草與白朮、人參合用益氣補脾，緩急止痛；三味藥配用仙鶴草為方中君藥組。山藥苦、平。益氣養陰，補脾肺腎。白芍苦、酸，微寒。養血斂陰，柔肝止痛，平抑肝陽。二藥為本方臣藥。龍骨、牡蠣平肝潛陽，軟堅散結，牡蠣經抗癌實驗證明有抗癌活性的作用。血餘炭止血散瘀，補陰利尿。以上三味藥配用有抗癌止血作用，故為本方佐藥組。翻白草為薔薇科植物翻白草帶根的全草，含鞣質及黃酮類。性味苦、平。清熱解毒，消腫止血。治吐血、下血、瘡癬、瘰癧、痰核等。萆薢苦、平。歸肝、胃、膀胱經。具有利濕濁、祛風濕之功效。二藥配用有清利下焦濕熱作用，故為方中使藥。

功效：抗癌消腫，軟堅散結，益氣養陰。

主治：子宮頸癌（陰虛內熱型）、乳腺癌、肺癌、胸腺癌、胃癌、腸癌等。

用法：水煎劑，每日一劑，煎藥液二百毫升，分兩次內服。

歌訣：

健脾益氣仙鶴參，山藥龍牡芍益陰；

血餘朮甘翻白草，萆薢專利濕毒深。

198號方　參鹿金花丸

組成：人參一百克、黃芪一百克、鹿角膠五十克、熟地五十克、紫河車五十克、山藥五十克、金銀花一百五十克、當歸五十克。

方解：人參為五加科植物。味甘、微苦，微溫。大補元氣，止渴生津。上方此藥已詳細介紹。黃芪為豆科植物。別名北耆、綿黃芪。性味甘，微。補氣升陽，托毒生肌，利水退腫。在181號方中已介紹此藥。二藥合用扶正抗癌。實驗證明：人參與黃芪、靈芝等製成複方，對癌細胞抑制率高於單味人參及黃芪，故二藥合用為本方君藥。紫河車為人的胎盤。性味甘、鹹，溫。歸肺、肝、腎經。補精、養血、益氣。抗癌實驗：人胎盤的自流物對貓和狗的自發性腫瘤有效，並對AHe小鼠的T4淋巴肉瘤有抑制效果。將人胎盤浸出液治療荷Brown-pearce癌的家兔，腫瘤吸收率增加。從人胎盤中分離出兩種具有抗癌作用的蛋白質，呈強鹼性，等電點分別在10.6和9.8，份子量為九萬和一萬八，對S37和艾氏腹水癌的抑制率為73%和60%。在動物方面，貓的胎盤已用於腫瘤的治療上。尚有報告：和胎盤相關的禽類卵的白蛋白有抗實驗腫瘤的作用。鹿角膠為鹿角煎熬濃縮而成的膠狀物。性味甘、鹹，溫。歸肝、腎經。補肝腎，益精血，止血。適用於腎陽不足，精血方虛，吐，衄，崩，漏，尿血之偏於虛寒者。山藥、熟地養血滋陰，補精益髓。以上四味藥均有補精血，益肝腎，增強機體免疫功能作用，故為本方臣藥組。金銀花清熱解毒，抗癌止痛；為方中佐藥。當歸補血養血，引經下行，為使藥。

功效：滋補肝腎，扶正抗癌。

主治：子宮頸癌、胃癌、乳腺癌、肝癌、腸癌、腎癌等。

用法：上藥共研細末，水泛為丸，每次六克，溫開水送下，每日二至三次內服。

歌訣：

參鹿金花河車丸，黃芪熟地當歸全；
養陰緩急懷山藥，健脾溫腎保安然。

199號方　臍帶素

組成：臍帶粉一百克。

方解：臍帶為初生嬰兒的臍帶。別名坎氣。主要含臍帶激素。性味甘、鹹，溫。歸心、肝、肺經。具有益腎、納氣、斂汗之功效。治虛勞羸弱，氣血不足，腎虛喘咳等。抗癌實驗：以臍帶組織製備的抗癌一號對實驗S180的瘤體積抑制率在50%以上。臍帶焙乾研成粉，單味臍帶粉藥少力專，以達扶正抗癌作用。

功效：滋陰補陽，彌先天之本，補後天失常。有扶正蕩邪之功效。

主治：子宮頸癌、陰道癌、宮體癌、卵巢癌、睪丸癌、精原細胞瘤等。

用法：將新鮮臍帶兩端用繩繫緊，勿使血液流出，用0.9%氯化鈉溶液將臍帶洗淨，慢火焙乾，研末，每次六克，每日三次，口服。

歌訣：

臍帶激素性甘鹹，補陰補陽補先天；
生殖腫瘤虛勞症，久服療效非一般。

200號方　保本湯

組成：黨參十五克、黃芪十五克、白朮十二克、甘草十二克、鹿角霜十二克、炙附片六克、紫石英十二克、大棗五克。

方解：黨參為傘形科植物黨參 (Changium smyrnioides Wolff) 除去栓皮的乾燥根。根中含有機酸、糖，並含微量揮發油及多量澱粉。性味甘、微苦，微寒。歸肺、脾、肝經。具有潤肺化痰，養陰和胃，平肝、解毒之功效。用於肺熱咳嗽、嘔吐反胃，目赤眩暈、疔毒瘡瘍等症。黃芪甘、溫。補氣升陽，益衛固表，托毒生肌，利水退腫。其抗癌實驗在181號方中已介紹。白朮甘、辛。歸脾、胃經。具有燥濕利水、抗癌攻效。內容詳閱197號方。甘草為豆科植物甘草 (Glycyrrhiza uralensis Fisch.) 的乾燥根及根莖。主要成份含甘草甜素6-14%、甘草苦甙、甘草酸、異甘草甙、甘露醇、葡萄糖、蔗糖及澱粉。性味甘，平。歸心、肺、脾、胃經。具有補脾益氣、潤肺止咳、緩急止痛之功效。應用甘草注意：反大戟、甘遂、芫花、海藻。抗癌實驗：甘草次酸對大白鼠移植的oberling Guerin骨髓瘤有抑制作用；甘草酸胺鹽、甘草次酸鈉及甘草次酸衍生物的混合體，對小鼠艾氏腹水癌及肉瘤均有抑制作用，口服亦有效；甘草甜素、甘草甙對大鼠腹水肝癌及小鼠艾氏腹水癌細胞能產生形態學上的變化；甘草甜素可抑制皮下的吉田肉瘤，並有預防癌症發生作用；甘草熱水提取物對JTC-26細胞抑制率達70-90%，並且對癌細胞有強抑制的同時，對正常細胞僅微有抑制反應。以上四味藥配用補益氣血，抗癌扶正為本方君藥組。鹿角霜為鹿角熬膏後所存的殘渣。益氣助陽，補力雖弱，但不滋膩，且有收斂作用。可治腎陽不足，婦女子宮虛冷、崩漏、帶下等症。附片為毛茛科多年草本植物烏頭的子根加工品。性味辛，熱；有毒。歸心、腎、脾經。具有回陽救逆、補火助陽、散寒止痛之功效。本方用炙附片，減輕毒性。《本經》：「風寒咳逆邪氣，寒溫痿躄，拘攣膝痛，不能行步。破癥堅積聚血瘕，金瘡。」以上二藥為本方臣藥。紫石英為鹵化合物類礦物螢石的礦石。性味甘，溫。歸心、肝經。鎮心、安神，降逆氣，暖子宮，為方中佐藥。大棗、當歸健脾益氣，調合諸藥，調經止痛為其使藥。

功效：散寒止痛，扶正抗癌。

主治：子宮頸癌（脾虛濕濁型）、胃癌、子宮肌瘤、白血病等。

用法：水煎劑，每日一劑，煎湯液二百毫升，分二次內服。

歌訣：

保本湯用參芪草，石英附朮加大棗；

當歸補血鹿角霜，虛寒腫瘤效益長。

201號方　滋陰抗癌湯

組成： 沙參十二克、天冬十二克、知母十五克、黃精十二克、生地十二克、石斛十克、絞股藍十二克、白花蛇舌草三十克、白毛藤二十克、黃柏十克。

方解： 天冬為百合科天門冬屬植物天門冬（Asparagus cochinchinensis〔Lour.〕Merr.）的塊根。別名天門冬、明天冬、絲冬、倪鈴、多仔婆等。主要成份塊根莖中含天冬素（即天冬酰胺，asparagi-ne）、5—甲氧基甲基糠醛、β—谷甾醇、內脂、黃酮、蒽醌、強心甙及多糖類。性味甘、苦，大寒。歸肺、腎經。具有清肺降火、滋陰潤燥、抗癌之功效。抗癌實驗：動物實驗證明，對小鼠S180有一定抑制作用，抑制率為44.2%；其乙醇提取物對人體腫瘤的抑制作用，可使51-100%腫瘤細胞出現改變。主要用於早期乳腺癌及小葉增生、白血病、肺癌、子宮頸癌。石斛為蘭科多年生常綠草本植物金釵石斛及同屬多種植物的莖。性味甘、微寒。歸胃、腎經。養胃生津，滋陰除熱。沙參、知母、生地、黃精滋陰潤肺，補脾益肺。用於熱病津傷煩渴，胃陰不足者。以上五藥均有滋陰功效，合天冬加強滋陰抗癌作用，故為方中君藥組。絞股藍扶正抗癌；實驗證明，有增強機體吞噬細胞的吞噬功能，從而提高機體的免疫力，為方中臣藥。白花蛇舌草清熱解毒，抗癌。內容參閱152號方。白毛藤即白英、蜀羊泉。實驗證明，抗癌活性作用較強，參閱171號方。二藥合用解毒抗癌作用加強，故為本方中佐藥。黃柏苦、寒。主五臟腸胃中結熱，並有清利下焦濕熱作用，選為方中使藥。

功效：清熱滋陰，解毒抗癌。

主治：子宮頸癌（瘀毒蘊結型）、乳腺癌、膀胱癌、腸癌等。

用法：水煎劑，每日一劑，煎取藥液二百毫升，分二次內服。

歌訣：

晚期腫瘤毒熱深，蛇草股藍地沙參；
天冬毛藤精石斛，知柏解毒又滋陰。

202號方　燥濕解毒粉

組成：鴉膽子十克、雄黃三克、硇砂十克、生南星六十克、牛黃十克、枯礬十克、青黛十克、蟾蜍三克、莪朮三十克、苦參六十克、乳香十克、沒藥十克、象牙屑三十克、白芨十克、兒茶十克、仙鶴草十克、麝香三克、炙砒三克、冰片一克。

方解：鴉膽子為苦木（苦楝樹）科鴉膽子屬植物鴉膽子(Bruceajanica〔L.〕Merr.)的果實。別名苦參子、老鴉膽、鴨蛋子。主要成份果實中含有鴉膽子甙(yatanoside, $C_{20}H_{32}O_7$)、鴉膽子醇(brusato)、鴉膽子苦味素(bru-Cein) A、B、C、G、酚性化合物及脂肪酸。另含生物鹼鴉膽子宁等。性味苦，寒；有毒。歸大腸經。具有清熱燥濕，解毒殺蟲，抗癌之功效。臨床主要用於食道癌、賁門癌、腸癌、子宮頸癌、皮膚癌及皮膚贅瘤。山西醫學院用本藥製劑加烏梅炭作子宮頸癌局部外用，亦有明顯效果；觀察可見，癌灶愈複變化均從周圍向子宮頸口進行，顯示機體內環境對於癌細胞生長有一定影響，而不能僅外用藥物去腐作用來解釋。抗癌實驗：動物實驗證明，對小鼠S180、WK256有抑制作用；臨床試驗對乳頭狀瘤及皮膚癌細胞，可致退化壞死。體外實驗，熱水提取物對JTC-26抑制率為90%以上；10%的鴉膽子乳對體外孵育的小鼠腹水型肝癌細胞有明顯殺傷作用。鴉膽子乳劑給小鼠腹腔注射，能明顯抑制腹水型肝癌的腹水量及癌細胞數，且能提升由環磷酰胺導致的白細胞下降。連續給藥七天後，癌細胞中的cAMP含量明顯上升。雄黃為含硫化砷的礦石。主要含二硫化二砷(AS_2S_2)。性味辛，溫，有毒。歸肝、大腸經。解毒殺蟲，燥濕祛痰，截瘧。抗癌實驗：體內實驗，有抗動物腫瘤活性的作用；本品熱水浸出物，體外實驗，對JTC-26抑制率達90%以上。硇砂為白色結晶性粉末或纖維狀堅硬結晶塊。主要含氯化鈉。性味苦、辛，溫；有毒。歸肝、脾、胃經。軟堅，消積，散瘀消腫。抗癌實驗：本品對小鼠S180、大鼠腹水癌及WK256均有一定的抑制作用。生南星、牛黃、枯礬清熱解毒，燥濕化痰，抗癌止血。以上六味藥配用增強解毒抗癌作用，為本方君藥組。青黛、蟾蜍清熱解毒，抗癌消腫；莪朮、苦參解毒散結，燥濕抗癌；乳香、沒藥活血化瘀，消腫止痛。前四味藥經抗癌實驗證明，均有抗癌活性的作用，前方已介紹。上述六味藥合用在本方中有解毒抗癌、燥濕活血之功效，為方中臣藥組。象牙屑、白芨、兒茶、仙鶴草涼血止血，化瘀抗癌為方中佐藥組。麝香、冰片開竅行氣，抗癌止痛；砒霜辛酸，熱，有毒；炙後以減輕毒性，用其以毒攻毒之特點，治瘰癧、蝕惡肉。以上三味藥為方中使藥組。

功效：驅寒燥濕，調理冲任，解毒抗癌。

主治：子宮頸癌、乳腺癌、食道癌、白血病、皮膚癌等。

用法：先將生南星、苦參、仙鶴草水煎，提取濃縮粉劑，加入群藥粉混勻備用。每次三克，每日三次。注意：胃潰瘍者慎用。

歌訣：

南星牛黃鵝硇雄，乳沒莪礬蟾黛冰；
古參兒茶象牙屑，人言仙鶴及麝精。

203號方　爐甘化毒粉

組成：枯礬一百克、象牙屑一百克、白芨一百克、三七粉十克、牛黃三克、爐甘石十克、黃芪粉一百克、麝香三克、三七粉一百克。

方解：枯礬為明礬石 (Alunite) 的提煉品，主要成份為硫酸鉀鋁〔$Al_2K_2(SO_4)_4 \cdot 24H_2O$〕。具有抗癌解毒，燥濕之功效。詳細內容在179號方中已介紹。象牙屑為象科動物亞洲象 (Elephas maximus L.) 的牙經粉碎的碎屑。主要含磷酸鈣（57-60%）、牙基質（40-43%）及少量的脂肪。性味甘，寒。歸心、腎經。清熱鎮驚，解毒生肌。治癇病驚悸，骨蒸痰熱，癰腫瘡毒，痔漏。《本草經疏》：「治惡瘡，拔毒，長肉生肌，去漏管。」白芨為蘭科多年生草本植物白芨的地下塊莖。性味甘、澀，寒。歸肝、肺、胃經。具有收斂止血，消腫生肌之功效。三七苦、溫。能於血分化其血瘀。經抗癌實驗證明有活血抗癌作用，詳閱167號方。以上四味藥配用具有收斂止血，解毒生肌，活血抗癌作用，為本方君藥組。爐甘石為天然的菱鋅礦石。主要成份為碳酸鋅（$ZnCO_3$）。性味甘，平。歸肝、胃經。明目去翳，收濕生肌。牛黃為洞角科動物牛的膽囊的結石。含膽酸、膽甾醇、膽紅素及維生素類。與爐甘石合用增加其收濕生肌的作用。同時又有抗癌解毒功效，故二藥為本方臣藥。黃芪味甘，微溫。益氣固表，托瘡生肌。主癰疽，久敗瘡，排膿止痛。其成份，抗癌實驗181號方已介紹。國外用糙葉黃芪治療各種癌症，取得一定的效果，為方中的佐藥。麝香苦、辛。醒腦開竅，抗癌散結為方中的使藥。

功效：解毒抗癌，清熱燥濕，收斂止血。

主治：子宮頸癌、乳腺癌、皮膚癌、白血病（皮膚感染者）等。

用法：上藥共研細粉，混勻備用。適量外用。

歌訣：

甘石燥濕並化毒，象牙七芨牛黃枯；
黃芪補氣為佐藥，麝香引經蹇痛除。

204號方 白藥生肌散

組成：枯礬一百克、珍珠粉三克、白藥一百克、五倍子三十克。

方解：枯礬前方已作介紹，有抗癌、燥濕、解毒功效，為本方君藥。珍珠粉為珍珠貝科動物珍珠貝（Pteria margaritifera (L.)）、馬氏珍珠貝或蚌科動物三角帆蚌、褶紋冠蚌、背角無齒蚌等貝類動物珍珠囊中形成的無核珍珠。主要含碳酸鈣。珍珠貝的天然珍珠含碳酸鈣91.72%，有機物5.94%，水2.23%。性味甘、鹹，寒。歸心、肝經。解毒生肌，鎮心安神，養陰息風。《本草滙言》：「鎮心，定志，安魂，解結毒，化惡瘡，收內潰破爛。」抗癌實驗：珍珠貝殼粉對小鼠S180有抑制作用。此藥為方中臣藥。白藥是以三七為主要藥物的成藥。活血化瘀，消腫止痛。早期動物實驗證明，白藥對小鼠S180有抑制作用。為本方佐藥。五倍子為漆樹科落葉灌木或小喬木植物鹽膚木或同屬植物青麩楊等葉上寄生的蟲癭。性味酸、澀，寒。歸肺、大腸、腎經。斂肺降火，固精止血，為方中使藥。

功效：化瘀抗癌，收斂生肌，祛濕化毒。

主治：子宮頸癌、乳腺癌、皮膚癌等。

用法：共研細末，混勻備用。適量外用。

歌訣：

雲南白藥生肌散，五倍子配枯明礬；

化腐生肌珍珠粉，另加內服八珍丸。

205號方　藥物錐切三品槍

組成：白砒四十五克、明礬六十克、雄黃七點五克、沒藥三點五克。

方解：白砒為天然氧化物類礦物砷華礦石。別名砒黃、砒霜、信石、人言、砒石等。白信石稱為白砒。主要成份含三氧化二砷（AS_2O_3），並含硫、鐵等雜質。性味辛、酸，熱；有劇毒。歸胃、腸經。祛痰截瘧，殺蟲，蝕惡肉。抗癌實驗：砒為原生質毒，有使活性細胞崩解、潰壞的作用，對惡性腫瘤細胞亦有殺滅作用。為本方君藥。明礬為明礬石的提煉品。主要成份為〔$Al_2K_2(SO_4)_4 \cdot 24H_2O$〕。清熱燥濕，抗癌解毒。抗癌實驗179號方中已介紹。為本方臣藥。雄黃為含硫化砷的礦石。辛、溫；有毒。肝家藥也。消延積，解百毒，抗癌，為本方佐藥。沒藥為橄欖科植物沒藥樹或其他同屬植物莖幹皮部滲出的油膠樹脂。苦，平。歸心、肝、脾經。活血止痛，消腫生肌，為方中使藥。

功效：攻毒抗癌，消腫生肌。

主治：子宮頸癌、乳腺癌等。

製法：將白砒、明礬共研細末，置小罐燒至冒出白煙，上下通紅後停火，冷置一夜，取出研末，再加雄黃、沒藥共研細末，加水少許，製成直徑一厘米的藥餅或直徑零點二厘米，長二厘米的藥桿，陰乾，用紫外線消毒，備用。

用法：外用，每日一次，每次適量。

歌訣：

藥用錐切三品槍，白砒明礬配雄黃；

抗癌化瘀選沒藥，化腐排膿保安康。

206號方　雙紫粉

組成：紫草三十克、紫花地丁三十克、草河車三十克、旱蓮草三十克、冰片三十克、黃柏三十克。

方解：紫草為紫草科植物新疆紫草（Arnebi a euchroma〔Royle〕Johnst.）或紫草(Lithosper mum erythrorhizon Sieb. et Zucc.)的乾燥根。主要成份含結晶性紫草素、乙酰紫草素、紫草素及紫草紅。性味甘、鹹，寒。歸心、肝經。具有解毒抗癌，清熱涼血之功效。臨床用於絨毛膜上皮癌、子宮頸癌、白血病、肝癌。治療癌性發熱及出血。其抗癌實驗在186號方中已介紹。紫花地丁為菫菜科多年生草本植物紫花地丁（Viola yedoensis Mak.）的帶根全草。性味苦、辛，寒。歸心、肝經。具有清熱解毒之功效。《本草綱目》：「一切癰疽，發背，疔腫，瘰癧，無名腫毒，惡瘡」。以上二藥配用，增強其抗癌解毒功效，為本方君藥。草河車為蓼科植物拳參的根莖。主要成份為β－谷甾醇、鞣質、沒食子酸、鞣花酸及微量元素：鋇、鈷、鍶、鎳、鐵、銅、錳等。性味苦、微寒。歸肝經。清熱解毒，祛濕消腫。抗癌實驗：對S180有抑制作用。臨床用於各種腫瘤，為本方臣藥。冰片為龍腦香科常綠喬木龍腦香（Dryobalanops aromdtica

Gaertn. f.)的樹乾經蒸餾冷卻而得的結晶，稱「龍腦冰片」，亦稱「梅片」。主要含右旋龍腦。龍腦香的樹脂和揮發油中含有多種萜類。性味辛、苦，微寒。歸心、脾、肺經。開竅醒神，清熱止痛。抗癌實驗：冰片熱水溶解後的低溫乾燥品，體外實驗500ug/ml對JTC-26抑制率為50-70%；複方螢光劑（以冰片、紅花等藥組成）體外試驗有抗腫瘤活性的作用。旱蓮草甘、酸，寒。歸肝、腎經。滋陰益腎，涼血止血。與冰片合用為本方佐藥。黃柏苦、寒。清熱利濕，抗癌為方中的使藥。

功效：解毒化瘀涼血抗癌。

主治：子宮頸癌、絨毛膜上皮癌、肝癌、膀胱癌、白血病等。

用法：將各藥共研細末，製成外用散劑，高壓消毒，備用。每日一至二次，適量。

歌訣：

雙紫粉撒棉球栓，黃柏草河車旱蓮；

紫草紫花謂雙紫，止痛化瘀配冰片。

207號方　鶴醬粉

組成：敗醬草三十克、仙鶴草三十克、黃柏三十克、苦參三十克、冰片三克、雙花三十克。

方解：敗醬草為敗醬科多年生草本植物黃花敗醬(patrinia scabiosaefolia Fisch.ex Link)、白花敗醬(P.villosa Juss.)的帶根全草。主要成份：根含揮發油、多種皂甙和鞣質、碳水化合物及微量生物鹼。性味辛，寒。歸胃、腸、肝經。具有清熱解毒、消癰排膿、祛瘀止痛之功效。抗癌實驗：敗醬草熱水浸出物，對JTC-26抑制率為50-70%；敗醬草根的熱水浸出物，對JTC-26抑制率為98.2%，而且不抑制正常細胞，反而能100%的促進正常細胞（人體纖維胚細胞）的生長。被譽為「抗癌單刃劍」的藥物之一；敗醬根的熱水提取物腹腔注射給荷瘤小鼠(S180)，抑制癌細胞的生長率為57.4%。仙鶴草為薔薇科植物龍芽草(Agrimonia pilosa Ledeb.)的全草。別名瓜香草、脫力草。性味苦、辛。歸肺、肝、脾經。收斂止血，穿腸穿胃能攻堅。抗癌實驗證明有抗癌活性的作用。參閱176號方。以上二藥為本方君藥。雙花為忍冬科多年生常綠纏繞性木質藤本植物忍冬(Lonicera japonica Thunb.)的花蕾。別名金銀花。花蕾含黃酮類：木犀草素及木犀草黃素—7—葡萄甙，並含肌醇、皂甙等。性味甘、平，微寒。歸肺、胃、大腸經。清熱解毒，消腫抗癌。抗癌實驗：用平板法體外篩選，本品有抗噬菌體的作用，提示有抗腫瘤活性的作用；體外實驗，本品的乙醇提取物對小鼠S180抑制率為22.2%；金銀花合劑（豬苓、茯苓、人參、芡實、珍珠等）對癌細胞無直接作用，但能減輕患者肝臟中過氧化氫酶及降低膽鹼酯酶的活性。黃柏燥濕抗癌，清利下焦濕熱，二藥配用增強其解毒抗癌作用，為本方的臣藥。苦參燥濕殺蟲，解毒抗癌，主心腹結氣，癥瘕積聚，為本方佐藥。冰片開竅醒腦，化瘀止痛，為本方使藥。

功效：活血祛瘀，抗癌止痛。

主治：子宮頸癌（瘀毒蘊結型）。

用法：共研細末，高壓消毒。將陰道及宮頸管消毒後，將「三品」桿或「七品」桿插於宮頸管內，每日一至二次。或用「三品」餅或「七品」餅敷貼於宮頸陰道部，每次一至二片。

歌訣：

仙鶴敗醬配雙花，黃柏苦參冰片加；
水煮酒提製成餅，宮頸陰道病灶插。

208號方　拔毒酊劑

組成：水銀十克、象牙屑十克、蟾酥十克、青礬十克、明礬十克、生石膏三十克、食鹽四十五克。

方解：水銀為金屬元素。由汞礦提煉而成。本品常常和其它礦物藥一起煉製後使用。如三仙丹、紅升丹（主要成份HgO）、白降丹、五虎丹（主要成份為Hg_2Cl_2）等。性稟至陰，辛寒有毒，質重而流利。歸心、肝、腎經。具有殺蟲、攻毒之功效。治疥癬、梅毒、惡瘡、痔瘻。治癌症以毒攻毒。抗癌實驗：五虎丹對皮膚癌細胞有破壞作用，主要是Hg^{2+}的細胞原生質毒的作用；紅升丹對荷瘤細胞小鼠，有抑制腫瘤的作用。象牙屑甘、寒。歸心、腎經。清熱鎮驚，解毒生肌。《本草經疏》：「治惡瘡，拔毒，長肉生肌，去漏管。」以上二藥合用攻毒抗癌，解毒生肌，為本方君藥。蟾蜍為蟾蜍科中華大蟾蜍耳後腺、皮膚腺分泌物。主要含華蟾蜍酥毒素等。性味辛、寒；有毒。歸心經。解毒止痛，開竅醒神。辛主散毒，寒主除熱，故能使邪氣散而不留。抗癌實驗參閱178號方，為本方臣藥。青礬為硫酸鹽類礦物水綠礬的礦石或化學合成品。別名皂礬、絳礬、綠礬等。性味酸，涼。歸肝、脾經。解毒燥濕，殺蟲補血。明礬解毒抗癌，與青礬共為方中佐藥。生石膏為一種礦石含水硫酸鈣($CaSO_4 \cdot 2H_2O$)。甘、辛，大寒。歸肺、胃經。清熱瀉火，收斂生肌。食鹽主要成份為氯化鈉(Nacl)。性味鹹。歸腎經。軟堅散結，滋陰解毒。以上二藥有引經下行之特點，故為本方的使藥。

功效：燥濕解毒，軟堅抗癌。

主治：子宮頸癌。

製法及用法：將各藥共研細後，混放砂罐中，置火上燒止冒黃煙後，將砂罐倒扣在瓷碗上，罐邊空隙，用棉紙數層浸濕填緊，並以生石膏和食鹽調成糊狀密封。將扣在砂罐的瓷碗置於盛水的瓦壇上，使瓷碗大半浸入水中，砂罐白底部用炭火燒煉四小時，冷卻，取開砂罐，即可見瓷碗內壁附有白色針狀或顆粒狀結晶。取結晶十份，加入研細的蟾酥一份，均勻混合，以澱粉做賦形劑，製成棉簽大小梭形的藥釘，長約一點五至二厘米，乾後應用。每日一次，換藥時鹽水沖洗陰道。

歌訣：

拔毒釘劑青明礬，石膏牙屑做藥栓；

水銀蟾酥君臣藥，引經使藥為食鹽。

209號方　黑倍膏

組成：人頭髮一百克、五倍子麵十五克、苦參十五克、雞蛋黃一千克、冰片六克。

方解：人頭髮為優質角蛋白(Enkeratin)。含水份12-15%、灰份0.3%、脂肪3.4-5.8%、氮17.4%、硫5.0%，另含或多或少的黑色素(Melanin)，灰分中含鈣、鈉、鉀、鋅、銅、錳、砷。人髮炮炙成血餘炭時，有機成份破壞炭化，但又合成其它成份待研究。人髮性味苦、溫，無毒。歸心、肝、腎經。有消瘀止血、除崩漏之功效。又因「髮為血之餘」，血肉有情之品，所以皮科專家趙炳南先生用雞蛋黃油炸人髮，炙成油膏為黑醬丹。臨床用於皮損、糜爛、潰瘍、燙傷、燒傷、放射損傷等有顯著療效。因此該藥為本方君藥時。苦參味苦、寒。清熱利濕，祛風抗癌。詳細內容參閱187號方，為本方臣藥。五倍子酸、澀，寒。歸肺、大腸、腎經。收斂止血，為方中佐藥。冰片主要含右旋龍腦，主心腹之邪氣，清熱解毒，抗癌開竅為本方使藥。

功效：清熱利濕，收斂生肌，抗癌止血。

主治：子宮頸癌、乳腺癌、皮膚癌等。

製法：先將雞蛋黃加頭髮熬煉至冒煙取油，再將五倍子麵、苦參、冰片共研細末加入油中，調勻備用。

用法：每日一次。適量、外用。

歌訣：

人髮內含角蛋白，黑倍膏治宮頸癌；

苦參冰片五倍子，卵黃生肌濕毒排。

210號方　制癌消炎粉

組成：蟾蜍十五克、雄黃三克、炙白砒一點五克、紫硇砂零點三克、白芨十二克、五倍子一點五克、明礬六十克、三七粉三克、消炎粉六十克。

方解：蟾蜍為蟾蜍科中華大蟾蜍 (Bufo bufo gargarizans Cantor) 和黑眶蟾蜍 (B.melano Stictus schneider) 剝下之皮曬乾為乾蟾皮；蟾蜍耳後腺及皮膚腺所分泌的白色漿液為蟾酥。別名癩蛤蟆。主要成份含華蟾蜍毒素、華蟾蜍素、華蟾蜍次素、甾醇、蟾蜍鹼、去乙酰基華蟾蜍素。性味甘、辛，溫；有毒。歸心、胃經。具有解毒消腫、強心利尿、通竅止痛之功效。《日華》：「面黃癖氣，破癥結……傳惡瘡。」臨床常用於肝癌、惡性淋巴瘤、子宮頸癌。用其以毒攻毒抗癌，其抗癌實驗在178號方中已介紹。炙白砒為砒石或砒霜炙後以減輕白砒毒性。主要含氧化砷。性味辛，大熱；有毒。歸肺、肝經。外用蝕瘡去腐。常用於潰瘍腐肉不脫、癬瘡、瘰癧、牙疳、痔瘡。實驗證明，白砒有使癌細胞活性崩解、潰壞作用，對惡性腫瘤細胞亦有殺滅作用。紫硇砂主要成份為氯化鈉。性味鹹、苦，溫；有毒。主積聚，破積血。《本草綱目》：「治噎、癥瘕、積痢、骨哽，除痣黶疣贅。」《博濟方》：『三聖丸』（硫黃、水銀、硇砂）治日久積年，血氣癥癖瘕聚，諸藥療理不瘥，至效。」抗癌實驗：紫硇砂對小鼠S180、大鼠腹水癌及WK256均有一定的抑制作用。雄黃為含硫化砷的礦石。辛、溫；有毒。請參閱202號方。以上四味藥合用有攻毒抗癌、蝕瘡去腐作用，故為本方君藥組。白芨、五倍子收斂止血，消腫生肌。明礬清熱解毒，燥濕抗癌。此三味藥為本方臣藥組。三七粉止血散瘀，補陰利尿為佐藥。消炎粉為使藥。

功效：攻毒抗癌，清熱燥濕。

主治：子宮頸癌、胃癌、乳腺癌、皮膚癌、惡性淋巴瘤等。

用法：共研細末備用，每日一次，適量外用。

歌訣：

消炎粉加蟾蜍砒，五倍明礬硇白芨；
中西結合外用藥，化瘀止血田三七。

211號方　抗癌鐘乳粉

組成：沉香六克、乳香九克、沒藥九克、硼砂九克、硇砂九克、蛇床子二十克、明礬五十克、雄黃二克、鐘乳石二克、兒茶九克、冰片九克。

方解：沉香為瑞香科植物沉香（Aguilaria agallocha Roxb）或白木香（A. Sinensis〔Lour.〕Gilg）的含有樹脂的木材。又稱蜜香、沉木香等。主要成份含揮發油，油中成份為沉香螺旋醇。性味辛、苦，微溫。歸脾、胃、腎經。具有行氣止痛，降逆調中，溫腎納氣之功效。該藥有溫而不燥，行而不滯，扶脾達腎，攝火歸原之特點。抗癌實驗：沉香的熱水提取物體外實驗，對JTC-26抑制率為70-90%之間；從沉香樹的莖皮中提得兩種細胞毒成份，經淋巴細胞性白血病-388細胞系統體外實驗，它們分別在0.8ug/ml和

0.002ug/ml濃度顯示活性，均達到該系統體外實驗規定的半數有效量$ED_{50} \leq 4ug/ml$的標準。乳香、沒藥《本草綱目》記載：「散血消腫，定痛生肌。」「乳香活血，沒藥散血，皆能止痛、消腫、生肌，故二藥每每相兼而用。」以上三味藥為本方君藥組。硇砂鹹、苦，溫；有毒。主積聚、破積血，抗癌。前方已介紹。硼砂為硼砂礦石Borax提煉出的結晶體。別名月石、蓬砂。性味甘、鹹，涼。歸肺、胃經。外用清熱解毒。蛇床子為傘形科一年生草本植物蛇床 (*Cnidium monnieri* (L.) Cusson) 的果實。性味辛、苦、溫。歸腎經。有溫腎壯陽、散寒祛風、燥濕殺蟲之功效。以上三味藥為本方臣藥組。明礬、雄黃解毒燥濕，收斂止血。鐘乳石主要含碳酸鈣 ($CaCO_3$)。甘，溫。歸肺、腎、胃經。制酸收斂，壯元陽。以上三味藥為本方佐藥組。兒茶別名孩兒茶，收濕歛瘡，生肌止血。臨床用於濕毒瘡瘍流水、潰瘍不斂以及外傷出血等症。冰片清熱解毒，開竅抗癌。二藥為本方使藥。

功效：收斂生肌，活血止血，抗癌止痛。

主治：子宮頸癌、乳腺癌、皮膚癌等。

用法：共研細末，備用。每日一次，適量外用。

歌訣：

乳沒兒茶硇蛇床，硼砂冰片礬雄黃；
沉香為君冰片使，鐘乳甘溫壯元陽。

212號方 花椒洗劑

組成：花椒三十克、苦參三十克、蛇床子三十克、龍膽草三十克、白癬皮三十克。

方解：花椒為芸香科植物青椒 (Zanthoxylum Sieb. et zucc.) 或花椒 (Z. bungeanum Maxim.) 的乾燥成熟果皮。主要成份青椒果實含揮發油，揮發油中主要含異茴香醚及佛手內酯等。花椒果實含揮發油，揮發油主要含牛兒醇、檸檬烯、枯醇等。性味辛、溫。歸脾、胃、腎經。具有溫中止痛、殺蟲止癢之功效。臨床常外治濕疹瘙癢等症。苦參為豆科植物苦參 (Sophora flavescens Ait.) 的根。主要成份含苦參鹼、氧化苦參鹼、野靛鹼、苦參黃酮、甙類化合物 (Trifolirhizin)。性味苦、寒。歸心、肝、胃、大腸、小腸經。清熱利濕，祛風殺蟲。《本經》：「主心腹結氣，癥瘕積聚，黃疸。」臨床常用於腸癌、子宮頸癌、軟組織肉瘤、肝癌、皮膚癌。苦參抗癌實驗在175號方中已詳細介紹。以上二藥配用燥濕抗癌作用增強，故為本方君藥對。龍膽草為龍膽科植物龍膽或三花龍膽的根莖及根。別名草龍膽、地膽草等。龍膽根中含龍膽寧鹼、龍膽苦甙等。性味苦、寒。歸肝、膽、胃經。具有清熱燥濕，瀉肝火之功效。臨床用於溫熱黃疸、陰腫陰癢、白帶、濕疹等症。抗癌實驗：龍膽熱水提取物，每日100mg／公斤體重投給S180（腹水型）雄性鼠，每日一次，連服五天，腹腔注入。最後用細胞總容積法計算，其抑瘤率為52%，表明有一定的抗腫瘤活性的作用；體外實驗，龍膽熱水浸出物對JTC-26抑制率為70-90%；含有龍膽的「化癌丹」試用於小鼠艾氏腹水癌，證明有抗腫瘤的作用。為本方臣藥。白癬皮為芸香科植物白癬（Dictamnus dasycarpus Turce）的乾燥根皮。主要成份含白癬鹼、黃柏酮、黃柏內酯、白癬內酯、梣酮、皂甙、揮發油及β—谷甾醇等。性味苦，寒。歸脾、胃、膀胱經。清熱解毒，除濕止癢。臨床用於濕熱瘡疹、多膿或黃水淋漓、肌膚濕爛、皮膚瘙癢等症。抗癌實驗：體外實驗用豆芽法表明有細胞毒性；體內實驗對小鼠S180有一定的抑制活性的作用。為本方佐藥。蛇床子溫腎散寒，燥濕殺蟲為方中使藥。

功效：清熱燥濕，解毒抗癌。

主治：子宮頸癌、外陰癌、絨癌、乳腺癌、皮膚癌。
用法：加水煮，取汁備用。每日二至四次。適量外用。
歌訣：
花椒洗劑外用方，苦參為君配蛇床；
解毒燥濕龍膽草，白癬根皮醫潰瘍。

215號方　抗癌麝香粉

組成：輕粉四點五克、鴉膽子四點五克、生馬錢子四點五克、生附子四點五克、青黛九克、雄黃六克、烏梅炭十五克、砒石六克、硇砂、冰片一點五克、麝香三克。
方解：輕粉為水銀（汞）、膽礬（硫酸銅）、食鹽用升華法製成的汞化合物（Hg_2Cl_2）。別名汞粉、水銀粉等。性味辛、寒；有毒。歸大腸、小腸經。外用殺蟲，攻毒，斂瘡；內服祛痰消積，逐水通便。外治用於疥瘡、頑癬、梅毒、瘡瘍、濕疹、臁瘡等。抗癌實驗參閱208號方水銀藥物內容。生馬錢子別名番木鱉。含番木鱉鹼、馬錢子鹼、番木鱉次鹼等生物鹼。苦、寒；有大毒。具有通絡消結、抗癌止痛之功效。抗癌實驗參閱191號方。鴉膽子別名苦參子。主要含鴉膽子甙、鴉膽子苦味質、植物甾醇。性味苦、寒。具有解毒消腫，清熱抗癌之功效。臨床常用於腸癌、子宮頸癌、皮膚贅疣。抗癌實驗參閱202號方。生附子為毛茛科多年生草本植物烏頭的子根的加工品。主要成份含有次烏頭鹼、烏頭鹼、中烏頭鹼、塔拉弟胺、川烏鹼甲、川烏鹼乙等六種結晶性生物鹼。性味辛、苦，熱；有大毒。歸心、腎、脾經。具有散寒止痛、回陽救逆、補火助陽之功效。《本經》：「破癥堅積聚血瘕，金瘡。」以上四味藥配用解毒抗癌作用增強，故為本方君藥組。青黛為爵床科植物馬藍、豆科植物木藍或蓼科植物蓼藍等葉中的乾燥色素。主要成份為靛玉紅、β—谷甾醇等。靛玉紅經實驗證明有抗癌作用。性味鹹、寒；無毒。歸心、胃經。抗癌實驗在167號方已詳細介紹。臨床常用於白血病及癌性發熱，為本方臣藥。烏梅為薔薇科櫻桃屬植物烏梅的乾燥果實。炭化後為烏梅炭。性味酸、澀。歸肝、脾、肺、大腸經。具有收斂止血，生肌長肉之功效。雄黃、砒石解毒燥濕，蝕瘡去腐。以上三味藥為本方佐藥組。麝香、冰片、硇砂破血散瘀，開竅止痛為本方使藥。

功效：解毒抗癌，收斂生肌。

主治：子宮頸癌（糜爛型、菜花型）。

製法及用法：先將烏梅炭合鴉膽子（去殼）共同研碎，再將餘藥分別焙乾或曬乾後研碎，過一百二十目篩，然後加冰片、麝香等，混合均勻，同時以棉球蘸取少許，填空於子宮頸癌灶處，每日或隔日換藥一次，適用於子宮頸癌、糜爛型及菜花型。

歌訣：

抗癌馬錢黛麝香，鴉膽輕粉附雄黃；
砒石硇砂配冰片，以毒攻毒防損傷。

214號方　象皮粉

組成：血竭九克、象皮九克、青黛九克、枯礬十五克、白芨九克、爐甘石九克、生石膏九十克。

方解：血竭為棕櫚科常綠藤本植物麒麟竭 (Daemonrops draco Bl.) 及同屬植物的果實和樹中滲出的樹脂。別名渴留。主要成份含樹酯 ($C_6H_5CO.\ CH_2CO.\ OC_8H_9O$) 及血竭

樹脂鞣醇 (Dracoresinotannol, $C_6H_5CO.\ OC_8H_9O$) 的混合物，約含57-82%；另含血竭白素 (Dracodl-ban) 約2.5%，黃色血竭樹脂烴 (Dracoresene) 約14%，赭樸吩 (Phlobaphen) 0.03%，灰份8.3%。性味甘、鹹，平。歸心、肝經。具有散瘀定痛，止血生肌功效。臨床用於跌打折損，內傷瘀痛；外傷出血不止，瘰癧，臁瘡潰久不合等。象皮為象科動物亞洲象 (Elephas maximus L.) 的皮。性味甘、鹹，溫。歸脾、膀胱經。具有止血、斂瘡之功效。臨床用於外傷出血，及一切創傷、潰瘍久不收口。《本草新編》：「專能生肌長肉，定狂，止嘔吐。」《醫學入門》：「煎膏藥，去腐生新，易於斂口。」以上二藥有斂瘡生肌功效，為本方君藥對。青黛主要含靛玉紅，靛玉紅有抗癌活性作用。生石膏主要含水硫酸鈣 ($CaSO_4.\ 2H_2O$)。性味甘、辛，大寒。歸肺、胃經。生用清熱瀉火，除煩止渴。臨床用於外治潰瘍不斂，濕疹瘙癢，外傷出血等。以上二藥為本方臣藥。枯礬、白芨燥濕止癢、解毒抗癌，收斂止血，為本方佐藥。爐甘石為天然的一種菱鋅礦石。主含碳酸鋅 ($ZnCO_3$)。甘、平。歸胃經。解毒收濕，止癢斂瘡。外用於潰瘍不斂、膿水淋漓、濕瘡瘙癢，為方中使藥。

功效：收濕斂瘡，解毒生肌，燥濕抗癌。

主治：子宮頸癌修復型。

製法及用法：先將血竭、爐甘石、白芨、象皮、枯礬、青黛粉分別研細末，將生石膏放入豬膽汁中浸泡，透後取出，陰乾研末，過一百二十目篩，再加以上各藥粉混合備用。用棉球蘸取少許，置子宮頸癌灶處，每日或隔日換藥一次，適用子宮頸癌的修復期，有促進恢復作用。

歌訣：

修復黏膜要象皮，血竭枯礬研白芨；
生石膏配爐甘石，青黛解毒又生肌。

215號方　抗癌三黃粉

組成：黃連十五克、黃芩十五克、黃柏十五克、紫草十五克、硼砂三十克、枯礬三十克、冰片一點五克。

方解：黃連為毛茛科多年生草本植物黃連（Cuptis Chinensis Franch.）、三角葉黃連（C. deltoidea C.Y. Cheng et H.Siao）或雲連（C.teeta Wall.）的乾燥根莖。別名味連、雅

連、雲連。主要成份含小檗鹼（黃連素）、其次為黃連鹼、甲基黃連鹼、棕櫚鹼（巴馬亭）、尚含黃柏內酯、黃柏酮等。性味苦、寒。歸心、脾、胃、肝、膽、大腸經。具有瀉火，解毒，燥濕，抗菌消炎之功效。抗癌實驗：有人認為小檗鹼係原漿毒或細胞分裂毒，在組織培養試驗中，抑制細胞呼吸、氧的攝取並引起紅細胞的脂肪變性，螢光照相顯示小檗鹼存在於細胞內顆粒中，抑制細胞的呼吸，主要是抑制黃酶的作用，而癌組織的黃酶含量低，故較正常細胞對小檗鹼更為敏感；黃連水浸出物體外實驗，以500ug/ml接種於JTC-26培養基時，對JTC-26抑制率為100%；但同時對人的正常纖維胚細胞抑制率亦是100%。黃芩為唇形科多年生草本植物黃芩(Scutellaria baicalensis Georgi)的根。主要含有黃酮類成份，以黃芩甙、漢黃芩甙為主，及少量的游離甙元黃芩素、漢黃芩素，另含黃芩新素。此外，尚含β—谷甾醇及黃芩酶等。性味苦、寒。歸胃、肺、膽、大腸經。具有清熱燥濕，瀉火解毒之功效。抗癌實驗：體外實驗，本品熱水提取物對JTC-26抑制率為100%，但對正常細胞也有強烈的抑制作用。體內實驗，本品醇提物對小鼠S180抑制率為37.7%；熱水提取物為11.5%；漢黃芩素藥理和臨床都證明有較強的抗癌活性作用；體外對白血病細胞有抑制作用。黃柏為芸香科植物，藥用樹皮，分川黃柏和關黃柏。清熱解毒，燥濕瀉火，退虛熱。經實驗證明有抗癌作用，抗癌實驗177號方中已介紹。以上三藥組成「三黃湯」，臨床常用於癰疽、瘡毒、潰瘍口不收等症，同時又有抗癌作用，故以「三黃湯」為本方君藥組。紫草甘、鹹，寒。歸心、肝經。涼血活血，解毒抗癌。詳細內容參閱186號方。為本方臣藥。硼砂、枯礬解毒抗癌，燥濕止癢為方中佐藥對。冰片活血化瘀，開竅止痛為使藥。

功效：解毒抗癌，燥濕瀉火，收斂止血。

主治：子宮頸癌（伴有感染者）。

製法及用法：將上藥分別研為細末，過一百二十目篩；混合後，再加冰片，共研均勻備用。用棉球蘸少許，填塞子宮頸癌灶處，每日或隔日換藥一次。

歌訣：

黃芩黃柏配黃連，紫草硼砂枯明礬；
宮頸外用三黃粉，冰片止痛並抗癌。

216號方　抗癌雄黃散

組成：雄黃十三克、鐘乳石十三克、樟腦四十六點五克、乳香十克、沒藥九克、兒茶十克、血竭七點五克、冰片十克、硼砂十克、蛇床子四點二克、白礬五十八點五克、麝香零點三克。

方解：樟腦為樟科常綠喬木樟 (Cinnamomum Camphora (L.) Presl) 的枝、幹、根、葉經用水蒸氣蒸餾法提取揮發油，再用分餾法從揮發油中提取的樟腦。性味辛、熱，溫；有毒。歸心、脾經。外用除濕殺蟲，溫散止痛。《品滙精要》：「主殺蟲，除疥癬，療湯火瘡，敵穢氣。」雄黃為含硫化砷的礦石。辛溫有毒，肝家藥也。解毒殺蟲，燥濕抗癌。鐘乳石主要含碳酸鈣。收斂、助陽、溫肺、散寒。以上三味藥為本方君藥組。血竭、兒茶生肌止血，收斂濕瘡；乳香、沒藥破血散結，活血止痛。以上四味藥為本方臣藥組。冰片、硼砂、白礬、蛇床子抗癌活血，驅風散寒為本方佐藥組。麝香開竅散瘀，抗癌止痛為方中使藥。

功效：解毒化瘀，活血抗癌，生肌止血。

主治：子宮頸癌。

用法：共研細末，製成散劑，同時撒敷於子宮頸癌灶處，每週二次。

歌訣：

抗癌外用雄黃散，乳沒鐘乳石白礬；
兒茶血竭硼冰片，樟腦蛇床配麝香。

217號方　芙蓉蛇粉

組成：芙蓉葉三十克、白花蛇肉三十克、烏梅二十克、雄黃十五克、阿魏十五克。

方解：芙蓉葉為錦葵科木槿屬植物木芙蓉 (Hibiscus mutabilis L.) 的花。別名三變花、清涼膏、九頭花等。主要含黃酮甙、酚類、氨基酸、鞣質及還原糖等。性味辛、平。歸脾、胃經。具有清熱解毒，消腫止痛之功效。抗癌實驗：藥敏試驗對胃癌細胞敏感。白花蛇肉性味甘、鹹，溫；有毒。《本草綱目》：「主治中風，溫痺不仁，筋脈拘急，骨節疼痛，瘰癧，楊梅瘡，痘瘡倒陷等。」抗癌實驗：蛇的唾液腺生物提取物對癌細胞有抑制作用。以上二藥配用攻毒抗癌，消腫止痛為本方君藥。烏梅為薔薇科落葉喬木植物梅樹（Prunus mume〔Sieb.〕Sieb. et Zucc.）的未成熟果實（青梅）的加工熏製品。主要成份果實含檸檬酸、蘋果酸、琥珀酸、β－谷甾醇、蠟醇、三萜等。種子含苦杏仁甙、脂肪油等。具有收斂生津，澀腸安蛔之功效。抗癌實驗：應用腹水癌細胞平板法體外實驗證明，本品有抑制腫瘤細胞活性的作用；用噬菌體法證實烏梅肉有抗腫瘤的作用；體內實驗對小鼠SI80有抑制作用；能增強白細胞或網織細胞吞噬功能，提高機體免疫功能；用豆芽法篩選本品有抑制腫瘤的活性反應作用；對JTC-26抑制率達90%以上（熱水提取物），為本方臣藥。雄黃解毒抗癌，燥濕殺蟲為本方佐藥。阿魏為傘形科植物阿魏的乾燥樹脂。主要含樹脂、樹膠、揮發油等。性味苦、辛，溫。歸脾、胃經。消積散痞。臨床用於瘀血癥瘕，腹中痞塊等。為其使藥。

功效：攻毒抗癌，散痞燥濕。

主治：子宮頸癌（瀰漫浸潤型為主）。

製法及用法：按配方比例取藥，芙蓉葉和烏梅煎成浸膏，阿魏用水稀釋後過一百目篩，曬乾。鮮蛇六條榨汁過濾，低溫烘乾。上藥共同混合烘軟，搓成細棒，雄黃為衣製成栓劑。以栓劑插入宮頸管內，每日一次，或隔日一次。以六十至九十次為一個療程。

歌訣：

芙蓉蛇粉芙蓉葉，鮮蛇取汁忌刀切；
烏梅阿魏配雄黃，病灶外用製藥楔。

218號方　慈菇麝香釘

組成：山慈菇十八克、枯礬十八克、炙砒九克、雄黃十二克、硼砂三克、蛇床子三克、冰片三克、麝香零點九克。

方解：山慈菇為蘭科植物杜鵑蘭 (Gremastra variabilis〔Bl.〕Nakai) 和獨蒜蘭 (Pleione bulbo Codioides〔Franch.〕Rolfe) 的假球莖。別名毛慈菇。分佈海南島、雲南等地。主要成份含秋水仙鹼0.3%。性味辛，寒；有小毒。歸肝、胃經。具有清熱解毒，消癰散結之功效。抗癌實驗：秋水仙鹼對細胞有絲分裂有抑制作用，可停止於中期；體外組織培養液濃度在0.1ug/ml時對有絲分裂就發生影響，有抗癌作用；秋水酰胺（秋水酰鹼和氨水的合成物）抗腫瘤作用尤為明顯。兩者的有效劑量和中毒劑量性較接近；可抑制血流中癌細胞而減少癌的血比轉移；對S180、WK256、肝癌實體型、淋巴肉瘤有抑制作用並有抗輻射功能。枯礬、炙砒、雄黃均有抗癌解毒，化瘀燥濕之功效。以上四味藥為本方君藥組。硼砂、蛇床子散寒驅風，活血化瘀為本方臣藥對。冰片收濕斂瘡，抗癌為方中佐藥。麝香活血散結，抗癌止痛，為本方使藥。

功效：解毒散結，消癰抗癌。

主治：子宮頸癌（結節型、糜爛型）。

製法及用法：上藥共研細末，用麵糊製成藥釘，乾燥。可用藥釘二至三支，插入子宮頸管內，再於宮頸撒敷散劑，隔日一次。對於菜花型，每日可用藥釘七至八支，插入癌塊，隔日一次，癌塊脫落後，可插入頸管內，每次插釘後，局部均撒敷散劑。

歌訣：

礬砒慈菇麝香釘，雄黃蛇床硼砂冰；

藥釘插入宮頸管，宮頸癌症菜花型。

219號方　抗癌蜈蚣粉

組成：蜈蚣三條、輕粉九克、雄黃九克、冰片十五克、麝香零點九克、黃柏二十克。

方解：蜈蚣為蜈蚣科昆蟲少棘巨蜈蚣（Scolopendra Subspinipes mutilansh. Koch.）的乾燥體。藥用全體。主要成份含有與蜂毒相似的二種有毒物質，即組織胺樣物質及溶血蛋白質；尚含酪氨酸、亮氨酸、蟻酸、脂肪油、膽甾醇等。性味辛，溫；有毒。歸肝經。具有祛風定驚，攻毒散結，通絡止痛之功效。常用於治中風、驚癇、破傷風、百日咳、瘰癧、結核、癥積瘤塊等。抗癌實驗：蜈蚣熱水浸出物，對JTC-26抑制率為90%以上；蜈蚣、水蛭注射液能使小鼠精原細胞壞死乃至消失；利用死亡癌細胞易被低度的伊紅染色的特點，體外實驗證明蜈蚣、水蛭注射液對癌細胞紅染率為陽性；蜈蚣、水蛭對小鼠肝癌瘤體面積抑制率為26%；尚對網狀內皮細胞機能有增強作用，但長期應用對肝臟有害；化癌丹（蜈蚣等）對小鼠艾氏腹水癌有抑制作用，用灌胃法將藥物混入飼料中餵食方法所得的效果為好。體外實驗：蜈蚣可以抑制人體肝癌細胞呼吸；美藍法對人肝癌、胃癌細胞有作用；蜈蚣尚對小鼠S180、WK256有抑制效果；其熱水提取物對S180抑制率為51.4%；長期內服本品對肝癌細胞有一定損傷。內服一次在十條以上時，易引起周身紅斑，停藥二至三天，自行消退。臨床用於瘡瘍腫毒、瘰癧潰爛等症，為本方君藥。輕粉別名汞粉、水銀粉。主要含二氯化汞(Hg_2Cl_2)。外用攻毒殺蟲，用其以毒攻毒抗癌。雄黃解毒抗癌，燥濕殺蟲。以上三藥為本方臣藥組。黃柏清熱燥濕；冰片收濕斂瘡；二藥為本方佐藥。麝香活血散結，抗癌止痛為本方的使藥。

功效：攻毒散結，清熱解毒，燥濕抗癌。

主治：子宮頸癌（菜花型）。

用法：共研細末，製成散劑，局部撒敷散劑，每日一次。

歌訣：

抗癌蜈蚣用麝香，輕粉解毒精雄黃；
瘡面燥濕撒黃柏，冰片止痛效力強。

220號方　硇砂抗癌栓

組成：硇砂二點五克，紅升丹二點五克。

方解：硇砂為石鹽的紫色結晶體。別名紫硇砂。主要成份為氯化鈉（Nacl），尚含少量鐵、鎂、硫、硫酸根等。性味鹹、苦、辛，溫；有毒。歸肝、脾、胃經。具有軟堅消積，散瘀消腫功效。臨床常用於癥瘕、痃癖、疔瘡瘰癧、癰腫、惡瘡、息肉、贅疣等。抗癌實驗：紫硇砂對小鼠S180、大鼠腹水癌及WK256均有一定的抑制作用，為本方君、臣藥。紅升丹為水銀和其他礦物藥一起煉後使用。主要成份為HgO。抗癌實驗：紅升丹對荷癌小鼠有抑制腫瘤作用，為本方佐、使藥。

功效：活血散結，抗癌攻毒。

主治：子宮頸癌。

製法及用法：共研細末，製成散劑，同時以棉球蘸取少許，塞敷宮頸內，隔日換藥一次，或取散劑加適量的阿膠溶液，混均勻後於鋼模中壓成栓劑，大號長三十至三十五毫米，小號長二十至二十五毫米，粗端直徑為五至七毫米，同時插入宮頸腔內，隔日換藥一次。

歌訣：

外用硇砂抗癌栓，配伍合用紅升丹；
製成藥粉棉球蘸，隔日一次頸腔填。

221號方　抗癌蠶蟬粉

組成：僵蠶十五克、蜈蚣十五克、全蠍十五克、蟬蛻十五克、地龍十五條、麝香三克。

方解：僵蠶為蠶蛾科昆蟲家蠶 (Bombyx mori L.) 的幼蟲感染了白僵菌而僵死了的乾燥全蟲。別名白僵蠶、天蟲等。其體表的白粉中含草酸胺；尚含蛋白質、脂肪等。性味鹹、辛，平。歸肝、肺經。具有化痰散結，息風解痙之功效。《本草綱目》：「散風痰結核、瘰癧、頭風……癥瘕」。抗癌實驗：動物體內實驗，其醇提取物能抑制小鼠S180的生長；體外實驗，可抑制人體肝癌細胞的呼吸。蜈蚣主要含蜂毒相似的二種有毒物質，用其以毒攻毒抗癌，內容參閱219號方。以上二藥為本方君藥。全蠍為鉗蠍科動物馬氏鉗蠍。別名荊蠍、全蟲。主要成份全體含蠍毒，為一種含硫的毒性蛋白，與蛇的神經毒類似。此外尚含卵磷脂、三甲胺、牛黃酸等成份。性味甘、平；有毒。歸肝經，具有解毒散結，通經止痛之功效。抗癌實驗：體外實驗，全蠍的醇製劑能抑制人肝癌細胞的呼吸；其提取物和醇提取物用美藍法分別對結腸癌和人肝癌細胞有抑制作用。蟬蛻為蟬科昆蟲的幼蟬羽化時的蛻殼。別名蟬衣、知了皮。性味甘、鹹，涼。歸肺、肝經。散風熱，抗癌，定驚。主治肝經風熱。抗癌實驗：體外實驗，對JTC-26抑制率為100%，同時對人正常的纖維坯細胞也有抑制作用，抑制率為50%。臨床證明蟬蛻開始確實有抑制正常細胞的作用，但用藥五個月後，這種抑制正常細胞的作用卻消失了。以上二藥配用加強解毒抗癌，散結止痛之功效，故為本方臣藥對。地龍為巨蚓科動物參環毛蚓科動物背暗異唇蚓等的全體。別名蚯蚓、土龍、寒蚓等。前者商品名為廣地龍，後者商品名為土地龍。性味鹹、寒。歸肝、脾、膀胱經。清熱息風，通絡利尿，平喘，抗癌。為本方佐藥。麝香活血散結，開竅醒神為其使藥。

功效：攻毒散結，抗癌止痛，息風止痙。

主治：子宮頸癌、乳腺癌、皮膚癌等。

用法：共研細末，同時取適量撒敷病灶局部。

歌訣：

解毒息風蜈蚣蠶，麝香地龍蠍要全；
宮頸癌敷外用劑，散熱止癢加秋蟬。

222號方　銅綠抗癌粉

組成：銅綠十克、砒石十二克、硇砂十五克、三棱十五克、莪朮十五克、阿魏十克、蟾酥十二克、乳香十五克、沒藥十五克、麝香零點三克。

方解：銅綠為天然黃鐵礦(Pyrite)的含硫化鐵(FeS_2)的礦石。別名自然銅。性味辛、平。歸肝經。具有散瘀止痛，接骨療傷之功效。常入散劑內服，如八厘散及自然銅散，其作用活血消腫，化瘀止痛。《開寶本草》：「療折傷，散血止痛，破積聚。」砒石、硇砂蝕瘡去腐，散瘀消腫，軟堅消積。實驗證明均有抗癌作用。以上三藥配用抗癌、化瘀消腫作用增強，故為本方君藥組。三棱、莪朮破血散結，抗癌止痛，實驗證明均有抗癌作用，內容參閱180號方。蟾酥主要含華蟾蜍酥毒素。辛、溫，有毒。歸心經。解毒止痛，開竅醒神。經實驗證明有抗癌作用，詳細內容在178號方中已介紹。阿魏苦、辛、平。歸脾、胃經。消積散痞、燥濕殺蟲。治瘀血癥瘕，腹中痞塊等。以上四味藥為方中臣藥組。乳香、沒藥活血化瘀、散結止痛為本方佐藥對。麝香化瘀散結為本方使藥。

功效：破血散結、抗癌止痛。

主治：子宮頸癌、乳腺癌、皮膚癌等。

用法：共研細末，局部外敷。

歌訣：

銅綠抗癌屬外用，阿魏蟾酥莪三棱；
乳香沒藥合麝香，砒石硇砂毒氣盛。

223號方　青硼散

組成：青黛三十克、硼砂三十克、黃柏十五克、紫草十五克、枯礬三十克、冰片三十克。

方解：青黛為爵床科植物馬藍（Baphicacanthus Cusia〔Nees〕Brem ck.）、豆科植物野青樹（Indigofera Suffruticosa Mill.）、蓼科植物蓼藍（Polygonum tinctorium Ait.）、或十字花科植物菘藍（Isatis indigotica Fort.）的葉或莖葉中的乾燥色素。主要成份為靛甙、靛玉紅、β－谷甾醇。靛玉紅是抗癌的有效成份。目前利用合成染料的中間體吲哚酚鉀與吲哚醌，在酸性和一定溫度等條件下已人工合成了本品，純度88%。性味鹹、寒。歸肝經。具有清熱解毒、涼血定驚、抗癌之功效。抗癌實驗參閱167號方。硼砂甘、鹹、涼。外用清熱解毒，消腫防腐。以上二藥為本方君藥。黃柏清熱燥濕；紫草解毒涼血；二藥經實驗證明均有抗癌作用，分別在177號方、186號方中已介紹。為本方臣藥對。枯礬抗癌解毒，清熱燥濕為本方佐藥。冰片主心腹邪氣，活血止痛為本方使藥。

功效：清熱燥濕、解毒抗癌。

主治：子宮頸癌、乳腺癌、皮膚癌、唇癌、舌癌等。

用法：共研為細粉撒患處，或用凡士林配膏，塗搽患處，一日一次，適量外用。

歌訣：
青硼散用硼砂精，黃柏紫草枯礬冰；
青黛解毒為君藥，抗癌燥濕與止痛。

224號方　香蓼子酒

組成：蓼子（水紅花子）六十克、急性子十五克、大黃十五克、巴豆霜十粒、甘遂九克、麝香一點五克、阿膠十五克、白酒五百克。

方解：蓼子為蓼科植物葒草（Polygonum orientale L.）的果實，別名水紅花子、葒草、酒藥草、家辣蓼。主要含葒草甙、β—谷甾醇。性味鹹、涼。歸肺、胃經。具有活血消積之功效。《滇南本草》：「破血，治小兒痞塊積聚，消年深堅積，療婦人石瘕症。」《本草衍義》：「治瘰癧」。《種福堂公選驗方》：「治癥瘕痞塊」。抗癌實驗：體外實驗，本品對腫瘤細胞有抑制作用；體內實驗，用本品煎劑、酊劑或石油醚提取物連續十天灌服給荷瘤小鼠，表明對艾氏腹水癌（腹水型及實體型）和S180有一定的抑制作用。急性子為鳳仙花科植物鳳仙花 (Impatiens balsamina L.) 的種子。別名鳳仙花子。其乾燥全草亦入藥。主要成份含皂甙、脂肪油。油中含鳳仙甾醇 (bal-Saminasteroe, $C_{27}H_{80}O$)、杷荏酸 (Parinaric acid, $C_{17}H_{28}O_2$)。此外尚含揮發油、蛋白質及多糖類。性味微苦，溫；有小毒。具有活血通經，軟堅消積之功效。抗癌實驗：體外實驗，對胃淋巴肉瘤細胞表現敏感；對兔、豚鼠離體子宮均有明顯的興奮作用。以上二藥配用化瘀抗癌作用增強，故為本方的君藥對。大黃別名綿紋、川軍。主要含蒽醌衍生物（大黃酚、大黃素、蘆薈大黃素等）。解毒涼血，化瘀攻積。抗癌實驗在168號方中已介紹。甘遂為大戟科多年生草本植物甘遂的塊莖。主要成份：根中含γ—大戟甾醇、甘遂甾醇、γ—大戟甾醇等。性味苦、甘，寒；有毒。歸肺、腎、大腸經。瀉水逐飲，消腫散結。臨床用於癰腫瘡毒，水腫脹滿，胸腹積水等症。抗癌實驗：甘遂的脫蛋白水溶液，用5%葡萄糖稀釋作靜脈注射，對肺部磷癌、未分化癌及惡性黑色素瘤有效，腫瘤細胞多呈急性壞死。巴豆為大戟科喬木植物巴豆 (Groton tiglium L.) 的成熟種子。別名川江子、剛子等。種仁含脂肪油（巴豆油）40-60%（油中含巴豆樹脂，有強烈的致瀉作用）、蛋白質18%（其中包括一種毒性球蛋白，名巴豆毒素）。還含巴豆甙、精氨酸、賴氨酸等。巴豆霜為巴豆去油脂後的粉末，含脂肪油為18-20%。性味辛、熱；有毒。歸胃、大腸、肺經。具有逐水消腫，攻毒抗癌之功效。外用於癰腫膿成未潰及疥癬、惡瘡、蝕疱、疣痣等症。抗癌實驗：小鼠體內抑瘤實驗的結果證明巴豆提取物對小鼠S180實體型及腹水型、U14實體型及腹水型、肝癌腹水型、艾氏腹水癌皆有明顯的抑制作用，抑瘤率在30%以上，P<0.05；以台灣酚藍染色法表明巴豆提取物（巴豆注射液）在試管內有殺滅艾氏腹水癌和肝癌腹水型細胞的作用；巴豆熱水浸出液對JTC-26抑制率為50-70%。以上三味藥合為大陷胸湯中主要藥物，治水飲與熱邪所致的水飲結胸。外用解毒抗癌，為方中臣藥組。麝香開竅醒腦，散結抗癌，止痛。阿膠補血養血。二藥為本方佐藥。白酒為輔型劑，溫陽通絡，活血化瘀為本方的使藥。

功效：攻毒抗癌，消腫散結，活血止痛。

主治：子宮頸癌、肝癌、胃癌、肺癌及各種癌所致的疼痛。

用法：各藥搗碎，混合均匀，浸入白酒內九天後，外敷疼痛處，疼止停藥。

歌訣：

香蓼子酒浸大黃，甘遂阿膠巴豆霜；

活血通絡急性子，散瘀止痛加麝香。

225號方　雄參膏

組成：雄黃十五克、苦參三十克、白礬十五克、硇砂一克、黃柏三十克、乳香十五克、沒藥十五克、麝香二克、蟾酥二克、冰片三克。

方解：雄黃為含硫化砷的黃色礦石。別名雄精、腰黃。主要含硫化砷及硫。性味辛，溫；有毒。歸肝、大腸經。解毒燥濕，祛痰殺蟲。臨床主要用於腦腫瘤及各種癌腫的疼痛。安慶消瘤散：老生薑、雄黃各等份，取生薑挖洞，裝入雄黃粉末，以生薑末封口，瓦上焙乾至鬆脆，研末外用，敷於腫塊疼痛處，有抗癌止痛作用。雄黃抗癌實驗在202號方中已介紹。苦參為豆科槐屬苦參 (Sophora flarescens Ait.) 的根。主要含苦參鹼、野靛鹼、甙類化合物 (Trifolirhizin) 等。性味苦、寒。歸心、肝、胃、大腸、小腸經。清熱利濕，抗癌解毒。《本經》：「主心腹結氣，癥瘕積聚，黃疸。」抗癌實驗參閱175號方。臨床用於腸癌、子宮頸癌、軟組織腫瘤、肝癌、皮膚癌。以上二藥合為本方君藥。白礬為明礬石 (Alunite) 的提煉品。化學成份：硫酸鉀鋁。硇砂主要成份為氯化鈉 (Nacl)，尚含少量鐵、鎂、硫、硫酸根等。二藥合用有斂濕生肌，散瘀消腫之功。同時二藥經實驗證明均具有抗癌活性的作用，故為本方臣藥對。乳香、沒藥活血祛瘀，散結止痛；麝香、蟾酥解毒抗癌，活血消腫；黃柏清熱燥濕，解毒抗癌。以上五味藥合為本方佐藥組。冰片開竅，活血止痛，為本方使藥。

功效：活血散結，消腫止痛，解毒抗癌。

主治：子宮頸癌晚期，劇烈疼痛或局部腫脹潰爛者。

用法：共研細粉，混合均勻，用蛋黃油調膏，敷患處。每日換藥一至二次。

歌訣：

雄參膏用雄黃精，乳沒礬硇麝蟾冰；
黃柏苦參除濕熱，適於癌症潰且痛。

226號方　碘礬抗癌粉

組成：枯礬二十克、砒石十克、硇砂十克、青黛十克、紫金錠三十克、碘仿四十克、冰片三克。

方解：枯礬為明礬石（Alunite）的提煉品。別名白礬、明礬。性味酸、寒。歸肺、肝、脾、胃、大腸經。有清熱解毒、燥濕止癢、收斂止血之功效。其抗癌實驗202號方中已介紹。外用治療瘡瘍疥癬、濕疹瘙癢等症。砒石為砷礦中的砷華（Arsenolite）礦石的加工品。分紅砒和白砒兩種。白砒（砒霜）為較純的氧化砷（AS_2O_3）；紅砒尚含有少量硫化砷（AS_2O_3）。別名信石、人言、砒霜、白砒、紅砒等。性味辛，大熱；有大毒。歸肺、肝經。外用蝕瘡去腐。用於潰瘍腐肉不脫、癬瘡、瘰癧、牙疳、痔瘡等。抗癌實驗在205號方中已介紹。以上二藥為本方君藥。硇砂、青黛解毒散結，抗癌止痛。紫金錠主要成份為紅大戟、山慈菇、千金子仁、麝香、雄黃等。外用有攻毒散結辟穢之功。經實驗研究證明，紫金錠有一定抗癌作用。故紫金錠配用硇砂、青黛為本方臣藥組。碘仿為化學藥物消毒劑，外用有局部消炎、殺菌功效。用以加強中藥解毒作用，為本方佐藥。冰片散結止痛，化瘀抗癌為本方使藥。

功效：化瘀攻毒，抗癌止痛，收斂止血。

主治：子宮頸癌。

用法：將枯礬、砒石、硇砂、碘仿、冰片共研細末，混勻外用。每日外敷患處一次。輔以青黛、紫金錠加強防腐、消炎。

歌訣：

碘仿抗癌粉外用，砒石內含氧化砷；
化腐冰片配硇砂，輔以青黛紫金錠。

惡性淋巴瘤驗方選

惡性淋巴瘤的發病概況：惡性淋巴瘤是指原發於淋巴結和淋巴網狀細胞的惡性腫瘤。此類細胞主要集中在淋巴結，為此淋巴結腫大是主要臨床症狀。由於淋巴網狀細胞遍佈全身，淋巴瘤也可發生在結外和非淋巴組織如肺、脾、胃、腸道、骨、睾丸、皮膚（如蕈樣霉菌病）和腦等部位。淋巴瘤主要分兩大類：何傑金病（HD）和非何傑金淋巴瘤（NHL）。此病由托馬斯·何傑金於一八三二年首次報導，故名何傑金氏病。十九世紀又劃出非何傑金氏淋巴瘤。

惡性淋巴瘤的發病在世界各國很不一致，約佔所有惡性淋巴瘤的4%，在中國佔惡性腫瘤的第八位。據上海市一九七二年調查，年發病率為4.52/10萬（美國為6/10萬），其中何傑金氏病所佔比例，中國比西方國家偏低。非洲烏干達以一種特殊類型的惡性淋巴瘤（伯基特氏淋巴結）佔兒童惡性腫瘤的首位。何傑金氏病佔所有惡性淋巴系統腫瘤的40%，發病率為每年2.3人/10萬。男性較女性多發，發病高峰年齡有兩個曲線高峰值；第一高峰是二十五歲左右；第二高峰是五十歲以後。非何傑金氏淋巴瘤發病率為每年2-4人/10萬。近年有增加趨勢，發病高峰年齡七十歲，男性比女性多發，比例為1.4：1。

現代醫學認為本病病因仍不十分清楚，可能與病毒感染，機體免疫功能損害或缺陷，長期慢性感染，遺傳因素，某些物理化學物質長期刺激等因素有密切關係。

中國醫學認為惡性淋巴瘤屬於「石疽」、「陰疽」、「瘰癧」、「惡核」、「失榮」的範疇。古人根據其病變部位不同而分成上、中、下三種，由表入裏，侵犯全身，如《醫宗金鑒》記載：「此疽生於頸項兩旁，形如桃李，皮色如常，堅硬如石」，「此症初小漸大，難消難潰，皮頑之症也。」「失榮症，生於耳之前後及肩項，其症初起，狀如痰核，推之不動，堅硬如石，皮色如常，日漸長大」，「日久難癒，形氣漸衰，肌肉削瘦，愈潰愈硬，色現紫斑，腐爛浸淫，滲流血水，瘡口開大，胬肉高突，形似翻花瘤症。古今雖有治法，終屬敗症。但不可棄而不治。」《外科正宗》：「失榮者，……其患多生肩之上，起初微腫，皮色不變，日久漸大，堅硬如石，推之不移，按之不動，半載一年，方生隱痛，氣血漸衰，形容瘦削，破爛紫斑，滲流血水，或腫泛如蓮，穢氣熏蒸，晝夜不歇，平生疙瘩，愈久愈大，越潰越堅，犯此俱為不治。」《外科全生集》：「陰毒之症，皮色皆同，然有腫有不腫，有痛有不痛，有堅硬難移，有柔軟如綿，不可不為之辨……，堅硬如核，初起不痛，乳岩瘰癧也，不痛而堅，形大如拳，惡核失榮也。……不痛而堅如金石，形如升斗，石疽也。此等症候，盡屬陰虛，無論平塌大小，毒發五臟，皆曰陰疽。如其初起疼痛者易消，重按不痛而堅者，毒根深固，消之難速。」「石疽：初起如惡核，漸大如拳……遲至大如升斗，仍如石硬不痛。」「惡核：……與石疽初起相同，然其寒凝甚結，毒根最深。」《外科大成》說：「疽之發於五臟，為裏為陰，為冷為虛」，「瘰癧：此由三焦肝膽三經怒火風熱血燥而生，或肝腎二經風熱虧損所致。」

綜上所述，中國醫學論述的「石疽」、「陰疽」、「瘰癧」、「惡核」、「失榮」之病是「風熱血燥」或「寒痰凝滯」、「寒凝氣結，毒根最深」，「發於五臟，為裏為陰」，「肝腎二經風熱虧損所致，三焦肝膽三經怒火風熱血燥而成。其症是堅硬如石，難消難潰」。其發展是「日久難癒，形氣漸衰，肌肉瘦消」，其預後愈久愈大，越潰越堅，犯此俱為不治。分析上述論點與現代醫學有關惡性淋巴瘤的發病與轉歸基本相符。中醫臨床常分為寒痰凝滯、氣鬱痰結、血燥風熱、肝氣鬱結、肝腎陰虛、氣血雙虧等型。

特殊檢查及診斷：⑴凡有可疑的淋巴結腫大時，應進行淋巴結活體組織病理檢查；⑵血液及骨髓塗片檢查，可了解造血系統有無受累；⑶X光檢查可了解縱隔、肺、骨、胃腸道有無侵犯；⑷血清鹼性磷酸酶增加常提示骨質已受侵犯或肝臟損傷，以及肝、脾、骨骼等器官用同位素掃描，觀察其佔位性病變。鑒別診斷應注意和慢性淋巴結炎、結核性淋巴結炎、淋巴結轉移癌、急性白血病和慢性淋巴細胞性白血病、單核細胞增多症等。

治療法則：早期以手術為主配合放療、化療、中藥、免疫等綜合療法；中期（Ⅱ、Ⅲ期）以放療為主，配合其他療法；中晚期：以化療為主，配合放療和中醫中藥。化學藥物常用氮芥、氨甲喋呤、環磷酰胺、甲基芐肼、強的松、卡氮芥、乙甲酰溶肉瘤素、阿霉素、長春新鹼等。運用中醫辨證施治及單、偏驗方治療本病，也有一定療效，介紹如下。

227號方　淋巴瘤複方

組成：徐長卿三十克、貓爪草二十克、土貝母十克、木鱉子六克、黃藥子十五克、棉花根二十克、牡蠣三十克、白癬皮三十克、熟地十五克、肉桂六克（研）、白芥子（炒）十克、黨參十五克、海藻二十克、小金丹六克。

方解：徐長卿為蘿摩科多年生草本植物徐長卿（Cynanchum paniculatum (Bge) Kitag.）的根莖。別名寮刁竹、土細辛、鬼督郵、老君鬚等。全草含牡丹酚、肉珊瑚甙元、去酰牛皮消甙元及醋酸桂皮酸等；根中含黃酮甙、糖類、氨基酸、牡丹酚等。性味辛，溫。歸肝、胃經。具有驅風止痛、止癢之功效。抗癌實驗：以淋巴細胞L615篩選，徐長卿有抑制白血病細胞的作用；以噬菌體法檢驗，也表明有抗瘤活性的作用。臨床常用於風濕、寒凝、氣滯、血瘀所致的各種疼痛，及用於各種濕疹、風疹塊、頑癬等皮膚病。貓爪草為毛茛科植物小毛茛（Ranunculus ternatus Thund.）的塊根。主要含氨基酸、有機酸、黃酮甙及糖類。性味辛、苦，平。歸膽經。具有解毒散結之功效。抗癌實驗：動物實驗證明，對小鼠S180、S37、Ec和艾氏腹水癌有抑制作用。《中藥材手冊》：「治項上瘰癧結核。」臨床用於惡性淋巴瘤、甲狀腺瘤、乳腺腫瘤等。土貝母為葫蘆科植物假貝母的塊莖。別名地苦膽、草貝、大貝母等。塊莖中含有麥芽糖、蔗糖等成份。性味苦。消腫解毒。主治外科痰毒。抗癌實驗：體外篩選，土貝母有抗腫瘤活性的作用。木鱉子為葫蘆科植物木鱉子的成熟種子。別名木鱉藤。種子中含甾醇、齊墩果酸、白朊：含油35.72%，蛋白皮30.59%，並含海藻糖。性味苦、微甘，溫，有毒。歸肝、脾、胃經。有消腫散結、祛毒之功。《本草綱目》：「治疳積痞塊，利大腸瀉痢，痔瘤瘰癧。」以上四味藥均有解毒消腫，治瘰癧痰核，抗癌止痛之功，故為本方君藥組。黃藥子為薯蕷科薯纏繞性藤植物黃獨 (Dioscorea bulbifera L.) 的塊莖。主要成份為黃藥子萜A、黃藥子萜B、黃藥子萜C等。性味苦，寒。歸肺、肝經。具有散結消癭，清熱解毒，涼血止血之功效。《本草綱目》：「涼血降火，消癭解毒。」臨床用於治療癭疾、瘡瘍腫毒、血熱所致的吐血、咯血、衄血等症。抗癌實驗證明有抗癌作用。牡蠣為瓣腮類牡蠣科的動物，藥用貝殼和全體。其同屬植物大連灣牡蠣、近江牡蠣均可入藥。殼含80-95%的碳酸鈣、磷酸鈣、硫酸鈣、鎂、鉛、硅、氧化鎂。肉含豐富蛋白質、脂肪和維生素類。性味鹹、寒。歸心、肝經。具有平肝潛陽，軟堅散結，收斂固澀之功效。《本草綱目》：「化痰軟堅，清熱除濕，止心脾氣痛，痢下赤白濁，消疝瘕積塊，癭疾結核。實驗證明，有抗癌作用。棉花根、白癬皮經實驗證明有抗癌活性作用，前方已介紹。馬鞭草清熱解毒，活血散瘀，利水消腫。以上五味藥為本方臣藥組。黨參、熟地、肉桂、白芥子為《外科全生集》陽和湯中的主要藥物。溫陽補血，散寒通滯。用於痰濕流注，陰疽腫毒等症。為本方佐藥組。海藻別名海蘿。鹹、寒。軟堅散結，消痰利水。《本經》：「癭瘤氣、頸下核、破散結氣癰腫癥瘕堅氣。」用於痰涎結核、瘰癧等症。小金丹來源於清代《外科正宗》。其主要成份為麝香、當歸、五靈脂、木鱉子、地龍、乳香、沒藥等。常用於外科消瘀散腫。適合治療經絡不和，氣血壅滯所引起的瘰癧鼠瘡，乳癰乳瘡，癰腫陰疽等症。小金丹伍用海藻散結作用增強，有引經上行之功，故為本方使藥組。

功效：解毒化滯，軟堅散結，抗癌止痛。

主治：惡性淋巴瘤（寒痰凝滯型）、甲狀腺瘤、食道癌、肝癌、白血病、乳腺癌等。

用法：水煎劑，送服小金丹，每日兩次。

歌訣：

淋巴瘤用黃藥貓，長卿木鱉馬鞭草；
棉貝牡蠣桂癬皮，地芥金丹黨海藻。

228號方　紫元丹

組成：穿山甲（浴）五十克、僵蠶（生）五十克、全蠍五十克、蜈蚣（炙）十條、蟾酥十五克、紅花五十克、當歸五十克、牛夕五十克、延胡索五十克、川鬱金五十克、香附五十克、炙乳香五十克、炙沒藥五十克、獨活五十克、羌活五十克、秦艽五十克、川斷五十克、蒼朮五十克、杜仲五十克、川烏（薑汁製）五十克、骨碎補（去毛炒）二百五十克、麻黃五十克。

方解：穿山甲為鯪鯉科動物鯪鯉（Manis pentadactyLa L.）的鱗甲。別名山甲片。性味鹹，涼。歸肝、胃經。具有消腫潰癰，搜風活絡，通經下乳之功效。治癰疽瘡腫，風寒濕痹等症外用有止血作用。抗癌實驗：穿山甲鹼有抗白血病的作用，用於臨床，有治療效果；銀甲丸（主要成份為銀花、穿山甲、蒲公英）有抗乳突狀癌細胞活性的作用。僵蠶別名天蟲、白僵蠶。主要成份為蛋白皮及脂肪。化痰散結，抗癌息風。《本草綱目》：「散風痰結核，瘰癧，頭風……癥瘕。」其抗癌實驗在221號方中已介紹。全蠍、蜈蚣、蟾酥攻毒抗癌，活血止痛。此三味藥均為動物有毒性藥物，用其以毒攻毒之特點，加強抗癌作用。其抗癌實驗分別在221、219、178號方中已詳細介紹。以上五味藥為本方君藥組。紅花為菊科植物，藥用其花。別名紅藍花。其主要成份花中含紅黃色素、紅花甙等。性味辛、苦、甘，溫。歸肺、心、肝經。活血祛瘀，消腫止痛。抗癌實驗：水煎液對JTC-26的抑制率為90%以上；對小鼠S180有抑制活性作用；對白血病細胞體外實驗亦有抑制作用。紅花、當歸、牛膝、炙乳沒活血祛瘀；延胡索、川鬱金、香附舒肝理氣，散結止痛；以上藥物為「血府逐瘀湯」方中主要藥物，為本方的臣藥組。川烏、草烏為毛茛科植物川烏或草烏的塊根。主要含烏頭鹼類生物鹼。性味辛、苦，熱；有毒。歸心、肝、腎、脾經。散寒止痛，搜風勝濕。十九畏記載：「川烏草烏不順犀」，用二藥時要注意這一點，川烏、草烏畏犀角。抗癌實驗：烏頭（由川烏、草烏）提取物製備的注射液對小鼠肝實體瘤的抑制率為47.77-57.38%（P＜0.01）；烏頭提取物以200ug/ml時，能抑制所有存活的、可增殖的胃癌細胞；對小鼠S180有抑制作用，抑制率隨劑量增加而提高；體外實驗證明，可抑制人胃癌細胞的有絲分裂。獨活、羌活、秦艽、杜仲、川斷、骨碎補為獨活寄生湯中主要藥物，有其祛風濕，止痹痛，益肝腎，補氣血之功；蒼朮健脾燥濕；以上九味藥合為本方佐藥組。麻黃辛、溫。通陽宣痹，載藥上行，為其使藥。

功效：溫化寒痰，解毒散結，化瘀抗癌。

主治：惡性淋巴瘤（寒痰凝滯型）、甲狀腺癌、乳腺癌、肝癌、骨腫瘤、子宮頸癌。

用法：酒化拌藥，共為細末。香木鱉一斤半，麻黃、綠豆煎水浸透，去皮心，入麻油，內煎老黃色取起，拌土炒篩，去油另為末。每次三克，每日三次，冲服。

歌訣：

全蟲蜈蟾紫元丹，紅膝歸延鬱穿山；
香附乳沒羌獨秦，斷蒼二烏杜僵蠶；
補腎生髓骨碎補，通陽宣痺麻黃添。

229號方　白金丹

組成：白膠香四十五克、木鱉子四十五克、五靈脂四十五克、當歸二十二克、乳香二十二克、沒藥二十二克、木香四克、地龍肉四十五克。

方解：白膠香為金縷梅科植物楓香樹（Liquidambar formosana Hance.）的樹脂。別名楓香脂。主要成份含桂皮醇、桂皮酸及其酯類。性味辛、微苦，平。歸肺、脾經。具有活血止痛，解毒，生肌，涼血之功效。臨床用於治療癰疽、瘡疥、癮疹、瘰癧等。木鱉子消腫散結，祛毒。（227號方已作介紹）。二藥合為本方的君藥。沒藥為橄欖科沒藥樹油膠樹脂。性味苦、平。歸心、肝、脾經。活血止痛，消腫生肌，抗癌。美國芝加哥癌症研究中心實驗表明，沒藥揮發油中有抗癌成份，已在臨床應用。與乳香伍用為本方的臣藥對。五靈脂為鼯鼠科動物復齒鼯鼠的糞便。性味苦、甘，溫。歸肝經。活血止痛，化瘀止血。在《十九畏》中認為人參畏五靈脂。處方時參考。地龍為巨蚓科環節動物參環毛蚓的乾屍。別名蚯蚓、土龍、寒蚓。主要含蚯蚓解熱鹼、蚯蚓素及各種含氮物質（氨基酸、膽鹼等；尚含一種自體溶解酶，在pH8.0-8.2時，能使自體溶解。性味鹹，寒。歸肝、脾、膀胱經。清熱息風，平喘，通絡，利尿。抗癌實驗：蚯蚓提取物在美藍法中，對人結腸癌，肝癌細胞有效；還能誘導噬菌體的產生。地龍熱水提取物對JTC-26抑制率為50-70%。當歸為傘形科多年生植物當歸的根。性味甘、辛，溫。歸肝、心、脾經。補血活血，止痛潤腸。以上三藥均有活血化瘀，補血抗癌作用，為本方佐藥組。木香為菊科多年植物雲木香的根。性味辛、苦，溫。歸脾、胃、大腸、膽經。行氣、調中、止痛，故為本方的使藥。

功效：活血化瘀，解毒止痛，清熱抗癌。

主治：惡性淋巴瘤、甲狀腺瘤、乳腺癌、晚期腫瘤。

用法：水煎劑，每日一劑，取藥液二百毫升，分兩次內服。

歌訣：

白金丹用白膠香，乳香沒藥和木香；

木鱉當歸五靈脂，地龍引藥效力強。

230號方　天南將軍散

組成：大黃（薑炒）九十克、天南星三十克、肉桂十五克、赤芍九十克、草烏四十克、白芷三十克。

方解：大黃為蓼科植物掌葉大黃(Rheum palmatum L.)或藥用大黃(R officinale Baillon)的根莖。大苦大寒，性沉下降，用走不守之特點。有抗癌、化瘀、通便作用。《本經》：「破癥瘕積聚……蕩滌腸胃，推陳致新。」該藥其成份，歸經、功效及抗癌實驗在168號方中已做了介紹。天南星為天南星科天南星屬植物的球狀塊莖。別名南星。性味苦、辛、溫；有毒。歸肺、肝、脾經。燥濕化痰，祛風止痙，抗癌。本藥外敷能散結消腫止痛，可治療癰疽痰核腫痛。抗癌實驗及成份在160號方中已介紹。以上二藥合為本方君藥。赤芍為毛茛科多年生草本植物毛果赤芍（川赤芍）paeonia veitchii Lynch.和卵葉芍藥（P. obovata Maxim.）或芍藥（P. Lactiflora Pall.）的根。別名木芍藥、紅芍藥、臭牡丹根。主要成份為芍藥甙。性味苦，微寒。歸肝經。清熱涼血，祛瘀止痛。《滇南本草》：「行血、破瘀、散血塊、止腹痛。」《藥性論》：「治肺邪氣、腹中癘痛，血氣積聚……。」抗癌實驗：70%乙醇提取物，對小鼠S180實體瘤有明顯的抑制作用；給予本品後，測定小鼠網狀內皮系統功能，發現可使吞噬指數升高，這對抗癌是極為有利的。目前已知癌細胞內cAMP水平普遍低下，用赤芍提取物之後，可使S180腹水型細胞內cAMP升高60%。肉桂為樟科常綠喬木植物肉桂（Cinnamonum cassia prest）的乾皮或枝皮。性味辛、甘、熱。歸肝、脾、心、肝經。補火助陽，散寒止痛，溫通經脈。臨床用於陰疽及氣血虛寒、癰膿不潰、寒濕痹痛等症。以上二藥合為本方臣藥。草烏為毛茛科烏頭的塊莖。性味辛、苦，溫；有大毒。歸心、肝、脾經。祛風濕，散寒止痛，抗癌。避免與半夏、瓜蔞、貝母、白芨、白蘞等相反的藥物同用。草烏的成份，抗癌實驗，前方已介紹。為本方佐藥。白芷為傘形科植物。辛，溫。歸肺、胃經。祛風燥濕，消腫止痛，引經上行，為本方使藥。

功效：燥濕化痰，活血散結，抗癌止痛。

主治：惡性淋巴瘤、甲狀腺瘤、乳腺癌、肺癌伴頸部淋巴結轉移、腸癌等。

用法：共研細末，熱酒調服。每次六至九克，每日一次。

歌訣：

南星燥濕大黃瀉，草烏肉桂熱性烈；

赤芍抗癌又活血，白芷引經邪氣祛。

231號方　陽和丸

組成：禹白附十五克、肉桂五十克、甘草十克、炮薑炭十五克、麻黃十五克。

方解：禹白附為天南星科多年生草本植物獨角蓮（Typhonium giganteum Engl.）的塊莖別名白附子、牛奶白附、雞白附等。主要含黏液質、草酸鈣、蔗糖、皂甙、β—谷甾醇、肌醇及生物鹼。性味辛、甘，溫；有毒。歸脾、胃經。解毒散結，燥濕化痰，祛風止痙。抗癌實驗：體外篩選法，禹白附有抗癌活性的作用。《本草求原》：「白附子，破胃陰而以達陽，而上通心肺，引藥上行。風陽虛而風寒鬱熱成熱者，借之以通達，可佐風藥以成功，非散風之品也。」肉桂為薑科多年生草本植物的塊莖。性味辛，熱。歸心、脾、胃經。溫中回陽，燥濕化痰。以上二藥合為本方君藥對。甘草為豆科植物甘草屬植物的根莖。性味甘，平；歸心、肺、脾、胃經。補脾益氣，潤肺止咳，緩急止痛。經實驗證明，有抗癌活性作用，其抗癌實驗及成分參閱200號方。為本方臣藥。麻黃為麻黃科多年生草本狀小灌木草麻黃或木賊麻黃和中麻黃的草質莖。性味辛、微苦，溫。歸肺、膀胱經。通陽宣痹，發汗利水。為本方佐藥。炮薑炭為乾薑炒至表面微黑，內成黑炭狀。性味苦、澀、溫。歸脾，肝經。功效與乾薑相似，但溫裏作用弱於乾薑，而長於溫經止血，為本方使藥。

功效：溫經通絡，燥濕化痰，抗癌止痛。

主治：惡性淋巴瘤、甲狀腺瘤、淋巴肉瘤、網織細胞肉瘤、脊髓腔腫瘤、食道癌等。

用法：共研細末，酒水為丸。每次六至九克，每日一至兩次，內服。

歌訣：

淋巴瘤邪多寒痰，溫經散結陽和丸；
白附肉桂麻黃草，健脾溫肺炮薑炭。

232號方　蘆薈牙皂湯

組成：蘆薈十克、牙皂六克、天花粉十五克、蛤粉十五克、昆布十克、黃蓮五克、青皮六克、丹皮十克、生地十五克、當歸十五克、白芍十克、川芎十克、沙參二十克、女貞子十五克、乾蟾十克。

方解：蘆薈為百合科植物庫拉索蘆薈（Aloe barbadensis Mill.）或好望角蘆薈（Aloe ferox Mill.）葉的液汁經濃縮的乾燥品。主要成份：庫拉索蘆薈葉的新鮮汁液含蘆薈大黃甙、對香豆酸等；好望角蘆薈葉的新鮮汁液含蘆薈大黃素甙及異蘆薈大黃素甙。性味苦，寒。歸心、肝、脾經。寒能除熱，苦能燥濕。清熱，殺蟲，通便。抗癌實驗：蘆薈1:500的醇浸出物，在體內實驗中，可抑制小鼠SI80和艾氏腹水癌的生長；從上浸出物中分離出一種物質，具有更高的抗癌作用，其小鼠半數致死量為五克／公斤體重。牙皂為豆科植物皂莢（Gleditsia sinensis Lam.）的果實。別名豬牙皂等。果實含有多種皂甙，尚含有聚糖、樹膠。性味辛、鹹，溫，有小毒。歸肺、大腸經。祛痰開竅，散結消腫。抗癌實驗：體外實驗，熱水浸出物對JTC-26抑制率為50-70%；體內實驗，對小鼠S180有抑制活性的作用。天花粉為葫蘆科栝蔞屬植物栝蔞的根。含多量澱粉，並含天花粉蛋白、皂甙及多種氨基酸。性味苦、甘，寒。歸肺、胃經。清熱生津，排膿消腫，降火潤燥。注意天花粉反烏頭、草烏、附子。其抗癌實驗在191號方中已介紹。蛤粉為軟體動物簾蛤科多種海蛤的貝殼，搗末，或水飛用（蛤粉）。性味苦、鹹，寒。歸肺、胃經。軟堅散結，清肺化痰。《藥性論》：「治水氣浮腫，利小便，治咳嗽上氣，項下癭瘤。」臨床用於軟化癭瘤、痰核瘰癧等症。以上四藥均有抗癌消癭作用故為本方君藥組。昆布為海帶科植物海帶、狹葉昆布、長葉昆布的葉。主要含碳水化合物近60%，其中主要為藻膠素、乳聚糖、戊聚糖、木密醇等；另含有維生素、蛋白質、小量脂肪、鉀、碘等。性味鹹，寒。歸肝、胃、腎經。軟堅散結，消痰，利水。用於癭瘤、瘰癧、淋巴結結核、甲狀腺腫及腺瘤、睾丸腫痛等。實驗證明該藥有一定的抗癌作用。但不宜與甘草合用。黃蓮味苦，解毒抗癌，參閱215號方。丹皮清熱涼血，活血散瘀；青皮疏肝破氣，散結消滯。以上四藥合為本方臣藥組，四物湯生地、當歸、白芍、川芎補血養血；沙參、女貞子滋陰清熱，補肝腎；以上六藥合為本方佐藥組。乾蟾皮為蟾蜍曬乾的皮。性味辛，涼；有小毒。清熱解毒，利水消腫、抗癌。臨床用於癰疽腫毒等症。為本方使藥。

功效：軟堅散結，扶正抗癌。

主治：惡性淋巴瘤（氣陰兩虛型）、乳腺癌、甲狀腺瘤、白血病等。

用法：水煎劑，每日一劑，煎藥液二百毫升，分二次內服。

歌訣：

蘆薈牙皂天花粉，黃連青皮丹沙昆；
芎地歸芍女貞子，蟾酥抗癌兼治心。

233號方　清熱散結湯

組成：白花蛇舌草三十克、白毛藤三十克、大黃九克、丹參十五克、絞股藍十五克、銀花十五克、黃芩九克、丹皮十克、天冬三十克、麥冬十克、石斛十二克、葛根十五克、乾瓜蔞二十五克、生地十克、太子參十五克。

方解：丹參為唇形科多年生草本植物丹參（Salvia miltorrhiza Bge.）的根。主要含結晶性菲醌類化合物：丹參酮I、丹參酮II A、丹參酮II B、隱丹參酮等及其異構體；另含丹參新酮及鼠尾草酚等。性味苦，微寒。歸心、心包、肝經。活血祛瘀，涼血消癰，養血安神。用於多種瘀血為患或血行不暢的病症。該藥反藜蘆，用藥時注意這一特點。抗癌實驗：丹參對小鼠艾氏腹水癌有明顯抗癌作用，統計學處理，差異顯著；丹參熱水浸出液對小鼠S180（腹水型）抑制率為33.6%；丹參抗癌機理可能為抑制了癌細胞呼吸和糖酵解的結果。白花蛇舌草、白毛藤（白英）、大黃清熱解毒，散結抗癌。實驗證明均有抗癌活性作用，三藥前方已詳細介紹。絞股藍扶正抗癌，經實驗研究證明，增強吞噬細胞吞噬功能，提高機體的免疫力。以上五藥合為本方君藥組。銀花、黃芩清熱解毒，抗癌。參閱207、215號方。二藥為本方臣藥。丹皮、天冬、麥冬、生地、石斛清熱滋陰，抗癌。葛根、乾瓜蔞活血化瘀，通經活絡；以上七藥合為本方佐藥組。太子參補氣活血為其使藥。

功效：清熱滋陰，解毒抗癌。

主治：惡性淋巴瘤、甲狀腺瘤、乳腺癌、皮膚癌等。

用法：水煎劑，每日一劑，煎藥液二百毫升，分兩次內服。

歌訣：

清熱蛇舌絞毛藤，大黃銀花天麥冬；
二丹葛斛瓜蔞地，養陰補氣太子參。

234號方　夏枯抗瘤方

組成：夏枯草二十克，草河車二十克、白花蛇舌草二十克、黃芩十克、山豆根十五克、黛蛤散三十克、苦參二十克、半枝蓮二十克、生石膏三十克、當歸十五克、防風十克、防己十克、桔梗十五克、連翹二十克。

方解：夏枯草為唇形科夏枯草屬植物夏枯草 (Prunella Vul-garis L.〔Brunella vulgaris L.〕) 的全草。別名燈籠頭、大頭花等。主要含夏枯草甙 (prunellin)、金絲桃甙 (hyperoside)、烏索酸、齊墩果酸、芸香鹼、揮發油、維生素B1、維生素K、胡蘿蔔素、花穗含飛燕等素、矢車菊素和熊果酸等。性味苦、辛，寒。歸肝、肺、心經。清熱散結，清肝明目。《本草從新》：「治瘰癧、鼠瘻、癥堅、瘿瘤、乳癰、乳岩。」抗癌實驗：水煎液濃縮物對JTC-26抑制率為50-70%，對小鼠S180、U14單癌細胞有抑制作用。草河車別名拳參、紅蚤休、刀剪藥等。清熱解毒，涼血止血。其成份、歸經、抗癌實驗在206號方中已介紹。白花蛇舌草，黃芩清熱解毒，抗癌。詳細內容在152、215號方中已分別介紹。以上四藥合為本方君藥組。山豆根為山豆科植物柔枝槐（廣豆根）(Sophora subprostrata chun et T. Chen) 的根。廣豆根的根含總生物鹼約0.93%，其中苦參鹼0.52%、氧化苦參鹼0.35%及微量的臭豆鹼、甲基金雀花鹼等多種生物鹼及β—谷甾醇、酚性成分及異黃酮等。性味苦，寒；有毒。歸肺、胃經。清熱解毒，散腫止痛，利咽喉。用於熱毒蘊結，咽喉腫痛。抗癌實驗：動物實驗證明，廣豆根對癌症有類似免疫性作用；另有報告山豆根對網狀內皮系統功能有興奮作用。黛蛤散由青黛及蛤粉等量組成。青黛實驗證明有抗癌作用，前方已介紹。黛蛤散有其軟堅散結，解毒抗癌之功，常用於瘿瘤、痰核、瘰癧等症。苦參、半枝蓮燥濕，解毒，抗癌；生石膏清熱瀉火，除煩止渴；連翹清熱解毒，消腫散結；以上六藥合為本方臣藥組。當歸活血化瘀，補血養血；防風，防己驅風利濕，通絡活血；以上三藥為本方佐藥組。桔梗開宣肺氣，利咽，引經上行，為方中使藥。

功效：解毒抗癌，軟堅散結。

主治：惡性淋巴瘤、甲狀腺瘤、多發性骨髓瘤、肝癌等。

用法：上藥煎湯，送服犀黃丸，每日二次。

歌訣：

抗瘤夏枯草河苓，桔梗黛翹歸豆根；
半枝防風已蛇草，生用石膏配苦參。

235號方　抗癌望江南飲

組成：望江南三十克、夏枯草三十克、白花蛇舌草三十克、海藻三十克、牡蠣三十克、白毛藤三十克、野菊花三十克、昆布十五克、全瓜蔞三十克、王不留行十二克、蜂房十二克、天龍片十五克、紫丹參三十克、南沙參十二克、淮山藥十克、桃仁九克、小金丹片十片。

方解：望江南為豆科植物望江南（Cassia occidentalis L.）的莖葉。別名金豆子、金花豹子、野扁豆等。主要成份含二蒽酮葡萄糖甙、山扁豆素等。性味甘、苦、寒。消腫解毒，和胃平肝。抗癌實驗：望江南有抑制人體肺癌細胞增殖的作用；大黃素對艾氏腹水癌細胞呼吸有明顯抑制作用。夏枯草、野菊花、白花蛇舌草清熱解毒，散結抗癌。三藥實驗證明均有抗癌作用。請參閱前方。以上四藥合用解毒抗癌作用增強，為本方君藥組。海藻為馬尾藻科植物海蒿子 (Sargassum pallidum〔Turn〕. C.Ag.) 或羊棲菜 (S. fusiforme〔Har V.〕Setch) 的全草。主要成份含碘、鉀、甘露醇、海藻酸、黏液質、黏蛋白。性味鹹、寒。歸肝、胃、腎經。軟堅散結，消痰利水。《本經》：「癭瘤氣、頸下核、破散結氣癰腫癥瘕堅氣。」用於痰涎結核、瘰癧等。抗癌實驗：海蒿子的粗提物對U14、S180、淋巴1號腹水型 (L1) 的動物移植腫瘤有一定的抑制作用；同屬植物褐藻 (Sargassum Kjellanianum) 熱水提取物的非透析部份對小鼠皮下移植的S180抑制率高達93.7%（腹腔給藥，連續十天）。經分析證明主要成份為多糖，其碳水化合物總含量近60%。天龍為壁虎科動物壁虎 (Gecko Chinensis) 及同屬壁虎的全體。別名壁虎、守宮。主要成份含馬蜂毒相似的有毒物質及組織胺等。性味鹹、寒；有小毒。散結止痛，祛風定驚。用於瘰癧、癰瘡、癌腫。抗癌實驗：壁虎水溶液對人體肝癌細胞的呼吸有抑制作用。以上二藥伍用昆布、牡蠣、王不留行加強軟堅散結，抗癌活血之功，為本方臣藥組。白毛藤（白英）、蜂房解毒抗癌；全瓜蔞、紫丹參、桃仁活血化瘀，散結止痛；南沙參、淮山藥滋陰潤肺，補益肝腎；以上七藥合為本方佐藥組。小金丹行氣散結，消瘀散腫；治氣血壅滯所引起的瘰癧鼠瘡、乳癰乳瘡等，為本方使藥。

功效：解毒散結，化瘀抗癌。

主治：惡性淋巴瘤（氣鬱痰結型）、甲狀腺瘤、乳腺癌及多發性骨髓瘤等。

用法：水煎劑，每日一劑，煎藥液二百毫升，送服天龍片及小金丹片。每次兩片，每日兩次。

歌訣：

抗癌夏枯望江南，蛇舌菊藻瓜蔞全；
毛藤昆留蜂天龍，丹沙山藥桃金丹。

236號方　留行散結散

組成：昆布十五克、夏枯草五十克、浙貝十五克、僵蠶十五克、王不留行十二克、紅花六克、當歸十五克、白芍十五克、元參十五克、香附三十克、川芎十克、烏藥十五克、陳皮九克、桔梗九克、甘草十五克。

方解：昆布為海帶科植物海帶（Laminaria japonica Aresch.）和翅藻科植物昆布（Ecklonia Kurome Okam.）的葉狀體。主要含碳水化合物近60%，其中主要為藻膠素、乳聚糖、戊聚糖等；另含有維生素、蛋白質、小量的脂肪、鉀、碘等。性味鹹、寒。歸肝、胃、腎經。軟堅散結，消痰，利水。治癭瘤、瘰癧、痰飲水腫等症。抗癌實驗：以各種昆布的熱水提取物，按100mg/kg體重劑量給皮下移植的S180的小鼠，連續五次。結果：狹葉昆布的抑瘤率為94.8%；長葉昆布為92.3%；海帶為13.6%。經檢驗表明熱水提取物的主要成份為多糖；體外實驗沒有抗癌活性，因而推測昆布中的多糖體是間接地通過宿主而發揮抗癌作用；狹葉昆布透析內液進行預防給藥，如果先給藥後移植瘤細胞，則抑制率為68.6-80.4%；若先移植後給藥，抑制率達92.0%；長葉昆布對同種同系的淋巴細胞白血病（L1210）的小鼠有延長生命的效果；長葉昆布的分離物對Meth-A瘤、β—16黑色素瘤、S180均有顯著的效果；但對路易斯肺癌（Lewis肺癌）、艾氏腹水癌無效；鵝掌菜可抑制腫瘤生長酶。王不留行為石竹科一年生或越年生草本植物麥藍菜（Vaccaria Segetalis〔Neck.〕Garcke）的成熟種子。別名留行子、王不留。種子含王不留行皂甙，另含棉子糖等。性味苦，平。歸肝、胃經。活血消腫，通經下乳。該藥特點善於通利血脈，行而不住，走而不守，故有活血通經之功。抗癌實驗：對Ec及人體肺癌有抑制作用；有抗凝血作用；有收縮子宮和鎮痛作用。夏枯草、浙貝、僵蠶軟堅散結，抗癌化痰；均有抗癌作用（實驗證明）。以上五藥合為本方君藥組。紅花為菊科植物。辛、苦，甘；溫。入肺經而破瘀血，並有抗癌作用。其功效、成份、抗癌實驗在228號方中已介紹。當歸、白芍、川芎、元參氣血雙補，滋陰活血；香附、烏藥溫中散寒，抗癌止痛；陳皮健脾理氣；以上諸藥合為本方佐藥。桔梗、甘草開宣肺氣，載藥上行，為本方使藥對。

功效：軟堅散結，化瘀止痛。

主治：惡性淋巴瘤、甲狀腺瘤、白血病、黑色素瘤等。

用法：水煎濃湯，濾過去渣，將藥汁蒸稠，兑蜂蜜二百五十克，再熬成膏。每日服一至兩匙，熱開水沖服。約合每次服十五克，可長期服用。

歌訣：

留行散結枯夏枯，紅花歸芍芎昆布；

元參烏藥陳皮貝，甘草僵蠶製香附。

237號方　散結逍遙湯

組成：野菊花三十克、山慈菇十二克、莪朮十二克、夏枯草十五克、白花蛇舌草三十克、天冬三十克、僵蠶十克、黃芩八克、白芍十克、當歸八克、青皮十克、穿山甲十五克、茯苓十二克、柴胡九克。

方解：野菊花為菊科植物野菊（Chrysant hemum indicum L.）的頭狀花序或全草。主要含揮發油，油中主要成份為樟腦。並含龍腦、桉油精等。味苦成份為野菊花內脂及野菊花素。又含矢車菊甙及維生素A和B等。性味苦、辛；微寒。歸肺、肝經。清熱解毒，消腫散結。主要用於癰腫、疔毒、陰疽等症。抗癌實驗：野菊花熱水提取物，體外實驗對JTC-26抑制率為90%以上；以噬菌體法檢測有抗噬菌體作用，提示有抗腫瘤活性的作用。山慈菇、莪朮行氣破血，消結止痛、抗癌；其成份、性味、歸經、抗癌實驗分別在218、180號方中介紹。以上三藥合為本方君藥組。夏枯草、僵蠶、天冬軟堅散結，抗癌；白花蛇舌草、黃芩清熱解毒，抗癌；以上五味藥物前方均以有詳細介紹，實驗證明均有抗癌活性的作用，合為本方臣藥組。穿山甲、生芪、茯苓補益氣血，化瘀散結；實驗證明均有抗癌活性作用；白芍、當歸、青皮養血柔肝，行氣止痛；中醫理論氣行則血行，青皮行氣，加強其化瘀散結之功，以上六藥合為本方佐藥組。柴胡為傘形科多年生草本植物柴胡的根或全草。性苦、辛，微寒。歸心包絡、肝、三焦、膽經；和解退熱，疏肝解鬱，升舉陽氣。有引經上行之功，故為本方使藥。

功效：解毒散結，行氣化瘀，抗癌止痛。

主治：惡性淋巴瘤、乳腺癌、甲狀腺瘤、皮膚癌等。

用法：水煎劑，每日一劑，煎藥液二百毫升，分兩次內服。

歌訣：

慈菊莪蠶類逍遙，夏枯天冬苓舌草；

黃芪青皮穿山甲，逍遙散中缺薑薄。

238號方　犀牡丸

組成：牡蠣三十克、犀角〇點一克、人參三十克、三七粉三十克、沒藥三十克、桔梗二十克。

方解：牡蠣為牡蠣科動物長牡蠣（Ostreagigas Thunb.）和大連灣牡蠣（O.talienwhanensis Crosse.）或近江牡蠣(O.rivularis Gould)等的貝殼和全體。主要含碳酸鈣80-90%、有機質1.72%（大連灣牡蠣），另含少量鎂、鉛、硅等。性味鹹，微寒。歸肝、膽、腎經。重鎮安神，潛陽補陰，軟堅散結，收斂固澀。抗癌實驗：本品全體經磨碎後，用無菌水提取，分離，離心等操作而製得的粗品，對小鼠SI80、克雷布斯—2有抑制作用，和蝸牛、烏賊抗腫瘤的作用相似；藥敏試驗，牡蠣肉的水提取物作瘤內注射，對A-12，SV-40病毒誘發的田鼠腫瘤有治療作用；牡蠣肉中含一種鮑靈成份，對一些瘤細胞株和動物腫瘤有細胞毒和抑制其生長的作用。它的份子量在8000～15000之間，加熱失效；鮑靈抗癌原理可能是由於細胞毒性作用，也可能是含有某種酶，破壞了瘤細胞必需的代謝物質。犀角為脊椎動物犀科犀牛的角。主要成份含有角蛋白(Keratin)。此外還含其他蛋白質、肽類及游離氨基酸、胍衍生物、甾醇類等。性味酸、鹹，寒。歸心、肝經。清熱涼血，定驚解毒。《藥性論》：「辟中惡毒氣，鎮心神，解大熱，散風毒……。」以上二藥合用加強清熱解毒，散結抗癌之功，故為本方君藥對。人參為五加科植物。性味甘、苦，微溫。歸肺、脾經。大補元氣，生津止渴，扶正抗癌；抗癌實驗197號方中已詳細介紹。為本方臣藥。三七粉、沒藥活血化瘀，抗癌止痛；為本方佐藥。桔梗開宣肺氣，引經上行，為方中使藥。

功效：清熱涼血，解毒抗癌，散結止痛。

主治：惡性淋巴瘤、肝癌、肺癌、腹腔間皮瘤、胃癌、神經纖維瘤等。

用法：上藥研末，取黃米飯一兩搗爛，入藥末再搗為丸，綠豆大，曬乾，忌烘。每次服五克，每日一至兩次，熱陳酒送下。

歌訣：

涼血散結犀牡丸，人參沒藥三七田；
桔梗解毒抗癌劑，攻補兼施兩周全。

239號方　冬苓醒消丸

組成：豬苓三十克、天冬三十克、乳香三十克、沒藥三十克、雄黃十五克、山慈菇三十克。

方解：豬苓為多孔菌科真菌豬苓 (Polyporus umbellatus〔pers.〕Fries) 的乾燥菌核。

主要含水溶性多聚糖化合物豬苓聚糖I、麥角甾醇、α—羥基廿四碳酸、維生素類、粗蛋白等。性味甘、淡，平。歸腎、膀胱經。有利水滲濕，抗癌之功。臨床用豬苓多糖治療肺癌、淋巴瘤、子宮頸癌、食道癌、胃癌有一定療效。豬苓所含的多糖類是抗癌的有效成份，為葡聚糖類（PGU）。抗癌實驗：豬苓水溶物對小鼠S180的抗瘤效果，劑量0.5mg／公斤體重，三十隻小鼠，腫瘤完全消退者二十五隻，抑瘤率100%；豬苓多糖(PUG-1)，以0.1mg／公斤體重腹腔給藥，對S180抑制率為97.2%，十二隻荷瘤小鼠有十隻在五週時瘤就全消退；用甲基甲蒽誘發小鼠肺癌7423，用豬苓多糖（100mg／公斤體重），給藥七週後，腫瘤明顯縮小，四十一天後腫瘤完全消失佔50%，抑瘤率為100%；豬苓熱水提取物對JTC-26抑制率為33.3%，同時對人體纖維細胞毫無抑制作用；豬苓提取物能增強肝、脾、腹腔巨噬細胞的吞噬活性，促進荷瘤動物脾臟抗體產生的細胞形成和患者血液淋巴細胞轉化率，提高瘤細胞內環磷腺苷的含量；本身無明顯毒性，且對氨甲喋呤的致死毒性有保護作用。《用藥心法》：「豬苓，苦以泄滯，甘以助陽，淡以通竅，故能除濕利小便。」天冬為百合科天門冬屬植物天門冬的塊根。主要含天冬酰胺(asparagi-ne)。養陰清熱，潤燥生津。實驗證明有抗癌活性作用，前方201號方中已介紹。以上二藥合為本方君藥對。乳香、沒藥為活血化瘀之藥對。《本草綱目》：「散血消腫，定痛生肌」。「乳香活血，皆能止痛、消腫、生肌，故二藥每每相兼而用，為本方臣藥。雄黃為含砷的結晶礦石。主要含二硫化二砷（As_2S_2）。解毒燥濕，抗癌，殺蟲。《本草綱目》：「化腹水瘀血」。《千金方》：「治癥瘕積聚……」。為本方佐藥。山慈菇別名毛慈菇。性味辛、寒；有小毒。清熱解毒，消腫散結；為本方使藥。

功效：活血化瘀，利水滲濕，滋陰抗癌。

主治：惡性淋巴瘤、乳腺癌、肺癌、肝癌、膀胱癌、腎癌等。

用法：上藥共研細末，取黃米飯一兩搗爛，加研細藥末，再搗為丸如綠豆大，每服六克，熱陳酒送服。

歌訣：

冬苓醒消君豬苓，天冬乳沒雄黃精；
慈菇散結消瘰癧，瘀化痛止經絡通。

240號方　黃藥子飲

組成：黃藥子三十克、龍葵三十克、蒲黃根三十克、海藻三十克。

方解：黃藥子為薯蕷科植物多年生宿根纏繞性藤本黃獨(Dioscorea bulbifera L.)的塊莖。別名黃獨、金線吊蛤蟆。主要成份含呋喃去甲基二萜類化合物（黃藥子萜A、B、C）。性味苦、辛，寒；有小毒。歸心，肝經。化痰散結，解毒消腫。《本草綱目》：「涼血降火，消癭解毒。」《開寶》：「惡腫瘡瘻」。抗癌實驗：對小鼠S180、U14有抑制作用；噬菌體法實驗，有抗噬菌體活性的作用，提示有抗癌作用。龍葵為茄科植物龍葵的全草。主要含甾體生物鹼、皂甙等。清熱解毒，利尿消腫。實驗證明有抗癌活性作用，其抗癌實驗在171號方已介紹，為本方臣藥。蒲黃根為香蒲科水生草本植物狹葉香蒲或香蒲屬其他植物的根莖。性味甘，平。歸肝，心包經。行血祛瘀，收澀止血。為本方佐藥。海藻為馬尾藻科植物羊棲菜、海蒿子等的葉狀體。羊棲菜中含有褐藻酸、甘露醇等。海蒿子尚含馬尾藻多糖及多肽類成份。性味苦、寒。《本草經》：「主癭瘤氣，頸下核，破散結氣，癰腫癥瘕堅氣。」為本方使藥。

功效：解毒消癭，軟堅散結，抗癌止血。

主治：淋巴瘤、甲狀腺瘤、胃癌、白血病、乳腺癌等。

用法：水煎劑，每日一劑，煎藥液二百毫升，分兩次內服。

歌訣：

黃藥子飲配龍葵，佐藥選用蒲黃根；
軟堅散結洋海藻，癭瘤瘰癧用無悔。

241號方　抗癌養榮湯

組成：浙貝母（去心）三克、茯苓三克、白朮（土炒）六克、人參三克、熟地黃三克、川芎三克、當歸三克、白芍（酒炒）三克、陳皮三克、甘草三克。

方解：貝母為百合科多年生草本植物川貝 (Fritillaria cirrhosa D. Don)、浙貝母 (F. verticillata Willd. var. thunbergii Bak) 的地下鱗莖。浙貝母含有多種生物鹼。性味苦，寒。歸肺、心經。清熱散結，化痰止咳。用於瘰癧瘡癰腫毒及乳癰、肺癰等症。浙貝母反烏頭。抗癌實驗：貝母（品種不詳）熱水提取物對JTC-26抑制率70%-90%；浙貝母和蕎麥葉貝母體外篩選均有抗癌活性的作用。《本草述》：療「疔腫瘤瘍，可以托裏護心，收斂解毒。」《藥品化義》：「取其下利則毒去，散氣則毒解，用療肺瘻、肺癰、癭瘤痰核、癰疽瘡毒，此皆開鬱散結，血脈流通之功也。」為本方君藥。茯苓為多孔菌科真菌茯苓（Poria Coco S〔Schw.〕Wolf）的乾燥菌核。主要成份菌核含β—茯苓聚糖約93%和多種四環三萜類化合物如茯苓酸、齒孔酸、塊苓酸等。此外，尚含麥角甾醇、蛋白質、膽鹼、腺嘌呤、卵磷脂及無機鹽類。性味甘、淡，平。歸心、肺、脾、腎經。利水滲濕，健脾寧心。茯苓已同其他藥物桂枝等做成「桂枝茯苓丸」成藥，治療子宮肌瘤有一定療效。抗癌實驗：茯苓的水溶性葡聚糖成份，對小鼠S180有明顯的抑制作用，抑制率可達96.88%；茯苓的乙醇提取物對小鼠S180（腹水型）抑制率為6.5%；本品具有提高巨噬細胞吞噬功能，促進免疫球蛋白形成的作用。人參味甘，大補元氣，抗癌生津；白朮健脾補氣；甘草緩和藥性，抗癌祛痰；以上為四君子湯，益氣健脾，抗癌，為方中臣藥組。四物湯中地黃補血為主；當歸補血、活血；川芎入血分理血中之氣；白芍斂陰養血。本方特點，補血而不滯血，行血而不破血，補中有散，散中有收，有補血調血作用，故以四物湯為本方佐藥組。與臣藥合為「八珍湯」，氣血兩補。陳皮調中理氣，燥濕化痰，為方中使藥。

功效：化痰軟堅，扶正抗癌。

主治：惡性淋巴瘤（氣血雙虧型）、甲狀腺癌、鼻咽癌、胃癌、骨腫瘤、白血病等。

用法：水煎劑，每日一劑，煎湯液二百毫升，分兩次內服。

歌訣：

抗癌養榮八珍湯，補氣補血虛先嚐；
陳皮浙貝祛痰鉺，晚期腫瘤補益方。

242號方　癌性低燒方

組成：青蒿三十克、鱉甲十克、地骨皮九克、元參九克、夏枯草十五克、丹皮九克、山萸肉十五克、生地十二克。

方解：青蒿為菊科植物青蒿 (Artemisia apiacea Hance) 或黃花蒿 (A. annua L.) 的全草。別名香蒿、黑蒿等。主要成份全草含揮發油0.3-0.5%。揮發油含桉油精、黃花蒿酮、左旋樟腦、枯茗醛、丁香烯、杜松油烯、倍半萜烯醇等，現又分得抗瘧有效成份青蒿素。性味苦、辛，寒。歸肝、膽經。退虛熱，涼血，解暑，截瘧。用於陰虛發熱所致的骨蒸勞熱，手足心熱者；溫熱病後期。抗癌實驗：青蒿乾品，加六十倍水，煎煮，乘熱過濾，濾液減壓蒸乾後，在體外JTC-26抑制率為70-90%（劑量為500ug/ml）。鱉甲為鱉科動物鱉的背甲。別名團魚殼。主要含動物膠、角蛋白、碘質、維生素丁及鈣鹽。性味鹹，微寒。歸肝、腎經。滋陰潛陽，軟堅散結，退熱除蒸。抗癌實驗：用美藍法試驗對肝癌、胃癌、急性淋巴性白血病細胞有效，用細胞平板法亦有效；本品能抑制人體肝癌、胃癌細胞的呼吸。以上二藥合為本方君藥對。地骨皮、生地、丹皮、元參滋陰清熱，涼血泄熱；有利於青蒿清熱透邪，故為本方的臣藥組。夏枯草為唇形科植物，藥用全草。主要含夏枯草甙、金絲桃甙、烏索酸、芸香鹼等。清熱解毒，抗癌散結；為本方佐藥。山萸肉補益肝腎為方中使藥。

功效：清熱滋陰，軟堅抗癌。

主治：惡性淋巴瘤（火燥風熱、肝腎陰虛二型）、乳腺癌、胃狀腺瘤及各種惡性腫瘤所致的發熱。

用法：水煎劑，每日一劑。煎藥液二百毫升，分兩次內服。

歌訣：

滋陰清熱癌性燒，元參鱉甲重青蒿；
地萸丹皮地骨皮，清熱散結夏枯草。

243號方　抑陰散

組成：狼毒三十克、草烏六十克、南星九十克、升麻二十克、香白芷三十克、獨活（去節）三十克。

方解：升麻為毛茛科多年生草本植物大三葉升麻（Cimicifuga heracleifolia Kom.）或興安升麻（C. dahurica〔Turcz.〕Maxim.）和升麻（C. foetida L.）的根莖。主要成份含升麻鹼、水楊酸、咖啡酸、阿魏酸、鞣酸、酯肪酸等。性味辛、甘，微寒。歸肺、脾、大腸、胃經。清熱解毒，發汗透疹，升陽舉陷。《本經》：「解百毒，……辟溫疫瘴氣，邪氣蠱毒。」抗癌實驗：本品熱水提取物以500ug/ml，注入20ml於JTC-26培養基中，腫瘤細胞抑制率高達90%以上。同時只有輕微地抑制正常細胞反應。狼毒為大戟科大戟屬狼毒大戟和月腺大戟的根。別名白狼毒、貓眼根、山紅蘿蔔等。性味苦、辛，平；有毒。用其以毒攻毒治療癌腫。破積殺蟲，除濕止癢。其成份、歸經，抗癌實驗在163號方中已詳細介紹。以上二藥合為本方君藥對。草烏為毛茛科烏頭的塊根。性味辛、苦，溫；有小毒。祛風濕，散寒止痛。南星苦、辛，溫；有毒。燥濕化痰，祛風止痙。二藥用其以毒攻毒抗癌。經實驗證明均有抗癌作用，前方已介紹，為本方臣藥對。香白芷為傘形科多年生草本植物興安白芷或川白芷及杭白芷的根。性味辛，溫。歸肺、胃經。祛風燥濕，消腫排膿。《日華子本草》：「乳癰，發背，瘰癧，腸風痔瘻，排膿，瘡痍疥癬，止痛，生肌，去面皮於疵瘢」。為本方佐藥。獨活為傘形科多年生草本植物重齒毛當歸的根。性味辛、苦，溫。歸肝、腎、膀胱經。除濕散寒，止痛為本方使藥。

功效：扶陽解毒，散寒止痛，抗癌除濕。

主治：惡性淋巴瘤、甲狀腺瘤、鼻咽癌、轉移性淋巴結腫大（適用於初起未潰者）。

用法：共研細末，葱汁調塗。每日換藥一次。

歌訣：

陽虛痰結陰氣盛，痰凝毒聚邪氣乘；
升麻狼毒烏白芷，南星獨活節去淨。

244號方　寒蟾丸

組成：蟾酥（酒化）六克、寒水石三克、蝸牛二十一個、雄黃六克、沒藥三克、麝香一點五克、膽礬三克、朱砂九克。

方解：蟾酥為蟾蜍科動物中華大蟾蜍(Bufo bufo gargarizans Cantor)或黑眶蟾蜍(B. melanostictus Schneider)的乾燥分泌物。主要含華蟾蜍酥毒素等。性味辛，溫，有毒。歸心經。解毒止痛，開竅醒神，強心利尿。其抗癌實驗在178號方中已介紹，有明顯的抗癌作用。遼寧省104醫療隊用蟾酥油治療多種腫瘤四十八例，獲臨床治癒十六例，顯效十一例，有效十四例。總有效率為85.4%。國外應用本製劑治療腫瘤亦多有報導。應用酒化的蟾酥能減輕其毒性。寒水石為硫酸鹽類礦物芒硝(Mirabilite)的天然晶體。性味鹹、大寒。歸胃、腎經。有清熱瀉火之功。以上二藥合用有瀉火解毒，抗癌止痛之功效，故為本方君藥對。蝸牛為蝸牛科動物蝸牛及其同科近緣種的全體。性味鹹、寒。歸大腸、胃經。清熱，消腫，解毒。用於風熱驚癇，消渴，喉痹，痄腮，瘰癧，癰腫，痔瘡等。雄黃解毒，燥濕，殺蟲，並有抗癌作用。沒藥活血止痛，消腫生肌。三藥合為本方臣藥組。膽礬為硫化銅礦氧化分解形成或人工製成的含水硫酸銅（$CuSO_4 \cdot 5H_2O$）。別名鴨嘴綠膽礬。性味酸、辛，寒；有毒。歸肝、膽經。內服湧吐風痰毒物；外用解毒收濕，蝕瘡去腐。以上二藥均為有毒之品，用其以毒攻毒抗癌，為本方佐藥。朱砂為六方晶系辰砂（Cinnabar）的礦石。別名辰砂。性味甘、寒。歸心經。清熱解毒，鎮志安神為方中使藥。

功效：攻毒抗癌，開竅祛痰。

主治：惡性淋巴瘤、肝癌、皮膚癌、多發性骨髓瘤等。

用法：蝸牛研爛同蟾酥和研調黏，再入其他各藥（先研為末），共搗混勻，做丸如綠豆大，每服二丸，用葱白五寸，嚼爛，藥用熱酒送下，蓋被出汗為度。

歌訣：

寒水石丸配蟾酥，蝸牛膽礬雄黃朱；
化瘀散結炙沒藥，麝香引經癌痛除。

245號方　芫花丹

組成：芫花三十克、山慈菇十克、續隨籽霜三十克、五倍子六十克、麝香九克。

方解：芫花為瑞香科落葉植物芫花（Daphne genkwa Sieb. et. zuec.）的花蕾。同科植物黃芫花亦作芫花用。主要成份：花含黃酮甙物：芹素、β—谷甾醇、苯甲酸及刺激性的油狀物；根皮含芫根甙及黃色結晶性物質，具有抗癌活性成份的芫花烯。性味辛、苦，溫；有毒。歸肺、腎、大腸經。瀉水逐飲，抗癌祛痰。《本經》：「主咳逆上氣，喉鳴喘，咽腫短氣……疝瘕，癰腫。」抗癌實驗：芫花的揮發油水溶液注射於直腸癌瘤體局部，可見腫瘤迅速壞死；芫花的甲醇提取物對白血病L388有明顯的抑制作用。山慈菇消熱解毒，抗癌散結；二藥合為本方君藥。續隨子為大戟科二年生草本植物續隨子

（Euphorbin Lathyris L.）的成熟種子。別名千金子。主要成份：種子含脂肪油40—50%，油中含有毒性成份千金子甾醇（Euphobiasteroid）即環氧續隨子醇苯乙酸二乙酸酯、香豆精素、續隨子素、馬栗樹皮甙、殷金醇棕櫚酸酯等。千金子霜：取揀淨的千金子，搓去殼，碾碎，置蒸器內蒸透，用吸油紙包裹，壓榨至油盡，碾細，過篩。製成霜後減輕毒性。性味辛、溫；有毒。歸肺、胃、膀胱經。逐水消腫，破癥殺蟲。治水腫脹滿，痰飲，宿滯，癥瘕積聚等症。抗癌實驗：據初步篩選試驗（美藍法、瓦伯呼吸儀），鮮草對急性淋巴細胞性及粒細胞型、慢性粒細胞型、急性單核細胞型白血病白細胞均有抑制作用；其同屬植物E.amygdaloides含鬼臼樹脂（Podophvllin），有抗腫瘤作用，但毒性較大。此藥增強君藥攻毒抗癌作用，故為本方臣藥。五倍子為漆樹科落葉灌木或小喬木植物鹽膚木或同屬植物青麩楊等葉上寄生生的蟲癭。性味酸、澀，寒。歸肺、大腸、腎經。斂肺降火，斂汗止血。為本方佐藥。麝香醒神開竅，散結止痛，抗癌，故為本方使藥。

功效：攻毒抗癌，散結止痛。

主治：惡性淋巴瘤、淋巴腺癌，多發性骨髓瘤，皮膚癌等。

製法及用法：前二味研細過籮，後三味分別研細與上藥調勻篩末麵一百克蒸糊，攪拌均勻，壓片切塊，市售每錠三克，內服每次一至三錠，卉水代服，外用時冷開水磨化，塗敷患處，日敷數次。

歌訣：

芫花丹用千金霜，軟堅散結慈菇光；
五倍解毒去瘀熱，止痛全憑好麝香。

246號方　半夏膏

組成：生半夏二十克、生南星十八克、白芥子二十克、生附子二十克、炮薑三十克、紅花十五克、紅芽大戟六克、香油五百克、麝香四點八克、樟丹二百五十克、藤黃三十克。

方解：半夏為天南星科多年生草本植物半夏（Pinellia ternata〔Thunb.〕Breit.）的塊莖。主要含有膽鹼、甘露醇、氨基酸和酚性物質等。性味辛、溫，有毒。歸脾、胃經。燥濕化痰，消痞散結，降逆止嘔。《藥性論》：「消痰涎，開胃健脾，止嘔吐，去胸中痰滿，下肺氣，主咳結。新生者摩塗癰腫不消，能除癭瘤。氣虛而有痰氣，加而用之。」實驗證明有抗癌作用，其抗癌實驗在157號方中已介紹。天南星其科屬及性味、歸經同半夏。有燥濕化痰，祛風止痙之功。抗癌實驗前方已介紹。生附子、白芥子解毒散結，通絡止痛，燥濕化痰。以上四藥均屬化痰藥。藥性溫燥，以期達到溫化寒痰的效果。治瘰癧、癭瘤之堅硬腫塊，為本方君藥組。紅花、炮薑活血散瘀，溫中和胃；且紅花實驗證明有抗癌作用，故二藥為本方臣藥。紅芽大戟為大戟科多年生草本植物大戟或茜草科多年生草本植物紅芽大戟的根。性味苦、辛，寒；有毒。歸肺、腎、大腸經。消腫散結，瀉水逐飲。用於熱毒癰腫瘡毒及痰火凝聚所致瘰癧痰核。麝香開竅醒神，散結抗癌；樟丹除濕殺蟲，溫散止痛；藤黃為藤黃科植物藤黃的膠質樹脂。消腫化毒，止血殺蟲。《綱目拾遺》：「治癰疽，止血化毒，斂金瘡，亦能殺蟲。」以四藥合為本方佐藥組。香油為輔型劑，調和之品，為本方使藥。

功效：消腫散結，化痰抗癌。

主治：惡性淋巴瘤、乳腺瘤、腦瘤等。

用法：將上藥用香油炸枯後，每五百克油加入樟丹二百五十克熬成膏。每五百克內兑入麝香四點八克、藤黃麵三十克。用時將膏藥溶化，攤開敷於布或紙上，外敷患處。

歌訣：
陽虛寒痰淋巴瘤，南星半夏芥香油；
紅花薑附麝大戟，藤黃樟丹膏藥稠。

247號方　養血生肌膏

組成：杠板歸四十克、甘草三十六克、紫草炭六克、血竭十二克、白芷十五克、白蠟六十克、香油五百克、輕粉適量。

方解：杠板歸為蓼科蓼屬植物貫葉蓼(Polygonum perfoliatum L.)的全草。別名河白草、蛇倒退、犁頭刺、貓爪刺等。全草含靛甙(indican, $O_{14}H_{17}O_6N \cdot 3H_2O$)、蒽醌甙、強心甙、還原糖及鞣質等。性味酸、苦，平。歸心、腎、脾經。消腫利水，清熱解毒，活血。治水腫、丹毒、瘰癧、濕疹、疥癬。《南寧市藥物誌》：「收斂清毒。治痢疾，金瘡，濕疹；外治疥癬。」《物理小識》：「治瘰癧，亦可截瘧。抗癌實驗：動物實驗證明，對多種移植性腫瘤有抑制作用。甘草為豆科甘草屬植物，藥用根狀莖。主要含甘草次酸、甘草次胺鹽、甘草次酸鈉、甘草甜素、甘草甙等。補脾益氣，緩急止痛；又有抗癌活性作用。抗癌實驗在200號方中已介紹。以上二藥合為本方君藥組。紫草炭為紫草炙為炭用。涼血止血，解毒抗癌。炭化後加強止血功能。抗癌實驗、成份詳閱186號方。血竭別名麒麟竭。性味甘、鹹，平。歸心、肺經。外用止血、生肌、斂瘡；內服散瘀止痛。以上二藥合為本方臣藥對。白芷消腫排膿，祛風燥濕；輕粉外用殺蟲、收濕、斂瘡；二藥為本方佐藥。白蠟、香油為輔型劑，為方中使藥。

功效：解毒涼血，化瘀抗癌。

主治：惡性淋巴瘤、乳腺癌、淋巴腺癌等。

用法：將杠板歸、白芷、甘草、紫草炭四味入油內浸三日，勺內慢火熬至呈枯色、濾過，將油煎乾入血竭化盡，次下白蠟，微火化乾，用菜盅四個，置水中，將膏傾入盅內，再將研為極細的輕粉，每盅投三克，攪勻候一晝夜，膏塗紗布上，適用於已潰者。

歌訣：

養血生肌杠板歸，白芷甘草紫草黑；

血竭溶化加白蠟，輕粉外用腫瘤潰。

白血病驗方選

白血病的發病概況：白血病是造血系統的惡性腫瘤。是中國十大高發惡性腫瘤之一，是三十五歲以下發病率、死亡率最高的惡性腫瘤。佔世界所有癌症發病率的3%，各地區、國家之間差異較小。在很多國家裡，白血病是十五歲以下兒童最常見的腫瘤，佔全部新病例的1/3。在癌症病人登記中，白血病分為七大類：急性淋巴細胞白血病(ALL)、急性非淋巴細胞性白血病(ANLL)、慢性淋巴性白血病(CLL)、急性粒細胞性白血病(AML)、慢性粒細胞性白血病(CML)、單核細胞性白血病(ML)，其他型白血病和未特指的類型。

流行病學中，其特點是中國、日本和印度CLL的發病率低，太平洋島國人群中AML發病率明顯增高。白血病的類型與年齡明顯相關，ALL是兒童期疾病，CLL是中年以上人的疾病。十五歲以下兒童的發病年齡高峰在二至四歲，白人較黑人更為突出。美國黑人的發病率低於白人，非洲兒童似乎發病率非常低，沒有二至四歲的年齡高峰。各地幾乎都一樣，急慢性之比為3.8:1，在急性白血病中，急性粒細胞性白血病佔55.9%，急性淋巴細胞白血病佔23.9%，男性白血病發病率較女性高，比例為2:1。

白血病的發病原因目前尚未十分清楚，可能與下列因素有關：電離輻射、接觸化學物質苯、長期服化學藥物（如氯霉素、保泰松等）、逆轉錄病毒、遺傳因素等有關。白血病其特徵是身體血液中白細胞數量和質量的異常，異常白細胞浸潤正常骨髓及其器官。臨床上常表現有發熱、出血、貧血、感染及肝、脾、淋巴結不同程度的腫大。

中國醫學對白血病的辨證論治多從「虛損」、「勞瘵」、「血症」、「熱勞」、「積聚」中發掘，如《明醫雜著》記載：「男子二十前後，色慾過度，損傷精血，必生陰虛火動之病。睡中盜汗、午後發熱，哈哈咳嗽，倦怠無力，飲食少進，甚則痰涎帶血，咯吐出血，或咳血吐血衄血，身熱脈沉數，肌肉消瘦，此名勞瘵。最重難治。」《景岳全書》：「虛損之虛，有在陰分，有在陽分。然病在未深，多宜溫補，若勞瘵之虛，深在陰中之陰分，多有不宜溫補者。」《普濟方》裡亦有：熱勞由心肺實熱，傷於氣血，氣血不和，臟腑壅滯，積熱在內，不能宣通三焦所致之說。《濟生方》說：積聚由「陰陽不和，臟腑虛弱，風邪搏之，所以為積為聚也。」中醫辨證論治將本病分四型：虛損型、血症型、積聚型、熱勞型（急勞型）。

特殊檢查及診斷：主要依靠血象與骨髓象進行診斷。急性白血病血象分類大多數是幼稚型白細胞，可高達90%，骨髓象原始細胞明顯增多；慢性白血病血象白細胞總數常顯著增加，尤以粒細胞白血病為甚，可達數十萬。骨髓象細胞增生明顯，充滿各期幼稚細胞。紅細胞及血小板則減少，特別是急性白血病更加明顯。急性白血病尚須與再生障礙性貧血、粒細胞缺乏症、血小板減少性紫癜、類白血病反應相鑒別。

治療法則：本病病變複雜，症狀較多，急性白血病來勢凶險，變化較快。因此除了常用的抗癌治療的放、化療之外，臨床常用一般對症支持療法。如控制感染、處理發燒、糾正貧血、止血的搶救等方法是不可缺少的。抗癌化學治療藥物常用有高三尖杉酯鹼、長春新鹼、阿糖胞苷、柔紅霉素、阿霉素、馬利蘭、順氯氨鉑以及干擾素、腎上腺皮脂激素等。放射治療緩解慢性白血病的肝、脾或淋巴結腫大的壓迫症狀有一定療效。中醫中藥辨證論治及單、偏驗方對本病的治療也有一定的療效，介紹如下。

248號方　長春花飲

組成：長春花十五克、土大黃三十克、蛤粉三十克、鱉甲十五克、龜板十五克、熟地十五克、懷山藥十五克、枸杞子十克、杜仲十克、山萸肉十克。

方解：長春花為夾竹桃科長春花屬植物長春花 (Catharanthusroseus (L.) GD on [vinca rosea L.]) 的全草。別名日日新、雁來紅。主要成份：長春花中現以分離出七十多種生物鹼，分別具有抗腫瘤、抗病毒、降血糖及利水降壓作用。其中六種生物鹼已證實有抗癌活性，即：長春花鹼（亦稱長春鹼，Vincaleukoblastine，VLB，Ⅰ）、長春新鹼（亦稱新長春鹼，leurocristine，VCR，Ⅱ）、長春羅新（亦稱環氧長春鹼，vinleurosine，VLR，Ⅲ）、長春羅賽定（亦稱異長春鹼，vinrosidine，VRS，Ⅳ）、長春羅賽溫（亦稱長春文鹼，leurosivine，Ⅴ）及羅威定鹼 (rovidine)。抗癌作用最大的為長春花鹼與長春新鹼。性味微苦，涼。清熱解毒，涼血降壓。抗癌實驗：長春花鹼 (VLB) 對多種動物實驗性腫瘤有抑制作用，如小鼠L1210、AKr白血病、WK256、S180、Ec及白血病發燒與轉移性乳腺癌均有一定抑制作用：對移植於地鼠頰囊中的人體絨毛膜癌細胞亦有抑制作用。長春新鹼 (VCR) 對動物腫瘤的作用超過VLB，兩者之間沒有交叉耐藥現象。華南腫瘤醫院、杭州腫瘤醫院、上海腫瘤醫院及蘇州醫學院附屬第一醫院等曾用本品治療四十三例腫瘤患者（其中何傑金氏病二十二例、淋巴肉瘤十一例、網狀細胞瘤六例、急性白血病四例），近期治癒四例，顯效十五例，有效十二例，無效六例，惡化三例，失訪三例，總有效率為72.1%。土大黃為蓼科植物皺葉酸模的根。別名羊蹄草、牛耳大黃、皺葉羊蹄等。根中含有大黃素、大黃酚甙等。性味苦、寒；歸脾、胃、大腸經。清熱涼血，排膿拔毒。實驗證明，對腫瘤細胞有抑制作用。蛤粉軟堅散結，清肺化痰。以上三藥合為本方君藥組。鱉甲為鱉科動物鱉的背甲。別名團魚殼。性味鹹、平。主癥瘕、堅積。抗癌實驗：用美藍法試驗對肝癌、胃癌、急性淋巴性白血病細胞有效，用細胞平板法亦有效：能抑制人體肝癌、胃癌細胞的呼吸。與龜板合用增強其軟堅散結功效，提高機體免疫功能，故二藥為本方臣藥對。熟地、懷山藥養血滋陰，補精益髓；杜仲、枸杞子強筋壯骨，滋補肝腎；四藥合為本方佐藥組。山萸肉健脾補腎為本方使藥。

功效：清熱解毒，扶正抗癌。

主治：急慢性白血病、淋巴肉瘤、絨毛膜上皮癌、乳腺癌、卵巢癌、腎母細胞瘤、惡性黑色素瘤等。

用法：水煎劑，每日一劑，煎藥液二百毫升，分二次內服。

歌訣：

長春花飲土大黃，鱉枸蛤粉龜地黃；

益腎杜仲山萸肉，補骨生髓是良方。

249號方　加味青蒿鱉甲湯

組成：黃藥子十克、野菊花三十克、草河車二十克、鱉甲三十克、龜板十克、地骨皮三十克、青蒿二十克、花粉二十克、知母十克、丹皮三十克、女貞子三十克、生地十五克、當歸十五克、黛蛤散二十克。

方解：野菊花為菊科多年生草本植物菊(Chrysanthemum moorifolium Ramat.)的頭狀花序。野菊花為同屬近緣植物野菊(C. indicum L.)等的頭狀花序，全草亦入藥。別名苦薏。性味苦、辛，微寒。清熱解毒。主要用於癰腫、疔毒、咽喉腫痛等症。經實驗證明有抗癌活性的作用。在237號方中已介紹。黃藥子、草河車消癭解毒，涼血降火。均有抗癌作用，前方均已介紹，配用野菊花加強解毒抗癌功能，故三藥為本方君藥組。青蒿鱉甲湯中青蒿清熱透邪，鱉甲、知母、生地滋陰清熱，丹皮涼血泄熱，配合而成養陰清熱、透邪外出之功用。龜板滋陰潛陽，益腎健骨，養血補心；地骨皮、花粉涼血滋陰，花粉兼有抗癌作用。以上三藥合青蒿鱉甲湯為本方臣藥組。當歸、女貞子補血養血，滋補肝腎為本方佐藥對。黛蛤散清熱解毒，抗癌散結為其使藥。

功效：養陰清熱，解毒抗癌。

主治：急慢性白血病、淋巴瘤、胃癌、鼻咽癌、肝癌、腸癌等。

用法：水煎劑，每日一劑，煎藥液二百毫升，分兩次內服。

歌訣：

清熱黃藥野菊花，草河青蒿龜鱉甲；
骨皮花粉丹知母，女貞歸地黛蛤加。

250號方　豬半湯

組成：豬殃殃三十克、草河車三十克、半枝蓮十二克、馬勃十克、板蘭根二十克、忍冬藤十五克、石斛十二克、生地十二克、熟地十二克、白朮十五克、人中白九克。

方解：豬殃殃為茜草科植物豬殃殃（Galium spuriu U L. var. echinospermon〔Wallr.〕Hayek）的全草。主要成份：甙類化合物（車葉草甙、茜根定—櫻草糖甙、偽紫色素甙）。性味甘、辛，平，微寒。歸脾、心、小腸經。清熱涼血，利水消腫。《藥鑒》：「癰毒癥瘕——臌脹黃疸」。抗癌實驗：美藍試管法體外實驗，本品有抑制腫瘤細胞生長的作用；體內實驗，對小鼠S180及白血病有抑制作用。草河車、半枝蓮清熱解毒，抗癌散結。二藥詳細內容在234、152號方中已介紹。以上三藥為本方君藥組。馬勃為馬勃科馬勃菌（Lasiosphaera nipponica）的實體。別名馬糞包。主要成份為馬勃素、尿素、麥角甾醇、亮氨酸、酪氨酸及大量的磷酸鈉。性味辛、平。歸肺經。清熱解毒，利咽止血。抗癌實驗：馬勃素是一種抗癌物質；磷酸鈉有機械性凝血作用；對皮膚真菌有抑制作用。忍冬藤為忍冬的莖葉。別名銀花藤。性味甘、寒。歸肺、胃、大腸經。清熱解毒。板蘭根合以上二藥加強解毒功能，為本方臣藥組。生地、石斛滋補肝腎；熟地、白朮健脾利濕；四藥合為本方佐藥。人中白為人尿自然沉結的固體物。清熱降火，消瘀生肌為本方使藥。

功效：清熱解毒，散結抗癌。

主治：白血病、乳腺癌、肝癌及頭頸部腫瘤等。

用法：水煎劑，每日一劑，煎藥液二百毫升，分二次內服。

歌訣：

豬半湯用豬殃殃，忍冬板蘭二地黃；
朮蓮石斛草河車，馬勃中白治惡瘡。

251號方　抗癌清血湯

組成：山豆根（廣豆根）三十克、青蒿三十克、黃藥子二十克、夏枯草三十克、鱉甲三十克、天冬二十克、半枝蓮三十克、大黃三十克、白花蛇舌草三十克、玄參二十克。

方解：山豆根為豆科植物越南槐（Sophora tonkinensis Gapnep.）的乾燥根及根莖。主要成份：廣豆根的根含總生物鹼約0.93%，其中苦參鹼0.52%、氧化苦參鹼0.35%及微量的臭豆鹼、甲基金雀花鹼等多種生物鹼，及β—谷甾醇、酚性成份和異黃酮等。性味苦，寒；有毒。歸肺、胃經。清熱解毒，散腫止痛，利咽喉。抗癌實驗：動物實驗證明，廣豆根對癌症有類似免疫性作用；廣豆根的水提取物對子宮頸癌有顯著的抑制作用；其成份苦參鹼、氧化苦參鹼對小鼠S180有延長其死亡作用；另一成份三葉豆紫檀甙也有此作用；有人用日本山豆根對吉田肉瘤及腹水型肝癌大鼠進行治療和免疫學觀察。實驗治癒率為60%以上，對快死亡的大鼠也有延長生命及抑瘤效果。在治癒的大鼠血清中發現抗腫瘤抗體存在，此種抗體在傳代大鼠中有遺傳傾向；美藍試管法（生藥2g/ml）證明對白血病細胞亦有抑制作用；另有報告山豆根對網狀內皮系統功能有興奮效果；給小鼠灌服山豆根浸劑60克/公斤體重/日，共十六—二十一天。對於接種的子宮頸癌（U14）有明顯的抑制作用；氧化苦參鹼的化學系數為自力霉素的7.8倍。青蒿清熱，涼血，解暑，截瘧；黃藥子解毒散結。二藥實驗證明均有抗癌作用，前方已介紹。以上三藥合為本方君藥組。鱉甲、夏枯草清熱解毒，軟堅散結；大黃清熱涼血，化瘀攻積；半枝蓮、天冬養陰清熱，化瘀消腫；以上五藥實驗證明均有抗癌作用，為本方臣藥組。白花蛇舌草清熱解毒，抗癌；加強君、臣藥物作用，為本方佐藥。玄參為玄參科多年生草本植物玄參的根，別名元參。有清熱、解毒、養陰之功，為方中使藥。

功效：清熱解毒，散結抗癌。

主治：白血病、惡性淋巴瘤、網織細胞肉瘤、肝癌等。

用法：水煎劑，每日一劑，煎藥液二百毫升，分二次內服。

歌訣：

抗癌蛇草豆黃藥，天冬鱉甲半枝蒿；
大黃玄參夏枯草，造血腫瘤早醫好。

252號方　喜樹青黛湯

組成：喜樹三十克、青黛三克（分沖）、長春花十五克、犀角（磨沖）十五克、紫草三十克、半枝蓮三十克、豬殃殃五十克、生地十五克、赤芍十五克、丹皮十克、玄參十五克。

方解：喜樹為珙桐科旱蓮屬植物喜樹（Camptotheca acumi-nata Decne.）的根、果、樹皮、樹枝及葉。別名旱蓮木、千張樹及南京梧桐。主要成份：喜樹鹼（camptothe-cine）及微量的羥基喜樹鹼和甲氧基喜樹鹼、脫氧喜樹鹼、喜樹次鹼（venoterpine）、喜樹苷（vineoside-la-ctam）及白樺酯酸（betulic acid）等。喜樹果實中喜樹鹼與羥基喜樹鹼的含量最高，根皮中次之，樹皮中又次之，而樹枝中最少。性味苦、澀。歸心、脾經。清熱解毒，抗癌殺蟲。抗癌實驗：喜樹鹼對小鼠L615、吉田肉瘤、S180、S37、WK256、Ec（皮下型）腦瘤B22及艾氏腹水癌均有明顯的抑制作用；果實煎液及酒提粗品對小鼠艾氏腹水癌及小鼠胃癌有較好的療效；樹皮乙醇提取物對腺癌—755有抑制作用；喜樹鹼經實驗證明是DNA合成抑制劑，對S期細胞具有最大的細胞毒性。用10ug/ml喜樹鹼在一分鐘內能使L1210的細胞DNA完全降解，在0°C時也能發生降解，在37°C時DNA可發生快速的重集聚，但在0°C時較緩慢，對RNA的合成抑制認為是可逆的。長春花清熱解毒，涼血降壓；青黛清熱解毒，涼血散腫；二藥經抗癌實驗證明，均對白血病細胞有一定的抑制作用，其抗癌實驗在248、167號方中已分別介紹。臨床應用以上三藥治療白血病有一定療效，故為本方君藥組。紫草、半枝蓮、豬殃殃均有清熱解毒，涼血抗癌之功，經實驗已證明有殺滅癌細胞作用，前方已介紹，三藥合用解毒抗癌作用加強，故為本方臣藥組。犀角、丹皮涼血止血；生地、赤芍活血化瘀，滋補肝腎；四藥助於臣藥涼血之功，故為本方佐藥組。玄參解毒滋陰為其使藥。

功效：清熱涼血，解毒抗癌。

主治：白血病（慢性淋巴性白血病、慢性髓性白血病、急性白血病緩解期有較好療效）、胃癌、肝癌、腸癌等。

用法：水煎劑，每日一劑，煎藥液二百毫升，分二次內服。

歌訣：

喜樹青黛長春花，犀角紫草半枝加；
玄參地芍丹皮入，豬殃血癌效堪誇。

253號方　羚羊天冬湯

組成：羚羊角十克（沖）、野百合三十克、天冬三十克、蒲公英三十克、銀花三十克、連翹三十克、生石膏三十克、知母十克、丹皮三十克、生地十五克、玄參十五克。

方解：野百合為豆科野百合屬植物農吉利（Crotalaria sessi-flora L.）或大豬屎豆(Crotalaria assamica) 的全草。別名農吉利、劉寄奴、蘭花野百合、狗鈴草、響鈴草、羊屎蛋、佛指甲、狸豆。大豬屎豆別名大葉豬屎青、凸尖野百合。主要成份為野百合鹼（農吉利甲素，Monocrotaline）、黃鹼素、氨基酸、酚性物質。農吉利甲素以種子中含量最高，約為0.4%。性味苦，平。清熱，利濕，解毒。抗癌實驗：野百合鹼對小鼠SI80、白血病L615、WK256等均有一定的抑制作用（接種後二十四小時開始治療），其中以對WK256療效最為顯著；對S37的抑制率為54-75%，若在野百合鹼母核氮原子上引入氧原子，毒性可降低，但對SI80的抑制率也降低；野百合鹼能降低瘤組織對磷的攝取，從而抑制了磷代謝；它不僅能抑制癌細胞DNA、RNA的含量，同時也抑制其生物合成過程；大葉豬屎青中也有野百合鹼，木品果殼製劑對腫瘤抑制率達80%以上，有統計學意義。據測定大葉豬屎青種子中的野百合鹼含量比野百合高十倍。羚羊角為牛科動物賽加羚羊等的角。主要含磷酸鈣、角蛋白及不溶性無機鹽等。其中角蛋白含量最多，羚羊角的角蛋白含硫只有1.2%。性味鹹、寒。歸心、肝經。平肝熄風，清熱鎮驚，解毒。《本草拾遺》：「主溪毒及驚悸，煩悶，臥不安，心胸間惡氣毒，瘰癧。」天冬養陰清熱，生津抗癌。以上三藥合為本方君藥組。蒲公英、銀花、連翹均有清熱解毒，消腫散結之功。前二藥實驗證明有抑制癌細胞生長作用，前方已有介紹。故為本方臣藥組。生石膏、知母、生地、丹皮清熱瀉火，涼血滋陰為本方佐藥組。玄參引經藥，為方中使藥。

功效：清熱解毒，抗癌散結。

主治：白血病、淋巴瘤、甲狀腺癌、肝癌等。

用法：水煎劑，每日一劑，煎藥液二百毫升，分二次內服。

歌訣：

抗癌百合羚羊角，天冬銀翹生石膏；

丹知玄參地黃蒲，殺滅血中癌細胞。

254號方　鐵樹罌花湯

組成：鐵樹葉十五克、罌粟殼六克、豬殃殃五十克、板蘭根十五克、川芎十五克。

方解：鐵樹葉為蘇鐵科蘇鐵屬植物蘇鐵 (Cycas revoluta Th-unb.) 的葉。別名鐵樹、蘇鐵、鳳尾蕉、避火蕉、梭羅花、鐵甲松、金邊鳳尾。主要成份是葉含氧化偶氮類甙：蘇鐵甙、新蘇鐵甙（neocy-casin）A、B等；雙黃酮化合物：蘇鐵雙黃酮（sotetsufla-vone, $C_{30}H_{20}O_{10}$）及多量葉臘。此外，尚有葫蘆巴鹼、膽鹼、有機酸、糖類、油脂等。性味甘、淡、涼；有毒。清熱解毒，收斂止痛、止血。抗癌實驗在189號方中已介紹，參閱。罌粟殼為罌粟科植物罌粟（papaver somniferum L.）的乾燥果殼。主要含嗎啡、可待因、蒂巴因、那可汀、罌粟鹼等。性味酸、平。歸肺、腎、大腸經。斂肺止咳，澀腸定痛。以上二藥合用增強其抗癌止痛作用，故為本方君藥對。豬殃殃為茜草科植物豬殃殃的全草。主要含甙類化合物。清熱涼血，消腫利尿，並有抗癌作用，抗癌實驗前方已介紹，為本方臣藥。板蘭根為松藍或馬藍的根。性味苦，寒。歸心、胃經。清熱解毒，涼血，利咽。主要用於癰腫瘡毒、熱熾毒盛之症，為本方佐藥。川芎為傘形科多年生草本植物川芎的根莖。性味辛，溫。歸肝、脾、心包經。活血行氣，祛風止痛，為本方使藥。

功效：清熱解毒，抗癌止痛。

主治：急性白血病（脾腫大、頦下、頸部、鎖骨上、腋下、腹股溝淋巴結腫大）、淋巴瘤、骨腫瘤等。

用法：水煎劑，每日一劑，煎藥液二百毫升，分二次內服。

歌訣：

鐵樹葉配罌粟殼，癌症晚期止痛好；

豬殃殃合板蘭根，川芎引經痛即消。

255號方　桃黃抗癌飲

組成：土大黃十五克、核桃青皮六十克、白花蛇舌草三十克、紫草根十五克、連翹三十克、生首烏三十克。

方解：土大黃為蓼科植物土大黃（Rumex madaio Mak.）的根。別名羊蹄草、皺葉羊蹄、牛耳大黃。根中含蒽醌類，如大黃素、大黃酚。性味辛、苦，涼。清熱行瘀，解毒殺蟲。抗癌實驗：於小鼠大腿肌肉接種S_{37}後六天，一次皮下注射土大黃根的醇提取物，六－四十八小時後取出腫瘤檢查，可見到藥物對腫瘤的傷害作用；其酸性提取物效力更強。核桃青皮為胡桃科屬植物核桃及胡桃的樹枝、種膈（胡桃膈、分心木）未成熟果實的果皮。別名胡桃皮，亦稱青龍衣。主要含有胡桃醌（$C_{10}H_6O_3$）、黃酮甙、鞣質及沒食子酸。外果皮中尚有少量的揮發油。性味苦、澀，平。歸肺、腎經。解毒消腫，止癢除痛。抗癌實驗，動物實驗證明，對小鼠S37有明顯抑制作用，並能提升白細胞與血小板，總數低者可提升總數。尚可促進機體代謝，增加防禦能力。以上二藥合用既有抗癌作用，又能增加機體的抵抗力，故為本方君藥對。白花蛇舌草、紫草清熱解毒，涼血抗癌，為本方臣藥。生首烏為蓼科多年生草本植物何首烏（polygonum multiflorum Thunb.）的塊根。性味苦、甘、澀，微溫。歸肝、腎經。補益精血，解毒，截瘧。臨床用於癰疽瘰癧、精血虧虛等症。為本方佐藥。連翹清熱解毒為使藥。

功效：清熱涼血，解毒抗癌。

主治：急性白血病、食道癌、胃癌、甲狀腺癌、子宮頸癌。

用法：水煎劑，每日一劑，煎藥液二百毫升，分二次內服。

歌訣：

青核桃皮青果殼，白花蛇舌配連翹；
土大黃合何首烏，紫草涼血生良效。

256號方　漆姑清血湯

組成： 漆姑草三十克、漏蘆三十克、雙花三十克、黃芩十克、黃連三克、蒲公英三十克、紫花地丁二十克、淫羊藿六克、雞血藤三十克、菟絲子三十克、丹參十克。

方解： 漆姑草為石竹科植物漆姑草（sagina japonica (sw.) ohwi）的全草。別名珍珠草、牛毛黏、大龍葉等。主要成份為含皂甙、揮發油和黃酮甙。性味苦、辛，涼。清熱解毒，消腫散結。《四川中藥誌》：「提膿拔毒；治瘰癧結核。」抗癌實驗：漆姑草水提取物對小鼠SI80、S37、UI4、L615均有顯著抗癌活性的作用；水提物尚對多種急性白血病和慢性白血病和慢性粒細胞性白血病有治療效果；對UI4的抑制率分別為53.5%和57.9%；其皂甙和揮發油對SI80抑制率分別為11%和14.8%，抑制率並不高，所以推測其抗癌的有效成份為黃酮甙。漏蘆為菊科漏蘆屬物祁州漏蘆，藥用根部。主要含揮發油。《大明日華諸家本草》：「通小腸，治泄精尿血、腸風、風赤眼、小兒壯熱……乳癰瘰癧，止血排膿、補血長肉。」實驗證明，能增加吞噬細胞的吞噬功能，提高機體的抵抗力。該藥詳細內容在196號方中已介紹。雙花清熱解毒，抗癌消腫；詳閱207號方。以上三藥合為本方君藥組。黃連、黃芩、蒲公英、紫花地丁均有清熱解毒，化瘀抗癌之功；

抗癌實驗前方均有詳細論述。合為本方臣藥。淫羊藿為小蘗科多年生草本植物淫羊藿的全草。別名仙靈脾。性味辛、甘，溫。歸肝、腎經。補腎壯陽。祛風除濕。菟絲子補陽益陰，固精縮尿；雞血藤行血補血，舒筋活絡，實驗證明有抗癌作用。以上三藥合用有扶正抗癌之功，加強君、臣藥的扶正驅邪之功，為本方佐藥組。丹參活血化瘀，養血補血為本方使藥。

功效：解毒化瘀，扶正抗癌。

主治：白血病、惡性淋巴瘤、肝癌等。

用法：水煎劑，每日一劑，煎藥液二百毫升，分兩次內服。

歌訣：

漆姑清血蒲公英，漏蘆雙花紫地丁；

二黃丹參淫羊藿，菟絲子配雞血藤。

257號方　了哥王冲劑

組成：了哥王十五克、白花蛇舌草三十克、紫花地丁三十克、黃芪三十克、女貞子三十克、菟絲子三十克。

方解：了哥王為瑞香科植物南嶺蕘花（Wickstroemia indica C.A. Mey.）的根或根皮。主要成份含黃酮甙——南蕘素、羥基芫花素。性味苦、微寒，有毒。歸肺經。清熱利水，化痰散結。抗癌實驗：水煎液對小鼠淋巴肉瘤—一號、腹水型抑制率達45.4%；水煎液對小鼠U14、S180也有抑制作用；甲醇提取物對小鼠艾氏腹水癌生長的抑制率達97%；對淋巴細胞白血病—388的T/C值為180%，有明顯的抗癌活性作用。白花蛇舌草合了哥王加強解毒抗癌之功，故二藥為本方君藥對。紫花地丁為堇菜科多年生草本植物紫花地丁（Viola yedoensis Mak.）的帶根全草。性味辛、苦，寒。清熱解毒，消癰散結。《本草綱目》：「一切癰疽，發背，疔腫，瘰癧，無名腫毒，惡瘡。」加強君藥解毒功能，故為本方臣藥。黃芪、女貞子補氣健脾，滋補肝腎；經實驗證明，二藥製成的口服液經研究有增強吞噬細胞的吞噬功能，提高機體免疫能力。二藥合用扶正抗癌，為本方佐藥。菟絲子補陽益陰，明目止瀉為本方使藥。

功效：解毒散結，扶正抗癌。

主治：白血病、惡性淋巴瘤、乳腺癌、癌性胸腹水等。

用法：做成沖劑，每包六克，每日三次，每次一包。

歌訣：

白血病方了哥王，地丁蛇草抗癌強；
黃芪女貞增免疫，菟絲扶正效果彰。

258號方　冬凌六谷湯

組成：冬凌草三十克、蛇六谷三十克、馬錢子零點九克、豬殃殃三十克、半枝蓮三十克、蛇舌草三十克、大黃六克。

方解：冬凌草為唇形科香茶香屬植物碎米椏（Rabdosia rubescens〔Hamst.〕C.Y.Wu et Hsuan）及同屬植物藺蕚香茶菜（R. japonica〔Burm. f.〕Hera var. glaucocalyx〔maxim.〕Hera）等的全草。別名冰凌草、彩花草、雪花草、山香草、山荏、六月令、破血丹。主

要成份：全草中含有單萜、倍半萜、二萜及三萜等多種萜類化合物。從二萜成份中分離出一種含量較高並具強苦味物質（冬凌草素）。性味苦，涼。清熱解毒，散瘀消腫。抗癌實驗：本品對多種動物移植性腫瘤有一定的抑制作用，如小鼠S180、Ec、肝癌腹水型與實體型、網狀細胞肉瘤（ARS）等；對人體食管鱗癌細胞株$CaEs_{-17}$有明顯細胞毒作用，當濃度達2-3微克／毫升時，對該細胞株生長抑制率為40-75%。蛇六谷為天南星科天南星屬植物天南星、異葉天南星及東北天南星的球狀塊莖。別名天南星。主要含苛辣性毒素。塊莖中含皂甙、安息香、β—谷甾醇及多量澱粉；尚含類似毒芹鹼樣生物鹼。性味苦、辛，溫；有毒。燥濕化痰，祛風止痙。其抗癌實驗已證明有抑制癌細胞生長作用，在193號方中已介紹。馬錢子為馬錢科植物，藥用果實。別名番木鱉。種子中含番木鱉鹼。性味苦、平，有毒。通經絡，消結腫，止疼痛。對白血病及再生障礙性貧血均有一定的療效。抗癌實驗前方191號方中已介紹。以上三藥合為本方君藥組。豬殃殃為茜草科植物豬殃殃的全草。別名細葉茜草。清熱涼血，利尿消腫。半枝蓮同豬殃殃合用有清熱解毒，涼血散瘀之功。二藥實驗證明均有抗癌活性的作用，前方已介紹，故為本方臣藥。蛇舌草清熱解毒，抗癌為本方佐藥。大黃苦、寒，活血散結，攻積消滯，並有抗癌作用，為其使藥。

功效：消腫散瘀，解毒抗癌。

主治：白血病、胃癌、食道癌、子宮頸癌及神經系統腫瘤、口腔腫瘤。

用法：水煎劑，每日一劑，煎藥液二百毫升，分兩次內服。

歌訣：

馬錢蛇六冬凌草，蛇草豬殃使大黃；

解毒清血半枝蓮，造血腫瘤服之康。

259號方 羚羊涼血飲

組成：羚半角粉一克（沖）、人工牛黃三克、白僵蠶十五克、明礬九克、黃連九克、勾藤十二克、天麻十五克、龍齒三十克、琥珀十二克。

方解：羚羊角為洞角科動物賽加羚羊 (Saiga tatarica L.) 的角。主要成份含磷酸鈣、角蛋白及不溶性無機鹽等。性味鹹、寒。歸心、肝經。有平肝熄風、清熱鎮驚、解毒之功。人工牛黃為牛膽汁或豬膽汁經提取加工而成的。主要成份含膽酸、膽甾醇、麥角甾醇、酯肪酸、卵磷酯、膽紅素及維生素D及Ca、Fe、Cu等元素。性味苦、涼。歸心、肝經。有清熱解毒、化痰開竅、息風止痙之功。其抗癌實驗詳閱167號方。白僵蠶為蠶蛾科昆蟲家蠶的幼蟲感染了白僵菌後而僵死的乾燥全蟲。別名僵蠶、天蟲等。其體表的白粉中含草酸銨。性味微溫，有小毒。清熱解毒，平肝熄風，抗癌鎮痙。抗癌實驗詳見221號方。以上三藥均有平肝熄風、清熱解毒、鎮痙之功，並有抗癌作用，故為本方君藥組。黃連、明礬清熱燥濕，瀉火解毒，止血止癢。二藥均有抗癌作用（已經實驗研究證明），為本方臣藥對。天麻、勾藤鎮痙熄風，平肝潛陽，加強君藥之功，為方中佐藥對。龍齒即龍骨、琥珀二藥均有定驚安神之功；龍骨兼有平肝潛陽、收斂固澀的功效；琥珀又有活血散瘀、利尿通淋之特點。二藥合為本方使藥對。

功效：平肝熄風，清熱鎮驚，解毒抗癌。

主治：白血病（侵犯腦部）、肝癌腹水發熱者。

用法：水煎劑，每日一劑，煎藥液二百毫升，分兩次內服。

歌訣：

羚羊角粉伴牛黃，勾藤黃連加明礬；
龍齒天麻白僵蠶，琥珀平肝熄風狂。

260號方　全蠍公藤飲

組成：雷公藤十克、全蠍十克、蜈蚣十克、半夏十克、僵蠶二十克、地龍十克、安宮牛黃散三克、菖蒲十克、勾藤十克、鬱金十克。

方解：雷公藤為衛矛科植物雷公藤(Trip terygium wilfordii Hook f)的根。別名南蛇根、黃藥、紅紫根等。主要成份：根含雷公藤定鹼(Wilfordine)、雷公藤扔鹼(Wilforine)、雷公藤晉鹼(Wilforgine)、雷公藤春鹼(Wilfortrine)和雷公藤增鹼(Wilforzine)等生物鹼。此外還含南蛇藤醇(Celastrol)、衛矛醇、雷公藤甲素及葡萄糖、鞣質等。性味苦、大毒。有解毒燥濕、抗癌殺蟲之功。抗癌實驗：雷公藤醇提取物對小鼠淋巴細胞白血病(L1210、L388)有明顯的抑制作用；對人鼻咽癌體外試驗亦有抑制活性的作用，有效成份為環氧二萜類；對子宮頸癌(U14)抑制率達40%左右。全蠍、蜈蚣均為動物藥，有毒；用其以毒攻毒抗癌。二藥前方都已詳細介紹；與雷公藤合用加強其攻毒抗癌之功，故為本方君藥組。菖蒲為天南星科植物，藥用根莖。別名石蜈蚣、九節菖蒲、水劍草等。根莖及葉中均含揮發油、氨基酸、有機酸等。性味辛、溫。歸心、胃經。有開竅定神、化濕和胃之功。抗癌實驗：對強致癌毒素黃曲霉菌素B_1和小便囊胞菌素的抑制率均為100%；水煎劑在體外篩選試驗中，初步證明能殺死腹水癌細胞；動物體內實驗，也證明了本品有抗癌活性的作用。僵蠶、半夏、地龍清熱散結，通絡止痛，三藥實驗證明均有抗癌之功，為本方臣藥組。安宮牛黃散、勾藤清熱鎮痙，豁痰開竅，平肝潛陽為方中佐藥。鬱金為栝蔞科植物栝蔞的根。性味辛、苦，寒。歸心、肝、膽經。活血止痛，行氣解鬱為本方使藥。

功效：豁痰開竅，清熱解毒，抗癌涼血。

主治：白血病、子宮頸癌、肝癌、乳腺癌、肺癌等。

用法：水煎劑，每日一劑，煎藥液二百毫升，分二次內服。

歌訣：

全蠍公藤飲蜈蚣，菖蒲僵藤鬱地龍；

血熱焙碳燒難退，熄風涼血要安宮。

261號方　青黃散

組成：青黛九十克、雄黃十克

方解：青黛為豆科木蘭 (Indigofera tin ctoria L.)、爵床科馬蘭 (Baphicanthus cusia Bremek.)、蓼科蓼蘭 (Polygo numtinctorium Lour.) 及十字花科菘藍 (Isatistinct oria L.) 的莖葉經酵製得的粉末狀物。別名靛花、靛沫花、靛藍等。主要成份含靛甙（主要是靛玉紅等）、β—谷甾醇等。性味鹹、寒。歸心、胃經。有清熱解毒，涼血散腫之功效。靛玉紅是抗癌的有效成份，抗癌實驗在167號方中已詳細介紹。臨床常用於治療白血病及癌性發熱等。為本方君、臣藥。雄黃為含硫化砷的黃色礦石。主要含硫化砷及硫。別名雄精、明雄黃、腰黃，性味辛、溫，有毒。歸肝、胃經。解毒，燥濕，抗癌，殺蟲。抗癌實驗：對JTC-26抑制率達90%，為本方佐、使藥。

功效：清熱解毒，涼血散腫，抗癌燥濕。

主治：白血病（急、慢性粒細胞型白血病）、淋巴瘤瘤。

用法：共研末裝入膠囊或壓成片劑，膠囊每粒零點三克，片劑每片零點五克，每日三次。

飯後服，無反應可逐漸增至每次零點五至零點六克，每天三次。維持量零點三至零點六克／日。

歌訣：

青黛內含靛玉紅，解毒善醫白血病；
雄黃內含硫化砷，伍配青黛效益精。

262號方　蟅蟲雞蛋粉

組成：地鱉蟲三十克、蜈蚣三十克、全蠍三十克、僵蠶三十克、雞蛋三十克。

方解：地鱉蟲為鱉蠊科昆蟲地鱉（Eupoly phaga sinensis walker）或糞地糞（Steleopnaga plancyi〔Boleny〕）的乾燥雌蟲體。別名蟅蟲、土鱉蟲等。性味鹹，寒；有小毒。歸肝經。破瘀血，續筋骨。用於筋骨折傷、瘀血經閉、癥瘕痞塊等。抗癌實驗：對體外白血病細胞有抑制作用。蜈蚣為蜈蚣科昆蟲去少棘巨蜈蚣的乾燥體。含有與蜂毒相似的二種有毒物質。即組織胺樣物質及溶血蛋白質。尚含氨基酸、膽甾醇等。性味辛、溫，有毒。歸肝經。息風止痙，解毒散結，通絡止痛，並用抗癌之功。抗癌實驗前方已介紹。以上二藥合為本方君藥組。全蠍攻毒抗癌，前方已介紹，為本方臣藥。僵蠶別名姜蟲、天蟲。化痰散結，息風解痙。實驗證明有抗癌作用。《本草綱目》：「散風痰結核、瘰癧，頭風……癥瘕。」為本方佐藥。雞蛋為輔型劑，運用動物蛋白能減輕君、臣藥物的毒性，緩和藥性，為本方使藥。

功效：活血化瘀，解毒散結，抗癌解痙。

主治：白血病（適合慢性粒細胞型白血病）、顱內腫瘤。

用法：上藥烘乾研末，以蒸雞蛋和藥末服零點三克，每日二次。

歌訣：

䗪蟲雞蛋配蜈蚣，伍用全蠍與僵蠶；

適於慢粒白血病，散結化瘀並熄風。

263號方　青黛龍膽湯

組成：青黛十五克、龍膽草三十克、蘆薈十五克、大黃十五克、黃芩三十克、黃柏三十克、木香九克、當歸三十克。

方解：龍膽草為龍膽科多年生草本植物龍膽(Gentiana Scabra Bunge.)和三花龍膽(G. triflora pale.)或東北龍膽(G. man shurica kitug)的根及根莖。主要含龍膽宁鹼。性味苦、寒。歸肝、膽、胃經。清熱燥濕，瀉肝火。抗癌實驗：龍膽熱水提取物，每日100mg/kg體重投給S180（腹水型）雄性鼠，每日一次，連續五天，腹腔注射。最後用細胞容積法計算，其抑瘤率為52%，表明有一定抗腫瘤活性的作用；體外實驗，龍膽的熱水浸出物對JTC-26抑制率為70-90%；含有龍膽的「化癌丹」試用於小鼠艾氏腹水癌，證明有抗腫瘤作用。青黛清熱解毒，涼血消腫。並有抗癌作用，同龍膽草合為本方君藥。大黃、蘆薈均含有蒽醌類衍生物（大黃酚、蘆薈大黃素、大黃素等），性味苦、寒。寒能除熱，苦能燥濕。有其清熱涼血、化瘀攻積及抗癌功效，前方已介紹。（請參閱168、232號方）。蘆薈、當歸、青黛組成的當歸蘆薈丸治療慢性粒細胞性白血病有一定的療效。據《抗癌中草藥製劑》一書介紹：中國醫科科血研所以當歸蘆薈丸治療慢粒二十八例，緩解十六例，進步六例，總結有效率為78.6%。病程愈短，療效愈好。故以大黃、蘆薈、當歸定為方中臣藥組。黃芩、黃柏清熱解毒，燥濕瀉火。二藥實驗證明均有抗癌作用（前方已介紹）。為本方佐藥對。木香為菊科多年生草本植物雲木香、川木香的根。性味辛、苦，溫。歸脾、胃、大腸、膽經。有行氣、調中、止痛之功，為本方使藥。

功效：清熱解毒，涼血化瘀，燥濕抗癌。

主治：白血病（適於慢性粒細胞型白血病）、胃癌、賁門癌、腸癌等。

用法：上藥共研細末，煉蜜為丸，每丸重六克，每日服三至四丸，服後如腹痛不明顯者，可逐漸增加至每日六至九丸。

歌訣：

青黛龍膽抗癌湯，二黃蘆薈歸木香；
清熱養血解毒劑，滌蕩滯毒生大黃。

264號方　蒼耳仙鶴湯

組成：蒼耳三十克、仙鶴草三十克、鳳尾草十二克、銀花三十克、岩珠三十克、生甘草三克。

方解：蒼耳為菊科屬植物蒼耳 (Xanthium sibiricum patr. et Widd. [X.Strumatium non L.]) 的果實、根及全草。主要成份：含蒼耳醇 (Xanthanol, $C_{17}H_{24}O_5$)、異蒼耳醇、蒼耳酯 (Xan-thumin, $C_{17}H_{22}O_5$) 及脂肪油、蛋白質、生物鹼、維生素C及樹脂等。尚含一種有毒的結晶狀鼠李糖甙樣物質。性味苦、辛，微寒；有小毒。歸肺經。清熱解毒，祛濕抗癌。抗癌實驗：蒼耳根的水或甲醇提取物（糖甙），能延長移植艾氏腹水癌小鼠的壽命；蒼耳子的熱水浸出物對腹水型S180有很強的抑制作用，抑瘤率為50.2%；蒼耳子的熱水浸出液，冷凍乾燥後，體外實驗JTC-26抑制率為50-70%。仙鶴草為薔薇科植物龍芽草 (Agrimonia pilosa Ledeb.) 的全草。別名瓜香草。有收斂止血、止痢、殺蟲之功效。用於各種出血症。抗癌實驗證明有抗癌作用，在176號方中已介紹。以上二藥合為本方君藥。鳳尾草為鳳尾蕨科鳳尾蕨屬植物鳳尾草 (Pteris multifi-da poir.) 的全草。別名雞腳草、金雞尾、井口邊草、井邊鳳尾、五指草、井欄草、鳳尾蕨等。主要成份：全草含黃酮類、植物甾醇、內酯類及鞣質等。性味淡、微苦，寒。歸腎、胃經。清熱利濕，涼血止血，解毒消腫。抗癌實驗：動物實驗證明，對小鼠S180、S37等癌細胞有抑制作用，鳳尾草根對小鼠吉田肉瘤的抑制率為30-50%。銀花清熱解毒，消腫抗癌，合鳳尾草為本方臣藥。岩珠鹹、寒。歸肺、腎經。有軟堅散結之功，為方中佐藥。生甘草甘、溫，瀉火抗癌，調合諸藥，為本方使藥。

功效：清熱解毒，涼血止血，化瘀抗癌。

主治：白血病、惡性淋巴瘤、子宮頸癌。

用法：水煎劑，每日一劑，煎藥液二百毫升，分兩次內服。或水煎代茶飲。

歌訣：

蒼耳仙鶴鳳尾草，銀花岩珠生甘草；

血癌便血並衄血，本方不效加白藥。

265號方　二舌草湯

組成：狗舌草三十克、羊蹄根三十克、白花蛇舌草四十克、大棗二十枚、丹皮三十克。

方解：狗舌草為菊科千里光屬植物狗舌草 (Senecio Kirilowii Turcz. [S.campestris (Retz.) DC. S. fauriei Levl. et Vant.]) 的全草。別名糯米青、銅盤一枝香、銅交杯、白火丹草等。主要成份：根中含有生物鹼類，已從同屬他種植物中分離得寬葉狗舌草鹼。性味苦、寒，有小毒。歸心經。有清熱、解毒、利尿之功。抗癌實驗：美蘭試管法試驗證明，對白血病細胞有較強的抑制作用。臨床主要用於治療白血病、網織細胞肉瘤、皮膚癌等。為本方君藥。羊蹄根為蓼科酸模屬物羊蹄 (rumex japonicus Houtt.) 及皺葉酸模 (R. Crispus L.) 或巴天酸模 (R. Patienti L.) 的根。別名牛西西、金不換、羊舌頭等。主要成份：根中含蒽醌類化合物（大黃酚、大黃素、大黃素甲醚）及糖類、有機酸、樹脂、鞣質、草酸鈣等。性味苦、寒，有小毒。歸心、肺經。清熱解毒，止血通便。抗癌實驗：動物實驗證明，對小鼠S180有抑制作用；大黃酚可縮短家兔的凝血時間，增強毛細血管的抵抗力，促進骨髓生成血小板。為本方臣藥。白花蛇舌草清熱解毒，抗癌消腫

（前方已介紹）。大棗為鼠李科藥用棗樹的果實。性味甘、溫。歸心、肺、脾經。甘能補中，溫能益氣。有補中益氣、養血安神、緩和藥性之功。抗癌實驗：大棗的熱水提取物，體外試驗對JTC-26細胞生長抑制率為90%以上。對正常細胞微有抑制作用；其抑制特點與劑量大小有關，一般對小鼠是500ug/ml時才有強烈作用，而在100ug/ml以下完全沒有抑制作用。最近日本發現本品有大量的第二信息傳遞物質cAMP，含量大大高於其他植物藥，從而推測大棗有極強的增強體內免疫力的作用。以上二藥助君藥解毒，扶正抗癌，為本方佐藥。丹皮清熱涼血，解毒滋陰為其使藥。

功效：清熱解毒，扶正抗癌，涼血止血。

主治：白血病、網狀細胞肉瘤、皮膚癌、膀胱癌、腎癌等。

用法：水煎劑，每日一劑，煎藥液二百毫升，分二次內服。

歌訣：

羊蹄根即牛西西，伍用狗舌治慢粒；
化瘀解毒蛇舌草，補氣涼血配棗皮。

266號方　乾蟾紫杉化瘀湯

組成：乾蟾皮十克、紫杉二十克、黛蛤散三十克、丹參三十克、赤芍十克、烏藥十克、莪朮十五克、川芎十克、砂仁六克、厚樸十克、枳實十克、半夏十克、元胡十克、當歸十克、五靈脂十克、穿山甲十克。

方解：乾蟾皮為蟾蜍科中華大蟾蜍 (Bufo bufo gargarizans Cantor) 的皮，曬乾為乾蟾皮。性味辛、涼；微毒。清熱解毒，利水消脹。適用於癰疽腫毒、疳積腹脹等症。近年來用於治哮喘及抗腫瘤作用。實驗證明有抗癌作用，請參閱178號方。紫杉為紅豆杉科植物東北紅豆杉 (Taxus cuspidata sieb. et zuee.) 的枝和葉，別名赤柏松、紫柏松。主要成份：葉含雙萜類化合物（紫杉寧Taxinine、紫杉寧A、H、K、L等）、甾酮A、蛻皮甾酮、金松雙黃酮 (Sciadopitysin)。嫩枝含紫杉鹼 (Taxine)。莖皮含具有抗白血病和抗腫瘤作用的紫杉酚 (Taxol)、心材含紫杉素 (Taxusin)。葉，通經、利尿。枝條，消腫止痛。抗癌實驗：紫杉素對淋巴細胞性白血病 (L388)、淋巴細胞性白血病L534有顯著的抑制作用，對WK256有較強的抑制作用；對S180、L1210、Lemis肺癌以及鼻咽上皮癌細胞有一定的抑制作用；國外用同屬植物漿果紫杉 (T. beceata)、短葉紫杉進行腫瘤的治療，有一定的效果；國內對紅豆杉實驗結果證明，對動物體內腫瘤生長有抑制作用；莖皮中的紫杉酚有抗白血病和其他腫瘤活性的作用。黛蛤散清熱解毒，活血抗癌；以上三藥為本方君藥組。丹參、赤芍、川芎、烏藥活血化瘀，溫經散寒；前二藥有抗癌作用；莪朮合以四藥為本方臣藥組。枳實、半夏、砂仁、厚樸健脾和胃，行氣導滯，燥濕化痰；五靈脂、當歸養血活血；元胡散結止痛；以上諸藥合為本方佐藥組。穿山甲軟堅散結，為方中使藥。

功效：清熱解毒，化瘀抗癌，散結止痛。

主治：白血病（適用於白血病積聚型者）、肝癌、顱內腫瘤等。

用法：水煎劑，每日一劑。煎藥液二百毫升，分二次內服。

歌訣：

蟾皮紫杉化瘀湯，丹胡烏藥芎芍當；

莪黛蛤夏砂五靈，樸實山甲肉鮮嚐。

267號方　健脾補腎化瘀湯

組成：生薏米三十克、炒白朮十五克、雞血藤三十克、白芍十克、黨參十五克、熟地十二克、海藻三十克、昆布三十克、煅龍牡各三十克、紫河車十五克、桃仁九克、紅花三克、川芎九克、乾薑三克、鬱金十五克。

方解：生薏米為禾本科薏苡（Coix Lachryma-jobi L.）的成熟種子。別名薏苡仁、米仁、苡米等。種子中含脂肪油。性味甘、微寒。歸脾、胃、大腸經。健脾利濕，清熱排膿。白朮為菊科多年生草本植物白朮的根莖。炒後用加強健脾和胃之功效。前方已詳細介紹二藥的成份及抗癌作用，合用後抗癌健脾作用增強，故為本方君藥對。雞血藤為豆科植物密花豆和山雞血藤等的莖藤。其藤之汁，似雞血，故謂雞血藤。主要成份：山雞血藤葉、莖含無羈萜、莖含蒲公英賽酮、菜油甾醇、豆甾醇及谷甾醇。性味苦、澀，微甘。歸肝經。有行血補血、舒筋活絡之功效。抗癌實驗：體外實驗，劑量500ug/ml（熱水提取物）對JTC-26抑制率為94.4%；噬菌體法篩選抗腫瘤藥物，證明本品有抗噬菌體的作用；密花豆及山雞血藤100%的煎劑對實驗性貧血者尤為適宜。海藻、昆布軟堅散結，化瘀抗癌；黨參、熟地、白芍補益氣血，滋補肝腎；煅龍牡平肝潛陽，鎮靜安神；

牡蠣兼有抗癌作用；以上諸藥合為本方臣藥組。紫河車補精、養血、益氣，抗癌（參閱197號方）；桃仁、紅花活血化瘀，散結止痛；紅花兼有抗癌作用。川芎行氣活血，祛風止痛，以上四藥合用活血抗癌作用增強。故為本方佐藥組。乾薑溫胃止嘔；鬱金活血止痛，行氣解鬱，二藥合為方中使藥。

功效：化瘀止痛，活血散結，扶正抗癌。

主治：白血病、肝癌、淋巴瘤、胃癌、食道癌等。

用法：水煎劑，每日一劑，煎藥液二百毫升，分二次內服。

歌訣：

健脾黨朮苡乾薑，龍牡河車鬱地黃；
芎芍藻布雞血藤，桃紅化瘀效力強。

268號方　穿心蓮飲

組成：穿心蓮五十克。

方解：穿心蓮為爵床科穿心蓮屬植物穿心蓮（Andrographispaniculata〔Burm. f. Nees〕的全草。別名欖核蓮、一見喜、印度草、斬蛇劍、苦草、苦膽草、四方草、圓錐鬚藥草等。主要成份含有穿心蓮內酯（andrographolide, $C_{20}H_{30}O_5$）、新穿心蓮內酯（neo-andrographdide, $C_{26}H_{40}O_8$）、脫氧穿心蓮內酯（deoxyandrographolide, $C_{20}H_{30}O_4$）、高穿心蓮內酯（homo-andrographolide, $C_{22}H_{32}O_4$）、穿心蓮烷（andrographan, $C_{40}H_{82}$）、穿心蓮酮（andrographon, $C_{32}H_{64}O$）、穿心蓮蠟、穿心蓮甾醇、β—谷甾醇、多種黃酮類化合物、生物鹼及氯化鉀與氯化鈉等。性味苦、寒，無毒。歸肺、胃、大腸、小腸經。具有清熱解毒，消腫止痛之功效。抗癌實驗：體內實驗證明，本品有抑制動物腫瘤生長的作用；體外實驗證明，用噬菌體法有抗噬菌體的功能，提示有抗癌活性的作用；對滋養葉腫瘤細胞有使其胞漿固縮、核固縮或碎裂、溶解等退行性改變；其水煎劑對孤兒病毒$ECHO_{11}$引起的人胚腎細胞的退變有延緩作用。單味穿心蓮藥少力專，使抗癌、抗病毒作用增強。適用於白血病初期及婦科腫瘤（絨毛膜上皮癌、惡性葡萄胎）等。

功效：清熱解毒，抗癌止痛。

主治：白血病、絨毛膜上皮癌、惡性葡萄胎等。

用法：水煎劑，每日一劑，煎藥液二百毫升，分二次內服。

歌訣：

穿心蓮屬單驗方，消炎殺菌效力強；
抗癌實驗抑活性，作用機理縮胞漿。

269號方　扶正參芪湯

組成：人參十克、黃芪二十克、白朮十克、黃精二十克、仙靈脾十克、當歸十五克、首烏二十克、杭芍二十克、女貞子三十克、旱蓮草十五克、黛蛤散三十克、五味子十克、紫河車十克、炒棗仁二十克、炒山楂二十克、雞內金十克、陳皮二十克、田三七一點五克（沖服）。

方解：人參、黃芪、白朮均有補氣健脾、抗癌之功效。其科屬、藥性、歸經、功效、抗癌實驗前方已介紹。黃精為百合科多年生草本植物黃精 (Polygonatum Sibiricum Redoute) 或囊絲黃精 (P. cyrto-nema Hua)、金氏黃精 (P. Kingianum Coll et Hemsi.) 以及同屬若干種植物的根。性味甘、平。歸脾、肺、腎經。潤肺滋陰，補脾益氣。用於脾胃虛弱、腎虛精虧之症。《本草綱目》：「補諸虛……填精髓。」仙靈脾為小蘗科多年生草本植物淫羊藿的全草，別名淫羊藿。性味辛、甘、溫。歸肝、腎經。補腎壯陽，祛風除濕。以上五味藥物配伍應用補脾益氣，滋陰抗癌，為本方君藥組。黛蛤散清熱解毒，活血抗癌；二至丸中女貞子、旱蓮草有其補益肝腎、涼血止血之功效；旱蓮草又兼有抗癌作用。當歸、杭芍、首烏溫經通絡，補血養血；以上六味藥物合用加強補益肝腎、扶正抗癌之功，故為本方臣藥組。紫河車其科屬、功效、抗癌實驗206號方中已介紹。用於治療血虛症及升高紅細胞有一定療效。五味子、炒棗仁斂肺滋陰，寧心安神，生津斂汗；炒山楂、雞內金、陳皮理氣健脾，消食行滯；以上六藥合為本方佐藥組。田三七活血止血，抗癌止痛，為方中使藥。

功效：清熱解毒，補益肝腎，健脾抗癌。

主治：白血病晚期出血伴貧血者。

用法：水煎劑，每日一劑，煎藥液二百毫升，分二次內服。

歌訣：

參芪湯用黃精朮，二至歸芍黛首烏；

五味河車棗淫蛤，內金陳楂三七服。

270號方　十全大補抗癌方

組成：人參一百克、白朮九十克、茯苓九十克、炙甘草十克、黃芪十五克、肉桂三克、生地九十克、白芍九十克、當歸九十克、川芎三十克、生薑五片、大棗十枚。

方解：白朮、茯苓、人參、炙甘草為四君子湯。本方四藥合用有益氣健脾之功效。實驗已證明四藥均有不同程度的抗癌作用，詳細內容前方已敍過。該方中人參甘、溫，大補元氣，健脾養胃。白朮苦、溫，健脾燥濕；茯苓甘、淡，滲濕健脾；苓朮合用，健脾除濕之功更強，促其運血；炙甘草甘溫調中；故以四君子湯為本方君藥。黃芪辛溫，補益氣血，收汗固表，脱瘡生肌，其科屬、成份、藥效及抗癌實驗前方已介紹。肉桂辛、甘、熱。歸心、脾、腎經。散寒止痛，溫經通絡。以上二藥合用為本方臣藥對。生地、白芍、當歸、川芎為四物湯，本方有補血調血之功效。方中當歸補血活血；生地補血為主，並有滋陰之功；川芎入血分理血中之氣；白芍斂陰養血，方中組合，補血而不滯血，行血而不破血，補中有散，散中有收，以四物湯為本方佐藥組。生薑辛，微溫。歸肺、脾經。溫中止嘔，發汗解表。大棗補中益氣，最近日本發現本品含有大量的第二信息傳遞物質cAMP，含量大於其他植物藥，從而推測大棗有極強的增強體內免疫力的作用。二藥合為方中使藥。

功效：化瘀抗癌，補益氣血。

主治：白血病及各種癌症晚期，體質虛弱者。

用法：水煎去渣服，同時服金匱腎氣丸，每次一丸，每日二次。

歌訣：

十全大補抗癌方，重用人參法異彰；

扶正抗癌為治本，健脾和胃用棗薑。

271號方　健脾統血方

組成：胡蘿蔔三十克、黨參十二克、茯苓二十克、白朮十克、甘草十克、熟地十克、當歸十克、枸杞子三十克、女貞子二十克、破故紙三十克、阿膠十克、白花蛇舌草三十克、小薊三十克、黃芪十克。

方解：胡蘿蔔為傘形科植物胡蘿蔔 (Daucus carota L. var. sativa DC.) 的根。主要成

份：全草含揮發油；根含胡蘿蔔色素、脂肪、蛋白質、糖類、維生素A、B、C、G、蘋果酸、黏液質、膽鹼、葉酸、木質素等。性味甘、平。歸肺、脾經。具有下氣補中，健脾化滯之功效。抗癌實驗：維生素A缺乏可造成動物和人類患癌的危險性增加。美國癌症研究所二十多年臨床藥理學觀察，食胡蘿蔔者比不食胡蘿蔔的人，得肺癌的機會少40%；胡蘿蔔中的葉酸對實驗動物有抗腫瘤作用。其衍生物氨甲喋呤對兒童白血病有一定的臨床效果；日本動物實驗表明胡蘿蔔中的木質素能提高生物體免疫能力2-3倍。從而間接地抑制或消滅體內的癌細胞；從胡蘿蔔中提取的木質素注射給肉瘤-180小鼠，成功地延長了小鼠的生命（六十天），而對照組二十五天時就已全部死去。活檢證明：給藥組的癌細胞有的已經消失了。臨床治療白血病，常用鮮胡蘿蔔不拘量，壓汁備用，也可增添其他的中藥抗癌藥進行協同治療。黨參、白朮、茯苓、甘草益氣健脾，抗癌功效。四藥組成四君子湯合胡蘿蔔為方中君藥組。熟地、當歸補精益髓，補血活血；枸杞子、女貞子養血滋陰，滋補肝腎；以上四味藥為本方臣藥。白花蛇舌草解毒抗癌；破故紙別名補骨脂。補腎壯陽，固精縮尿，溫脾止瀉；小薊涼血止血，散瘀消癰；以上三藥合用有其抗癌、補腎、止血，為本方佐藥組。黃芪性溫，補益氣血；阿膠補血養血，二藥合為方中使藥。

功效：滋補肝腎，益氣健脾，抗癌止血。

主治：白血病（氣血雙虧伴低熱的病人）。

用法：水煎劑，每日一劑，前藥液二百毫升，分二次內服。

歌訣：

健脾四君加黃芪，蘿蔔破故女枸杞；

膠歸地甘薊舌草，脾不統血此方宜。

272號方　補骨生髓方

組成：補骨脂三十克、黨參二十克、黃芪三十克、生地黃十克、黃藥子二十克、白花蛇舌草三十克、仙鶴草二十克、白茅根三十克。

方解：補骨脂為豆科植物補骨脂(Psoralea corylifolia L.)的種子。別名破故紙。主要成份含多種喃香豆素、補骨脂內酯、補骨脂甲、乙素。性味辛、苦，溫。歸脾、腎經。有其補腎壯陽，固精縮尿，溫脾止瀉。抗癌實驗：對S180、Ec有抑制作用；有升高白細胞作用。為本方君藥。黨參、黃芪益氣健脾，實驗證明有抗癌作用。地黃養血滋陰，補精填髓；黃藥子活血化瘀，化痰散結。《本草綱目》：「涼血降火，消癭解毒。」抗癌實驗前方已介紹。以上四藥合用增強其抗癌作用，故為本方臣藥組。白花蛇舌草清熱解毒，抗癌消腫；仙鶴草收斂止血，並有抗癌作用。二藥合用加強了解毒、抗癌、止血之功，為本方佐藥對。白茅根為禾本科多年生草本植物白茅的根莖。性味甘、寒。涼血止血，清熱利濕，加強仙鶴草的止血功能，適於血熱妄行而致的衄血、咯血、吐血以及尿血等症，為本方使藥。

功效：補益氣血，抗癌止血，滋補肝腎。

主治：白血病、多發性骨髓瘤及骨癌。

用法：水煎劑，每日一劑，煎藥液二百毫升，分二次內服。

歌訣：

抗癌補骨生髓方，黃芪蛇草生地黃；

仙鶴白茅黃藥子，解毒止血清血涼。

273號方　山桃南星膏

組成：山桃葉二十克、生南星十克、炒花椒三克、牙皂五克、公丁香十克、肉桂十二克、阿膠十克、樟腦十二克。

方解：山桃葉為薔薇科植物山桃（Prunus persica〔L.〕batsch）的葉子。主要含糖甙、柚皮素、番茄烴、鞣質及少量晴甙。性味苦、平。抗癌實驗：山桃葉水煎劑對小鼠S180抑制率平均為41%。三次實驗，最低的抑制率是29.3%，最高的為54.4%；山桃葉水煎劑對小鼠急性網狀細胞白血病（L615），有使其腫大的脾臟縮小作用，平均縮脾率為30%；桃葉乾粉或5%的桃葉膏有殺滅陰道滴蟲的作用，後者的殺蟲率為100%。有人推測某些殺蟲藥可能具有抗癌活性的作用，因為癌細胞膜和蟲體膜有共同的結構。生南星別名南星、蛇六谷等。有一定毒性，成份中含類似毒芹鹼樣的生物鹼。攻毒抗癌，燥濕化痰。與山桃葉合為本方君藥。炒花椒為雲香科植物花椒的果皮。主要含揮發油0.7%（貴椒）、2-4%（甘肅）、4-9%（廣東），甾醇、不飽和有機酸等。性味辛、溫，有毒。歸脾、肺、腎經。炒用減輕其毒性。有其溫中，散寒，除濕，止痛，殺蟲之功效，並能解魚腥毒作用。牙皂為豆科禾木植物皂莢樹的果實。別名豬牙皂。主要含黃酮甙、氨基酸等。性味辛、溫，有小毒。歸肺、大腸經。有祛痰、開竅、抗癌之功。抗癌實驗：體外實驗，熱水浸出物對JTC-26抑制率為50-70%；體內實驗，對小鼠S180有抑制活性的作用。公丁香辛、溫。歸脾、胃、腎經。具有溫中降逆，溫腎助陽之功效；肉桂散寒止痛，溫經通絡。以上四藥合用增強其散寒止痛，有助於君藥抗癌作用，故為本方臣藥組。阿膠別名驢皮膠。性味甘，平。補血止血，滋陰潤肺為其佐藥。樟腦為樟科常綠喬木樟的枝、幹、根、葉，經水蒸氣蒸餾法提取揮發油，再用分餾法從揮發油中提取的樟腦。性味辛、熱，有毒。歸心經。外用除濕殺蟲，溫散止痛，為本方使藥。

功效：散寒止痛，燥濕化痰，攻毒抗癌。

主治：白血病（適用於淋巴結腫大者）、各種癌症淋巴結轉移者。

用法：共研極細末，用凡士林二百七十克，調成軟膏，取少量外敷腫大處的淋巴結。

歌訣：

抗癌燥濕解毒方，南星山桃椒丁香；
阿膠肉桂豬牙皂，開竅辟穢樟腦彰。

274號方　雙花子飲

組成：水紅花子二十克、鳳仙花子二十克、美登木三十克、生南星十克、生草烏十克、生半夏十克、芒硝十五克。

方解：水紅花子為蓼科植物葒蓼（Polygonum orientale L.）、酸模葉蓼（P. Lapathifolium L.）或柳葉蓼（P. Lapathifolium L. var. salicifolium Sibth.）的果實。別名蓼子、水葒子、葒草實、河蓼子、水紅子、川蓼子等。主要成份：種子含澱粉41.51%。性味鹹，微寒，無毒。有消瘀破積，健脾利濕之功效。抗癌實驗在224號方中已介紹。鳳仙花子為鳳仙花科植物鳳仙花（Impatiens balsamina L.）的種子，別名急性子。主要成份含皂甙、脂肪油（油中含鳳仙甾醇、杷荏酸）。性味苦、溫，有小毒。歸肝、脾經。活血通經，軟堅消積。抗癌實驗：對胃淋巴肉瘤細胞敏感。以上二藥合為本方君藥對。美登木為衛矛科美登木屬植物雲南美登木（Maytenushookerii Loes.）及同屬植物廣西美登木、密花美登木的莖桿。主要成份：美登素（Maytensine）、丙酰美登素（Maytenprine）、異丁酰美登素（Maytenbu-tine）、異戊酰美登素（Maytenvaline）等。此外，從密花美登木和廣西美登木中提取衛矛醇。活血化瘀，抗癌解毒。抗癌實驗：動物實驗證明，用美登木的乙醇提取物對人鼻咽表皮樣癌KB細胞組織培養有很強的抑制力。對小鼠S180、Ec、Lewis肺癌、L1210白血病、P388淋巴白血病、黑色素B16、及大鼠WK256、吉田肉瘤、吉田腹水瘤等均有明顯抑制作用，對小鼠成腦室膜細胞瘤的作用尤為突出，生命延長率大於440%。為本方臣藥。生南星、生半夏、川草烏均有一定的毒性。有燥濕化痰，祛風解痙，消痞散結之功效。三藥實驗證明均有抗癌活性作用，前方已介紹。助於君、臣藥抗癌作用，為本方佐藥組。芒硝為含硫酸鈉的天然礦物經精製而成的結晶體。性味鹹、寒。歸胃、大腸經。瀉下，軟堅，清熱為方中使藥。

功效：消瘀破積，燥濕祛風，化痰抗癌。

主治：白血病（淋巴結及肺轉移者）、胃癌、食道癌等。

用法：共研細末為散，同時以醋或蜜調成糊狀，外敷於腫大的淋巴結及肺、胃區。

歌訣：

鳳仙水紅雙花飲，南星半夏烏登木；

芒硝內含硫酸鈉，清熱軟堅善運酬。

骨肉瘤驗方選

骨肉瘤的發病概況：骨肉瘤是指肉瘤性成骨細胞及其產生骨樣組織為主要結構的惡性腫瘤，以往稱為成骨肉瘤。是骨惡性腫瘤最嚴重的一種，其發病特點是發展快、轉移早、預後差。發病年齡越輕，生長越快。早期即可發生肺轉移。在中國，骨肉瘤的發病率在惡性骨腫瘤中佔第一位，據中山醫科大學五百零一例原發性惡性骨腫瘤中，骨肉瘤竟高達39.5%。臨床上骨肉瘤的發病率幾乎為軟骨肉瘤的二倍，骨纖維肉瘤的三倍。此瘤男性多見，男女之比約為2:1。好發於青少年，十至二十五歲患者約佔總病例的75%。多發生於長骨的生長部位：股骨（50%）和脛骨（25%）的骨骺端，70%患者已發生轉移（最常見為肺部轉移），且轉移的發生與否決定患者的預後。對原發灶給予根治性手術是可行的，然而到目前為止，治癒的機會僅有25%。

中國醫學認為骨肉瘤屬於「骨痨」、「腎虛勞損」的範疇。多因稟賦不足，腎經虧損，勞倦內傷，骨髓空虛，同腎主骨，骨生髓，故腎虛骨病。若外感寒濕之邪或暴力損傷骨骼，氣血凝滯，經絡受阻，日久不化，蘊結成毒，耗傷陰液，腐骨蝕骼，聚結成瘤。多發四肢，局部腫脹作痛，功能障礙，間歇加重，難消難潰，堅硬如石，疼痛如刺，此乃骨生陰毒，預後不良之病，與骨肉瘤有相似之處。

特殊檢查及診斷：⑴X光呈特徵性表現，常有骨膜下新骨增生，典型的可見科德曼氏三角形成，骨皮質穿破，見到不規則的陰影，但要注意繼發骨癌。⑵化驗血清鹼性磷酸酶增高。⑶病理檢查多在術前取得活檢組織，進行病理證實，以便治療。在鑒別診斷上注意和骨纖維肉瘤、骨髓炎、網織細胞肉瘤、軟骨肉瘤、轉移癌、骨旁肉瘤、血腫骨化等相鑒別。

治療法則：手術治療是骨肉瘤的首選方法，力求早期徹底手術切除。多個研究中心的實驗證明：診斷時臨床尚未發現轉移的可以手術的骨肉瘤，有50-60%的患者可以獲得治癒。放射治療可暫時緩解；化學藥物治療常用環磷酰胺、阿霉素及順氯氨鉑等。中醫中藥對本病的治療也有一定的效果，介紹如下。

275號方　三骨二烏湯

組成：補骨脂三十克、骨碎補三十克、透骨草三十克、炙川烏十克、炙草烏十克、木鱉子十五克、蜈蚣六克、乾蟾皮十五克、五靈脂十克、乳香六克、沒藥六克、白屈菜二十克、防己十克、牛膝十克、木瓜十克。

方解：補骨脂為豆科植物補骨脂 (Psorale a corylifolia L.) 的種子。主要含多種呋喃香豆素、補骨脂內酯、補骨脂甲、乙素等。性味辛、苦，溫。歸脾、腎經。有溫腎壯陽、固經縮尿之功效。實驗證明：有抗癌及升高白細胞的作用。臨床常用於骨肉瘤及腫瘤骨轉移。骨碎補為水龍骨科多年生附生蕨類物槲蕨的根莖。性味苦，溫。歸肝、腎經。具有補腎、活血、止血，續傷之功效。以上二藥配用透骨草為三骨湯，有活血補腎、抗癌固經功能，故三骨湯為本方君藥組。木鱉子、蜈蚣、乾蟾皮、炙川烏、炙草烏均有抗癌作用，同時又具有解毒化瘀、溫經通絡之功，為本方臣藥組。白屈菜為罌粟科植物，藥用全草。別名山黃連、土黃連、八步緊等。乳汁中亦含多種生物鹼。性味苦、寒，有毒。有其止痛、止咳、抗癌利尿之功。乳香、沒藥、五靈脂活血化瘀，散結止痛；防己、牛膝通絡止痛；以上六藥為方中佐藥組。木瓜酸平調氣，和胃養肝為方中使藥。

功效：補骨生髓，溫經通絡，抗癌止痛。

主治：骨肉瘤、尤文氏瘤、骨纖維肉瘤、骨癌等。

用法：水煎劑，每日一劑，煎藥液二百毫升，分二次內服。

歌訣：

抗癌三骨川草烏，白屈乳沒靈脂蜈；
防己蟾膝木鱉子，木瓜引經濕熱除。

276號方　抗癌小金丹

組成：地龍肉四十五克、木瓜四十五克、五靈脂四十五克、白膠香四十五克、草烏十克、乳香二十克、沒藥二十克、當歸二十克、木鱉子四十五克、香墨四克、麝香適量。

方解：木瓜為薔薇科落葉灌木貼梗海棠（Chaenomeles Lagenaria〔Loisel.〕Koidz.）

和木瓜（榠楂）(C. sinensis〔Thouin〕Koehne) 的成熟果實。主要含有番木瓜鹼。性味酸，溫。歸肝、脾經。舒筋活絡，化濕和胃。抗癌實驗：體內實驗，對小鼠L1210、L388、鼻咽癌腫瘤細胞有抑制作用；其水煎液和醇提液對小鼠艾氏腹水癌有較高的抑制率；體外實驗，木瓜水煎液對JTC-26抑制率為70-90%。地龍肉為巨蚓科環節動物毛蚓和縞蚯蚓的乾屍。有其清熱平肝、通絡抗癌、止喘之功。前方詳細內容已介紹。五靈脂活血止痛，化瘀止血。注意「十九畏」中記載人參畏五靈脂。以上三藥合為本方君藥組。白膠香為金縷梅科植物楓香的樹脂。主要成份樹脂的揮發油成份中，桂皮酸類約佔6.4%，萜類約佔84.4%，其他成份佔9.2%。性味辛、苦、平。歸肝、脾經。具有活血涼血、解毒止痛之功效。治癰疽，瘡疥，癮疹，瘰癧，金瘡，齒痛，吐血，衄血等。草烏、木鱉子（木鱉藤）消腫散結，溫經通絡，散寒止痛；草烏又有抗癌作用，因所含烏頭鹼類是抗癌的主要成份。以上三藥配用有使其活血涼血，溫經通絡作用增強，故為本方臣藥組。乳香、沒藥散結止痛，活血通經；當歸養血活血，此三藥為本方佐藥組。香墨、麝香開竅醒腦，抗癌散結，為引經藥，做為方中使藥。

功效：通經活絡，散寒止痛，活血抗癌。

主治：骨肉瘤、淋巴瘤、骨髓瘤。

用法：上藥共研細粉，後研麝香九克，糯米粉適量，同上藥調糊成餅打隔為丸，如芡實大，每料約二百五十粒，每次服一至二粒，用黃酒或溫開水送下，每日二至三次。

歌訣：

抗癌金丹瓜草烏，乳沒靈脂地龍蘇；

木鱉京墨歸膠香，麝香引經骨痛除。

277號方 腫節透骨湯

組成：腫節風二十克、核桃果皮三十克、威靈仙十五克、尋骨風三十克、透骨草三十克。

方解：腫節風為金粟蘭科草珊瑚屬植物草珊瑚（Sarcandra gla-ber〔Thunb.〕Nakai［Chloran thus glaber (Thunb.) Makino］）的全草。別名草珊瑚、九節風、驅骨風、竹節茶、駁骨茶、接骨金粟蘭等。主要成份含黃酮甙、腈甙、香豆酮、內酯、鞣酸、延胡索酸、琥珀酸及揮發油。其中香豆酮與內酯類有抗菌作用；抗癌成份尚待探明。性味苦、澀。歸肺、大腸經。有清熱解毒、祛風通絡、活血化瘀之功效。抗癌實驗：動物實驗證明，對小鼠S180、SP、B22、U14及U27等瘤株有明顯的抑制作用。用腫節風中提取的結晶，配成六毫克／毫升濃度的水溶液，按六十毫克／公斤體重的劑量，給已接種的S180小鼠灌胃，觀察十天後，稱取瘤重，其抑制率為37.1-38.6%，且小鼠體重不下降。核桃青皮清熱解毒，消腫止痛，有一定抗癌作用（詳閱255號方）。以上二藥合為本方君藥。尋骨風為馬兜鈴科植物綿毛馬兜鈴的根莖或全草。別名白毛藤。注意應和茄科白毛藤（白英）區別。主要成份含生物鹼、揮發油、內酯。性味苦、平。歸肝、腎經。祛風化濕，通絡止痛。抗癌實驗：全草的粉末混於飼料中餵食小鼠，對艾氏腹水癌和腹水總細胞數均有明顯的抑制作用；對艾氏癌皮下型癌亦有明顯的效果。煎劑內服也有效，有效的抗癌成份能溶解於水和乙醇，不溶於氯仿，受熱不被破壞。動物實驗證明尋骨風對小鼠S37有抑制性作用：其所含的生物鹼有明顯的止痛作用。為本方臣藥。威靈仙為毛茛科植物。通經止痛，祛風除濕。《本草圖解》：「消痰水，破堅積」。此藥助於臣藥尋骨風通經止痛作用，為本方佐藥。透骨草祛風除濕，舒筋活血，止痛為本方使藥。

功效：祛風除濕，通經活血，抗癌止痛。

主治：骨肉瘤、肺癌、子宮頸癌。

用法：水煎劑，每日一劑，煎藥液二百毫升，分二次內服。

歌訣：

腫節透骨威靈仙，核桃果皮澀且酸；

癌性疼痛尋骨風，內含成份生物鹼。

278號方　牽牛蟅蟲化瘀湯

組成：水蛭六克、虻蟲六克、地龍十克、蟅蟲六克、水紅花子十克、牽牛子六克、威靈仙二十克、徐長卿二十克、血竭十克、紫草十克、莪朮十克、劉寄奴十克、透骨草二十克、路路通十克。

方解：水蛭、虻蟲、地龍、蟅蟲均屬有一定毒性的作用。用其以毒攻毒抗癌。四藥詳細內容前方已介紹，定為本方君藥組。水紅花子、徐長卿、血竭、紫草、莪朮、威靈仙涼血活血，通經活絡，抗癌散結。其科屬、藥性、歸經、功效、抗癌實驗前方均有介紹，諸藥合為本方臣藥組。牽牛子為黑丑和白丑。這裡所用為黑丑。黑丑為旋花科一年生攀援草本植物裂葉牽牛或圓葉牽牛的成熟種子。表面灰黑色者稱黑丑。主要含牽牛子甙約2%，脂肪油約11%。尚含蛋白、多種糖類及色素等。性味苦，寒，有毒。歸肺、腎、大腸經。具有瀉下、逐水、去積、殺蟲之功效。「十九畏」記載巴豆畏牽牛子。路路通為金縷梅科植物楓香的果實。性味苦、平。通行十二經。祛風通絡，利水除濕。劉寄奴即農吉利、羊屎蛋等。全草中含有生物鹼類，有抗癌作用，前方已介紹；以上三藥合為本方佐藥組。透骨草引經藥，為方中使藥。

功效：破血散結，通經活絡，攻毒抗癌等。

主治：骨肉瘤、顱內腫瘤、多發性骨髓瘤、白血病、子宮頸癌、肝癌等。

用法：水煎劑，每日一劑，煎藥液二百毫升，分二次內服。

歌訣：

牽牛䗪蟲化瘀散，水紅花子地龍虵；

莪竭長卿路路通，紫草靈仙抑癌強。

279號方　透骨靈仙湯

組成：威靈仙十二克、藤梨根三十克、白英二十克、徐長卿十二克、生芪十克、豬苓十二克、白朮十克、麥冬十克、甘草六克、透骨草二十克、絞股藍。

方解：威靈仙為毛茛科植物威靈仙 (Clematis chinensis Osbeck) 的根及根莖。主要含白頭翁素、白頭翁內酯、甾醇、皂甙等。性味辛、鹹，溫。歸膀胱經。具有祛風濕、通經絡、止痹痛、治骨鯁之功效。《開寶本草》：「久積癥瘕痃癖氣塊」。抗癌實驗：對小鼠S180有抑制作用。白英別名白毛藤、藤梨根清熱解毒，活血消腫，祛風利濕；二藥均有抗癌止痛作用（前方已介紹）。徐長卿別名寮刁竹。性味辛、溫。歸肝、胃經。祛風止痛、止癢。用於風溫、寒凝、氣滯、血瘀所致的各種疼痛。近年來用於癌症的治療及癌腫的止痛，有一定的止痛作用，抗癌實驗前方已介紹。以上四藥合為本方君藥組。生芪、白朮、豬苓補益健脾，扶正抗癌，為本方臣藥組。麥冬清心除煩，養陰生津；透骨草祛風除濕，舒筋活血；絞股藍扶正抗癌：以上三藥合為本方佐藥組。甘草調合諸藥為方中使藥。

功效：溫經通絡，祛風除濕，扶正抗癌。

主治：骨肉瘤、惡性淋巴瘤、顱內腫瘤、急性骨髓瘤等。

用法：水煎劑，每日一劑，煎藥液二百毫升，分二次內服。

歌訣：

白英透骨威靈仙，藤梨長卿絞股藍；

白朮麥冬芪豬苓，調和諸藥甘草甜。

280號方　骨藤丹參化瘀湯

組成：烏骨藤二十克、丹參三十克、雞血藤三十克、艾葉十克、乳香十克、沒藥十克、水蛭六克、桃仁十克、紅花十克、血餘炭十克、川芎十克、甘草六克。

方解：烏骨藤為蘿藦科牛奶菜屬植物烏骨藤（Marsdenia tena-cissima〔Roxb.〕Wighten Arn.）的藤莖。別名通關散、黃木香、下奶藤、奶漿藤等。主要成份：藤莖中含生物鹼與甾體皂甙。後者水解後所得甙元中較多為肉珊瑚甙元（Sarcostin, $C_{21}H_{34}O_6$）。此外，尚有多糖類、樹脂、色素及油脂等。性味辛、澀，溫。具有止咳平喘，通乳利尿，抗癌。抗癌實驗：對小鼠S180有抑制作用。據分析的臨床應用來看，是通過增強機體非特異性免疫能力而起治療作用；其同屬植物牛奶菜（Marsdenia condurango）在國外已製成口服液。用於臨床治療胃癌。並且從密花娃兒藤（Tylophora Crebriflora）中提取出的生物鹼，已證明對腺癌—755、大鼠淋巴肉瘤、WK256、L388、L1210均有較顯著的抑制作用。本品應和白葉瓜馥木相區別，也叫烏骨藤，是番荔枝科植物，無抗癌活性的報告。丹參為唇形科多年生草本植物丹參的根。具有活血化瘀、涼血消癰、養心安神之功效。其成份、性味、歸經、抗癌實驗在233號方中已詳細介紹。也有一定的抗癌作用。雞血藤行血補血，舒筋活絡，抗癌。用於關節酸痛、手足麻木、肢體癱瘓、風濕痹症等。以上三藥合用加強舒筋活絡、散結抗癌之功效，故為本方君藥組。艾葉為菊科多年生灌木狀草本植物艾（Artemisia argyi Levl. et vant.）的葉片。別名艾蒿、炙草、蘄艾等。主要含揮發油0.2%左右。易從土壤中吸收鉬。性味辛、苦，溫；有小毒。歸肝、脾、腎經。具有調經安胎、溫經止血、散寒止痛之功效。抗癌實驗：用豆芽法篩選，證明艾葉有抗腫瘤活性的作用；用噬菌法篩選抗腫瘤藥物，艾葉有抗噬菌體的作用；野艾對Hela細胞有抑制效果，並對多種移植性腫瘤有抑制作用。水蛭、桃仁、紅花破血散結，抗癌止痛；以上四藥合用有助於君藥的散結破血之功，為本方臣藥組。乳香、沒藥活血化瘀，消腫止痛；為本方佐藥對。血餘炭止血散瘀，補陰利尿；甘草瀉火抗癌，緩和藥性；二藥為方中使藥。

功效：破血散結，溫經散寒，抗癌止血。

主治：骨肉瘤、胃癌、肝癌、白血病，以及各種癌症形成骨轉移。

用法：水煎劑，每日一劑，煎湯液二百毫升，分二次內服。

歌訣：

烏骨丹參化瘀湯，水蛭桃紅沒乳香；
芎艾血餘雞血藤，胃癌癥結用此方。

281號方　補骨寄生湯

組成：桑寄生二十克、女貞子三十克、旱蓮草十克、豬苓二十克、補骨脂二十克、骨碎補二十克、牛膝十克、土茯苓二十克、生薏米三十克。

方解：桑寄生為桑寄生科植物槲寄生（Viscum coloratum〔Komar.〕Nakai）或桑寄生

(Loranthus parasiticus (L.) Merr) 等多種同屬植物的枝葉。主要成份：北寄生含齊墩果酸、β—欖香糊、中肌醇及黃酮甙類物質。此外，尚含脂肪油、黏液及樹脂等。廣寄生含槲皮素和廣寄生甙，系槲皮素—3—阿拉伯糖甙等。性味苦、平。歸肝腎經。具有祛風濕、補肝腎、強筋骨、安胎之功效。常用於風濕痹症、腰膝酸痛等症。抗癌實驗：體外實驗，對JTC-26抑制率為50-70%；桑寄生的熱水浸出物對小鼠S180抑制率為39.5%；乙醇提取物為17.5%；梅寄生的熱水提取物對小鼠S180抑制率為77.9%；國外在其最相近的同屬植物白槲寄生(Yiscumalbum)中提取出槲寄生毒肽，分子量為六萬左右的鹼性蛋白質，它能刺激小鼠胸腺增大，動物實驗在接種前每天注射0.5ug，能抑制S180的生長達90%以上，濃度較其他抗腫瘤藥低好幾倍便能顯效，並且臨床觀察發現本品有預防腫瘤生長作用，國外主要用其治療乳腺癌、子宮癌。桐寄生、荔枝寄生體外實驗，有抑制癌細胞的作用；粟寄生動物實驗，亦有抗腫瘤活性的作用。女貞子、旱蓮草組方為二至丸。女貞子為木犀科植物女貞(Ligustrtum Lucidum Ait.)的成熟果實。主要成份：果實含有葡萄糖、齊墩果酸、乙酰齊墩果酸、熊果酸、甘露醇；種子中含脂肪油。性味甘、苦，涼。歸肝、腎經。具有滋補肝腎、明目烏髮之功效。旱蓮草為菊科一年生草本植物鱧腸（金陵草）(Echpta prostrata L.) 的全草。別名墨旱蓮、鱧腸、金陵草等。全草含皂甙、煙鹼、鞣質、維生素A、鱧腸素等。性味甘、酸，寒。歸肝、腎經。滋陰益腎，涼血止血。抗癌實驗：體外、體內實驗，均證明有抑制腫瘤細胞生長的作用。以上三味藥合用加強滋補肝腎作用，故為本方君藥組。補骨脂、豬苓有補骨生髓，利水滲濕，扶正抗癌之功；骨碎補、牛膝補腎，活血，止血，續傷；骨碎補在《本草從新》中記載：「療骨痿。……病後髮落，同野薔薇汁煎汁刷」。以上四藥合為方中臣藥組。土茯苓為百合科植物，藥用根莖。別名白菝葜、白余糧等。健脾胃，強筋骨，抗癌。抗癌實驗參閱171號方。本藥助君、臣藥強筋骨之功，為本方佐藥。生薏米健脾利濕，扶正抗癌為本方使藥。

功效：滋補肝腎，祛濕強筋，抗癌扶正。

主治：骨肉瘤、鼻咽癌、卵巢囊腫、白血病等。

用法：水煎劑，每日一劑，煎藥液二百毫升，分二次內服。

歌訣：

補骨寄生骨碎補，牛膝豬苓配土茯；
女貞旱蓮益肝腎，薏仁利濕脾氣復。

282號方 骨碎自然銅方

組成：尋骨風十五克、腫節風三十克、自然銅十五克、女貞子三十克、骨碎補十五克、川斷十五克、核桃枝三十克、當歸十五克、黃柏十五克、透骨草二十克。

方解：尋骨風為馬兜鈴科綿毛馬兜鈴（Aristolochia moblissima Hance.）的全草。主要含生物鹼、揮發油、內酯。性味苦、平。歸肝、腎經。祛風化濕，通絡止痛。《本草拾遺》：「活血……追風……消濕熱。」臨床用於骨節風痛、瘰癧、黃疸等。實驗證明有抗癌作用，前方已介紹。腫節風別名草珊瑚、九節風、驅骨風等。有其祛風通絡，清熱解毒，活血化瘀之功效，並有抑制腫瘤細胞的作用（前方已有詳敍）。自然銅為天然黃鐵礦的含硫化鐵的礦石。性味辛、平。歸肝經。散瘀止痛，接骨療傷。《開寶本草》：「療折傷，散血止痛，破積聚。」以上三藥合用增強散瘀止痛，抗癌通絡之功，故為本方君藥組。核桃枝解毒消腫，止癢除癰。動物實驗證明，對小鼠S37有明顯的抑制作用。骨碎補、透骨草、川斷補腎續傷，活血止血，透骨中之邪氣；四藥有助於君藥的透邪之功，為本方臣藥組。女貞子、當歸補益肝腎，養血活血為方中佐藥對。黃柏清熱燥濕，瀉火解毒為方中使藥。

功效：祛風通絡，補益肝腎，活血化瘀，扶正抗癌。

主治：骨肉瘤、肺癌、子宮頸癌以及骨癌所致的疼痛等。

用法：水煎劑，每日一劑，煎藥液二百毫升，分二次內服。

歌訣：

自然銅屬黃鐵礦，散瘀止痛醫骨傷；

透骨尋骨女當柏，碎續桃枝腫節風。

283號方　蟾酥藤黃化毒飲

組成：藤黃十克、蟾酥一點五克、紅砒二克、明礬十五克、天南星十五克、炮山甲十克、乳香五克、生石膏十五克、白芷十克。

方解：藤黃為藤黃科植物藤黃 (Garcinia morella Desv.) 的膠質樹脂。樹汁含藤黃素和異藤黃酸等。別名玉黃、月黃。性味酸、澀，有毒。消腫，化毒，止血，殺蟲。治癰疽腫毒，頑癬惡瘡，損傷出血等。《綱目拾遺》：「治癰疽，止血化毒，斂金瘡，亦能殺蟲。」抗癌實驗：藤黃提取液736-1在16ug/ml以上時對人體肝癌細胞有抑制作用，抑癌率效果優於喜樹鹼、石蒜鹼、漳州水仙鹼等；其酸性樹脂中的藤黃酸對大鼠乳癌—737、U14癌細胞有直接殺傷作用；藤黃提取物腹腔給藥，對小鼠腹水型肝癌、艾氏腹水癌均有抑制作用；對S180、S37抑制率較顯著，抑制率或生命延長率在35.6-80%之間。蟾酥別名蛤蟆酥、蛤蟆漿、癩蛤蟆酥。主要含有毒的蟾毒內脂等。攻毒抗癌，通竅止痛。紅砒辛，大熱；有大毒。外用蝕瘡去腐。南星化痰散結，祛風抗癌；以上四藥均有一定的毒性，後三藥前方都有介紹，配伍應用加強其攻毒抗癌作用，故為本方君藥組。炮山甲為穿山甲炙後，減輕其毒性的山甲片。鹹、微寒，有毒。軟堅散結，排膿消腫。又有善通經絡及抗癌之功。抗癌實驗前方已介紹。常外用於各種腫塊及乳腺癌的破潰。明礬主要成份為硫酸鉀鋁，有毒。收斂瘡毒，抗癌止血。同穿山甲合為方中臣藥。生石膏（CaSo4.2H2O）。辛、甘，大寒。清熱瀉火，除煩止渴；乳香活血消癰，散結止痛；二藥為本方佐藥對。白芷祛風燥濕，消腫排膿，為方中使藥。

功效：解毒化瘀，散寒止痛，抗癌斂瘡。

主治：骨肉瘤、淋巴腺癌，以及軟組織肉瘤及纖維肉瘤等。

用法：上藥共研細末，撒在虎骨膏上適量，外敷患處。

歌訣：

骨癌外敷人言蟾，藤黃南星甲明礬；

清熱白芷生石膏，乳香活血消腫全。

284號方 四虎膏

組成：狼毒、南星、草烏、半夏各二百克。

方解：狼毒為大戟科大戟屬植物狼毒大戟（Euphorbia fis-cheriana Steud.）和月腺大戟（E. ebiacleolata Hayata）的根。別名山紅蘿蔔、貓眼根、狼毒疙瘩等。含有植物甾醇、香精油、酚性化合物、微量生物鹼。破積殺蟲，除濕止癢。動物實驗證明對腫瘤細胞有一定抑制作用。《本經》：「主咳逆上氣，破積聚，飲食，寒熱，水氣，惡瘡，鼠瘻疽蝕，蠱毒。」《高原中草藥治療手冊》：「下氣殺蟲。治痰飲停留，骨膜發炎，結核頑瘡，酒齇鼻。」此藥為君藥。南星、半夏均屬天南星科多年生草本植物。性味辛，溫；有毒。歸肺、脾、肝經。燥濕化痰，消痞散結。「南星味辛而麻，氣溫而燥，性緊有毒。……性雖有類半夏，然半夏專走腸胃，故嘔逆泄瀉得以之為嚮導。南星專走經絡，故中風麻痹亦得以之為嚮導。半夏辛而能散，仍有內守之意，南星辛而能散，決無內守之性，其性烈於半夏也。南星專主經絡風痰，半夏專主腸胃濕痰，功雖同而用有別也。」以上一段引自《本草求真》。二藥實驗均已證明有抗癌作用，請參閱前方。南星外敷能散結消腫止痛，可用於治癰疽痰核腫痛。故二藥為方中臣、佐藥。草烏為毛茛科烏頭的根。主要含烏頭鹼類生物鹼。性味辛、苦，溫；有毒。歸心、脾經。祛風濕，散寒止痛，並有其抗癌作用，為本方使藥。

功效：燥濕化痰，攻毒抗癌，散結止痛。

主治：骨肉瘤、肺癌、胃癌、子宮頸癌以及各種癌症淋巴結轉移等。

用法：上藥共研細末，用豬腦同搗，適量敷於病灶處。

歌訣：

骨癌晚期用四虎，南星半夏配狼毒；

草烏內含烏頭鹼，癌性寒痛病灶敷。

285號方　抗癌麝香回陽膏

組成：麝香八克、獨角蓮一百克、淫羊藿一百克、紅花一百克、乳香二百克、沒藥二百克、血竭四十五克、自然銅四克。

方解：麝香為鹿科動物林麝 (Moschvs berezovskii Flerov.)、馬麝 (M. Sifanicus przewalski) 或原麝 (m. moschiferus L.) 成熟雄體香囊中的乾燥分泌物。別名當門子。主要成份含麝香酮、甾體激素雄素酮、5—β—雄素酮、脂肪、樹脂、蛋白質、無機鹽類等成份。性味辛、溫。歸心、脾經。具有開竅醒腦，活血散瘀，止竅，催產等功效。《本草綱目》：「通諸竅，開經絡，透肌骨……治積聚癥瘕。」抗癌實驗已證明有抑制腫瘤細胞生長的作用，前方已詳細介紹。為本方君藥。獨角蓮為小檗科植物八角蓮 (Dysosma pleiantha〔Hance〕Wood S.) 的根莖及根。別名金魁蓮、八角蓮、獨葉一枝花、六角蓮、八腳蓮、八角金盤、山荷葉等。根和根莖含抗癌成份鬼臼毒素 (Podophyllotoxin) 和脫氧鬼臼毒素 (Deoxypodophyllotoxin)。此外，尚分離出黃耆甙 (Astragalin)、金絲桃甙 (Hyperin)、槲皮素 (Quercetin)、山奈酚 (Kaempferol) 和β—谷甾醇等。性味苦、辛，有毒。歸肺經。具有清熱解毒，化痰散結，祛瘀消腫。治癰腫，疔瘡，瘰癧，喉蛾，跌打損傷，蛇咬傷。抗癌實驗：八角蓮中的主要成份鬼臼毒素，能抑制細胞中期的有絲分裂；商品鬼臼毒素的衍生物：鬼臼酸—2乙酸肼已作為抗癌藥用於臨床；已證實鬼臼毒素對多種動物腫瘤、WK256、S180等有明顯的抑制作用，但毒性較強。淫羊藿別名仙靈脾，補腎壯陽，祛風除濕。以上二藥合為本方臣藥。紅花、血竭破血抗癌；乳香、沒藥活血消腫，散結止痛；以上四藥有佐制君、臣藥物的作用，故為方中佐藥組。自然銅散瘀止痛，接骨療傷為方中使藥。

功效：解毒化瘀，活血散結，抗癌止痛。

主治：骨肉瘤、骨髓瘤、乳腺癌、子宮頸癌、皮膚癌等。

用法：製膏外用。

歌訣：

回陽膏用好麝香，紅花乳沒竭淫羊；

獨角蓮配自然銅，解毒化瘀免疫強。

286號方　骨癌皂角丸

組成：皂角十克、花粉三十克、土茯苓二十克、枯礬十克、半夏十克、元明粉十克（沖服）。

方解：皂角為豆科齊木植物皂莢樹 (Gleditsia sinensis Lam.) 的刺針。別名天丁、皂丁。主要成份：木部含黃酮類化合物為黃顏木素 (fus-tin)、非瑟素 (fisetie) 及無色花青素。性味辛，溫。歸肝、胃經。消腫托毒，排膿，殺蟲。用於癰疽初起或膿成不潰；外治癬疥痲風。抗癌實驗：動物實驗證明，對小鼠S180有抑制作用；體外實驗，熱水浸出物對JTC-26抑制率為50-70%。花粉為葫蘆科植物栝蔞 (Trichosanthes kirilowii Ma-xim.) 的塊根。含多量澱粉，並含天花粉蛋白、皂甙及多種氨基酸。性味苦、甘，寒。歸肺、胃經。清熱生津，降火潤燥，排膿消腫。用於熱病傷津、煩熱口渴、或舌燥少津、癰腫瘡毒等。本藥反烏頭、草烏、附子。抗癌實驗：天花粉提取物對惡性葡萄胎治癒率達100%，對絨毛膜上皮癌的治癒率達50%；對U14、S180有抑制作用。以上二藥合用增強解毒抗癌之功效，故為本方君藥。土茯苓別名白菝葜、白餘糧等。甘、淡，平。健脾胃，強筋骨；枯礬為明礬石 (Alumine) 的提煉品。性味酸、寒。酸能收斂，寒能清熱除濕。並用解毒殺蟲，止癢止血，抗癌之功效。二藥合為本方臣藥組。半夏燥濕化痰，降逆止嘔，消痞散結，抗癌，為方中佐藥。元明粉活血，行氣，止痛為方中使藥。

功效：解毒燥濕，抗癌止痛，消痞散結。

主治：骨肉瘤、乳腺癌、肺癌、食道癌、腸癌、子宮頸癌等。

用法：以上各藥共研細末，混合為丸，梧子大，備用。每丸約六克，每日二次，每次一丸，口服。

歌訣：

腫瘤寒濕皂角丸，花粉半夏元明礬；
解毒利濕土茯苓，正虛邪實服之安。

287號方　抗癌藤梨根糖漿

組成：藤梨根三百克、豬殃殃二百克、白屈菜一百克、半枝蓮一百克。

方解：藤梨根為獼猴桃科獼猴桃屬植物獼猴桃(Actinidia chi-nensis planch.)的根。

別名陽桃、毛梨子、獼猴桃等。根中成份尚待研究。成熟的果實中含獼猴桃鹼、維生素C等。葉含槲皮素、山奈醇等。性味酸、澀，涼。歸胃、膀胱經。有其清熱解毒，祛風除濕，止血消腫之功效。抗癌證實：動物實驗證明，對小鼠U14、S180有抑制作用（詳閱前方）。為本方君藥。白屈菜為罌粟科植物，藥用全草。別名土黃連、八步緊、小野人血草等。主要含生物鹼類。性味甘、寒，有毒。歸胃、膀胱經。利水滲濕，抗癌止痛。實驗證明對腫瘤細胞有一定的抑制作用。為本方臣藥。豬殃殃別名八仙草。性平，味甘辛，微寒。歸心、脾、小腸經。清熱涼血，消腫利尿，抗癌，用於惡性淋巴瘤、白血病有一定療效。在本方助於君藥藤梨根的解毒抗癌，活血通絡功能，為本方佐藥。半枝蓮活血散結，清熱解毒，引經藥，為其使藥。

功效：清熱解毒，活血通絡，抗癌止痛。

主治：骨肉瘤、消化道腫瘤等。

用法：上藥加水熬至深紅色，去渣濃縮製成糖漿，每次二十毫升，每日二次。

歌訣：

獼猴桃科本抗癌，藤梨豬殃白屈菜；

解毒利濕半枝蓮，糖漿製劑胃口開。

顱內腫瘤驗方選

顱內腫瘤即腦腫瘤，是神經科常見疾病。包括腦實質及其他鄰近組織許多原發腫瘤以及轉移癌和肉瘤。因而「顱內腫瘤」實際是一個包括幾十種腦疾患的總稱。其發病率約佔全身各部位腫瘤的1.8%。在兒童因身體其他部位的腫瘤較少，故其顱內腫瘤的發病率相對地較高，約佔全身腫瘤的7%。顱內腫瘤以神經膠質瘤為最多（30.4%），腦膜瘤、垂體瘤、神經鞘瘤、顱咽管瘤、轉移癌、血管瘤、膽質瘤等，依次減少。顱內腫瘤雖可分為良性與惡性，但由於顱腦內容積不容擴大，因此，不論何種腫瘤都可直接引起腦組織的局部損害與影響腦部血液循環、阻塞腦脊液循環通路、造成腦內積水和腦水腫以致發生腦疝，威脅患者生命，所以本病預後較差。

中國醫學對顱內腫瘤記載較少，一般認為是髓海病變，與臟腑清陽之氣相關。腦為諸陽之會，有餘不足，皆能影響全身。因其位高而屬陽，在內、外因裡以風邪和火氣最易引起頭部病變。在內臟虛弱，清氣不升或風冷侵襲，陽氣鬱滯，同樣能出現虛寒病變，因此顱內腫瘤，從中醫角度也認為是有實有虛，虛實夾雜，較為複雜的病症。辨症施治較難。預後療效較差的一類疾病，這與現代醫學對本病的認識有其相似之處。

特殊檢查與診斷：顱內腫瘤由於包括許多種疾病，因此診斷必須結合全身症狀與局部症狀和體徵，進行神經系統定位診斷，再輔以客觀特殊檢查，方可作出診斷。⑴腦脊液檢查，發現腦壓高，蛋白含量高或找到瘤細胞者（室管膜瘤、髓母細胞瘤、轉移癌、黑色素瘤等）都有診斷意義。⑵顱骨X光照片對某些腫瘤能作出定位定性診斷。⑶腦電圖檢查對幕上腫瘤定位的陽性率達80%。⑷超音波檢查對幕上腫瘤定側陽性率達到30%，定位陽性率80%左右。⑸放射性同位素掃描檢查定位診斷，陽性率達80%以上，腦膜瘤、轉移瘤、膠質母細胞瘤陽性率達90%以上。⑹免疫診斷檢查，可對腦瘤作出早期診斷。如腦膜瘤的相關抗原(MSA)用MSA-A通過免疫擴散檢查病人血清中的特異抗體，結果發現對腦膜瘤病人血清的陽性率達62%。⑺血管造影對大腦半球的定位診斷率可達90%左右，定性診斷可達50%左右，為目前常用的診斷方法之一，但要注意對碘過敏及老年人慎用。⑻腦室造影常用60%Conrag為陽性造影劑，腦室系統顯影良好，陽性率達90%。⑼用電子計算機的X光斷層腦掃描儀，是診斷顱內病變的先進方法。

根據顱內腫瘤各種特點的需要，選用以上檢查方法，結合病史、症狀及體徵，即可作出診斷。

治療法則：根據不同的腫瘤，選擇手術、放療、化療、免疫及中藥等綜合方法治療為宜。手術力爭早期徹底切除，對不能切除者可作內減壓或外減壓術；放射治療分體內與體外照射兩種；化學藥物多採用聯合方案伍用中醫中藥；免疫療法對本病治療也有一定的效果。

288號方　春蠶顱內方

組成：僵蠶十克、蜈蚣三條、地龍十克、全蠍六克、菊花三十克、威靈仙三十克、鉤藤十五克、蜂房十克、蠶砂十克、牡蠣十五克。

方解：僵蠶、蜈蚣、地龍、全蠍均屬動物昆蟲類藥物，為以毒攻毒之品。其共性為息風止痙，解毒散結，通絡止痛，抗癌。經實驗證明，均有抗癌活性作用（前方已分別介紹），故為本方君藥組。菊花為菊科多年生草本植物菊（Chrysanthemum morifolium Ramat.）的頭狀花序。性味辛、甘，苦，微寒。歸肺、肝經。疏風清熱，解毒，明目。《本經》：「主諸風頭眩，腫痛，目欲脫，淚出，皮膚死肌，惡風濕痹，利血氣。」《藥性論》：「治頭目風熱，風眩倒地，腦骨疼痛，身上一切游風，令消散，利血脈。」鉤藤、牡蠣平肝潛陽，息風止痙。威靈仙性善走，能通經絡，走十二經脈。用於肢體痲木，筋脈拘攣，關節屈伸不利者。以上四藥助君藥通經絡，平肝息風之功，故為本方臣藥組。蜂房為胡蜂科昆蟲內的巢。性味甘，平；有毒。歸胃經。有其攻毒，殺蟲，祛風，抗癌之功。用於癰疽、瘰癧、牙痛、癬瘡。為本方佐藥。蠶砂為蠶蛾科昆蟲家蠶蛾（Bombyx mori L.）幼蟲的糞便。性味甘、辛，溫。歸肝、胃、脾經。祛風除濕，和胃化濁，為方中使藥。

功效：攻毒抗癌，平肝息風，通絡止痙。

主治：顱內腫瘤。

用法：水煎劑，每日一劑，煎湯液二百毫升，分二次內服。

歌訣：

顱內腫瘤蜈蠍蠶，地龍鉤藤威靈仙；
蠶砂蜂房加菊花，牡蠣散結並軟堅。

289號方　青礞化瘤丹

組成：膽南星十克、青礞石十五克、瓜蔞三十克、天冬十五克、豬苓十二克、絞股藍十五克、竹茹十克、菖蒲十克、澤瀉十二克、石斛十二克、大黃十克、牛黃二克、石斛十五克。

方解：膽南星為天南星科多年生草本植物天南星(Arisaema consanguinum schott.)

的乾燥塊莖研末，與牛膽汁加工製成小塊狀或圓柱狀。別名膽星。其成份同天南星。性味苦、涼。歸肺、肝、脾經。具有清化熱痰，息風定驚之功效。《本草綱目》：「治驚癇，口眼喎斜，喉痹，口舌瘡糜，結核，解顱。」抗癌實驗參閱天南星的抗癌作用，為本方君藥。青礞石為硅酸鹽類礦石，分青礞石與金礞石兩種。青礞石為綠泥石片岩(Chlorite-schist)。性味甘、鹹，平。歸肺、肝經。具有下氣消痰，平肝鎮驚之功效。菖蒲為天南星科植物。別名石菖蒲、九節菖蒲、石蜈蚣等。性味辛，溫。補五臟，通九竅；有其豁痰開竅，抗癌之功效，抗癌實驗前方已介紹。豬苓、天冬利水滲濕，滋陰潤燥，抗癌；以上四藥助君藥膽南星祛痰開竅，扶正抗癌之功效，故為本方臣藥組。瓜蔞清肺化痰，利氣開胸；澤瀉利水滲濕；石斛、竹茹滋陰明目，降逆止嘔；絞股藍扶正抗癌；大黃活血化瘀，攻積散結；以上六藥合為方中佐藥組。牛黃味苦性涼，解心經熱邪，開竅利痰為方中使藥。

功效：豁痰開竅，利水滲濕，扶正抗癌。

主治：顱內腫瘤。

用法：水煎劑，每日一劑，煎湯液二百毫升，分二次內服。

歌訣：
膽星青礞化瘤丹，豬茹斛蔞絞股藍；
菖蒲澤瀉天門冬，大黃牛黃此方全。

290號方　蛇六谷煎劑

組成：蛇六谷三十克、夏枯草十五克、野菊花十五克、生石決二十五克、七葉一枝花十克、豬苓十五克、蒼耳子十二克、車前子十克、澤瀉十克、木通十克。

方解：蛇六谷為天南科天南星屬植物天南星（Arisaema consanguinoeum sohott.）、東北天南星（Arisaema amurense maxim.）或異葉天南星（Arisaema heterophyllum Bl.）的塊莖。別名天南星、黃狗芋、山棒子等。味苦性烈而有毒。以革作辛，辛則善散，溫則開通。燥濕化痰，祛風止痙。用於風痰眩暈、中風痰壅、口眼喎斜、癲癇及破傷風等。抗癌實驗前方已介紹。夏枯草、野菊花解毒散結，抗癌止痛；花、草較輕，載藥上行顱部，二藥經實驗證明有抗癌作用，合蛇六谷為方中君藥組。七葉一枝花為百合科植物華重樓（paris poly phyllumsim）的根莖。主要含甾體皂甙（蚤休甙、蚤休士寧甙）、生物鹼、氨基酸等。性味苦、微寒，有小毒。歸肝經。清熱解毒，消腫止痛。抗癌實驗：對小鼠SI80、S37、實體型肝癌有抑制作用；生石決為鮑科動物雜色鮑或盤大鮑的貝殼。性味鹹、寒。歸肝、腎經。平肝潛陽，清肝明目之功。豬苓利水滲濕，抗癌；蒼耳子清熱解毒；以上四藥合為本方臣藥組。車前子、澤瀉利水消腫，清肝化痰為佐藥。木通苦、寒。歸心、小腸、膀胱經。有其利水通淋，泄熱之功，為方中使藥。

功效：清熱解毒，平肝息風，祛痰抗癌。

主治：顱內腫瘤。

用法：水煎劑，每日一劑，煎湯液二百毫升，分二次內服。

歌訣：

蛇六谷即天南星，枯草野菊肥豬苓；
石決蒼耳一枝花，車前澤瀉使木通。

291號方　腦瘤首烏益智湯

組成：十大功勞葉十五克、補骨脂十克、首烏二十克、益智仁十克、鹿角霜十克、熟地黃十二克、菟絲子十克、雲苓十克、牛膝十克、車前子二十克、澤瀉十克。

方解：十大功勞葉為小檗科植物闊葉十大功勞(Mahoonia bealei〔Fort.〕Carr.)、細葉十大功勞(Mahonia fortunei〔Lindl.〕Fedde)或華南十大功勞(Mahonia japonica〔Thumb〕DC)的葉。別名功勞葉、刺黃檗、大葉黃柏、鬫柏樹、皮氏黃蓮竹、老鼠刺。主要成份：華南十大功勞葉含異漢防己鹼(Isotetrandrine)1.6%、小檗鹼(Berberine)0.04%，掌葉防己鹼(Palma-tine)0.04%、藥根鹼(Jatrorrhizine)0.09%。細葉十大功勞、闊葉十大功勞均含小檗鹼。性味苦、涼。歸肺經。清熱解毒，止咳化痰。抗癌實驗：闊葉十大功勞葉用噬菌體法篩選，證實有抗噬菌體活性的作用，提示對腫瘤細胞有抑制活性的作用；華南十大功勞葉中的異漢防己鹼對小鼠艾氏腹水癌有抑制作用。鹿角霜為鹿角煎熬時漂浮之輕靈泡沫。性味甘、鹹，溫。歸肝、腎經。具有補肝腎，益精血之功效。二藥配用補骨質為本方君藥組。何首烏為蓼科多年生草本植物何首烏(Polygonum multiflorum Thunb.)的塊根。性味苦、甘、澀，微溫。歸肝、腎經。有補益精血，解毒截瘧之功效。益智仁為薑科多年生草本植物益智的成熟果實。性味辛，溫。歸脾、腎經。溫脾開胃攝唾，暖腎固精縮尿，二藥合用增強其補精血，益肝腎之功，為本方臣藥對。熟地黃、菟絲子、牛膝活化血化瘀，補精益髓，補陽益陰；雲苓、車前子健脾利濕，利水通淋，以上五藥助君藥祛邪扶正之功，為本方佐藥組。澤瀉利水滲濕，瀉熱為其使藥。

功效：清熱解毒，補益精血，抗癌利水。

主治：顱內腫瘤。

用法：水煎劑，每日一劑，煎湯液二百毫升，分二次內服。

歌訣：

腦瘤首烏益智湯，菟絲故紙鹿角霜；

勞葉茯澤車前子，補腎牛膝熟地黃。

292號方　硼砂粉

組成：全蠍三十克、蟾皮三十克、甘草三十克、硼砂三十克。

方解：全蠍為鉗蠍科昆蟲東亞鉗蠍（Buthus martensi karsch.）的乾燥體。別名全蟲。全體主要含蠍毒，為一種含硫的毒性蛋白，與蛇的神經毒類似。性味辛，平；有毒。歸肝經。具有息風止痙，解毒散結，通經止痛之功效。用其以毒攻毒之特點抗癌，抗癌實驗前方已介紹。為本方君藥。蟾皮為中華大蟾蜍之表皮，包括皮脂腺、耳後腺之分泌物，內含蟾蜍毒素、蟾立蘇、華蟾素、蟾毒靈、蟾蜍鹼、5—羥色胺。有消腫，抗炎，抗癌，強心作用，為本方臣藥。甘草為豆科甘草屬植物，藥用根狀莖。主要含甘草次酸、甘草酸胺鹽、甘草甜素及甘草次酸鈉等。性味甘、平，瀉火，解毒，抗癌之功。為方中佐藥。硼砂為硼礦Borax提煉出的結晶體。別名月石、蓬砂等。性味甘、鹹，涼。歸肺、胃經。外用清熱解毒。《日華子本草》：「消痰止嗽，破癥瘕結喉痹。」為方中使藥。

功效：解毒散結，息風止痙，抗癌止痛。

主治：顱內腫瘤。

用法：上藥共研細末，局部外敷，藥用適量。

歌訣：

腦瘤晚期頸項痛，月石蓬砂伴全蟲；
蟾皮內含華蟾素，甘草瀉火又和中。

293號方　雙鱉丸

組成：木鱉子三十克、製馬錢子（番木鱉）一百五十克、水蛭一百五十克、白礬五十克、紅人參十克、雞內金十克、柿餅霜十克、甘草十克。

方解：木鱉子為葫蘆科植子木鱉子 (Momordica cochinchinensis〔Lour〕) 的成熟種子。別名土木鱉、木鱉藤等。種子含甾醇、齊墩果酸、木鱉子酸、皂甙類。有祛毒抗癌之功效。治療癰腫、疔瘡、瘰癧、疥癬、無名腫毒等。文獻報告，抗癌實驗對動物移植性腫瘤有抑制作用。馬錢子為馬錢科馬錢屬植物馬錢的成熟種子。別名番木鱉。因本品有毒，製後以減輕毒性。種子含生物鹼類：番木鱉鹼（士的寧）等。有通經絡，消結腫，止疼痛，抗腫瘤作用，實驗證明有抑制癌細胞作用。以上二藥合為本方君藥。水蛭為環節動物水蛭科的螞蟥。性味鹹、苦，平，有毒。歸肝經。有其破血逐瘀，消癥散聚之功效。前方已敍其抗癌實驗。白礬解毒殺蟲，燥濕止癢，清熱化痰，抗癌消腫；與水蛭合為本方臣藥。紅人參為傘形科植物，藥用根莖，經炮製後名紅人參。大補元氣，扶正抗癌之功。雞內金運脾消食，磨消癥瘕，固精抗癌。柿餅霜為柿科植物柿的果實（柿子）製成「柿餅」時外表所產生的白色粉霜。柿霜含甘露醇、葡萄糖等。性味甘、涼。歸心、肺、小腸經。具有清熱、潤燥、化痰之功效。以上三藥合用有助君藥抗癌之功，故為本方佐藥組。甘草甘溫，緩其藥性，為本方使藥。

功效：解毒散結，活血消腫，抗癌扶正。

主治：顱內腫瘤。

用法：上藥共為細粉，水泛為丸，每次一至三克，每日三次，開水或黃芪煎水送下。

歌訣：

腦瘤晚期雙鱉丸，水蛭甘草明白礬；

紅參內金柿餅霜，攻補兼施得安全。

294號方　桃棗丸

組成：銅錢五枚、紅花十克、胡桃仁二百五十克、紅大棗五百克。

方解：銅錢即為自然銅。為天然黃礦(Pyrite)的含硫化鐵(FeS_2)的礦石。性味辛、平。歸肝經。具有消腫止痛，接骨療傷之功效。為本方君藥。紅花為菊科植物，藥用其花。別名紅藍花。含紅花黃色素、紅花甙等。性味辛、甘，溫。入肺經而破瘀血。花輕上行達顱內，加強化瘀抗癌之功，為本方臣藥。胡桃仁為胡桃科落葉喬木植物胡桃(Juglansregia L.)的果實的核仁。性味甘、溫。歸肺、腎、大腸經。補腎，溫肺、潤腸。因腎主骨，骨生髓，故補腎益髓，使大腦細胞得以恢復，為方中佐藥。紅大棗甘、溫。甘能補中，溫能益氣，後天之氣，借此充溢。抗癌實驗：大棗的熱水提取物，體外試驗對JTC-26細胞生長抑制率達90%以上。故有扶正抗癌之功，又能緩和藥性，為本方使藥。

功效：活血化瘀，消腫止痛，扶正抗癌。

主治：顱腦腫瘤。

用法：以上藥共搗勻分三十丸，每次一丸，每日二次，白開水送下。

歌訣：

銅錢刮粉自然銅，紅大棗配藏紅花；
胡桃核仁善補腦，活血散瘀且止痛。

295號方　鴉膽降逆方

組成：鴉膽子六十克、赭石二百四十克、水蛭六十克、三七六十克、桃仁一百二十克、枸杞子六十克。

方解：鴉膽子為苦木科常綠灌木或小喬木鴉膽子(Brucea jauanika〔L〕merr.)的成熟種子。別名苦參子、老鴉蛋、鴨蛋子等。主要成份含鴨膽子甙、鴨膽子醇、鴨膽子苦味素以及生物鹼鴨膽寧。性味苦、寒。歸大腸、肝經。化濕熱，通腸胃，去積滯。抗癌實驗：對小鼠SI80、WK256有抑制作用。臨床觀察對乳頭狀瘤和皮膚癌細胞，可使退化壞死。此外有殺滅阿米巴原蟲、瘧原蟲、陰道滴蟲及鞭蟲、蛔蟲、滌蟲等。與赭石配伍結合為本方抗癌降逆君藥。水蛭即螞蟥。性味鹹、苦，有小毒。歸肝經。破血逐瘀，化癥消堅。與三七結合有化瘀止痛、止血作用，兼能抗癌為本方臣藥。桃仁化瘀潤腸為佐藥。枸杞子補益肝腎，壯骨生髓，道於腦海，為本方使藥。

功效：解毒降逆，化瘀抗癌。

主治：顱腦腫瘤。

用法：共為細末，每包十克，分包後備用。每次一包，每日三次。

歌訣：

顱內腫瘤降逆方，鴉膽赭石配螞蟥；

三七桃仁化瘀滯，引用枸杞調陰陽。

296號方　紅燈膏

組成：紅花一千克、錦燈籠一千克、山慈菇一千克、雞血藤一千克、兒茶一千克、三七一千克、石菖蒲一千克。

方解：紅花為菊科二年生草本植物紅花（Carthamus tinctorius L.）的筒狀花冠。內含紅花色素、紅花甙等。性味辛、溫。歸肝經。通經絡，破瘀血，消腫止痛。抗癌實驗：水煎液對JTC-26抑制率為90%以上；對小鼠S180有抑制作用；對白血病細胞體外實驗亦有作用。錦燈籠清熱解毒，清咽利膈，走腦入心經的苦寒藥，協助紅花加強抗癌作用，故二藥為本方君藥。山慈菇化痰軟堅，醒神解毒；三七化瘀止血，減少顱內滲出，抗癌止痛；二藥合為本方臣藥。雞血藤活血通絡；兒茶收濕斂瘡；實驗證明對艾氏腹水癌有抑制作用。並有減少病灶滲出，生肌長肉之功，二藥為本方的佐藥。菖蒲化濕和胃，開竅寧神，抗癌，為本方使藥。

功效：通經破瘀，消腫止痛，化痰寧神。

主治：顱腦腫瘤，伴有神志障礙者。

用法：水煮酒提製成硫浸膏，內服，每次二十毫升，每日三次。

歌訣：

紅燈膏配錦燈籠，紅花慈菇雞血藤；
三七兒茶石菖蒲，破瘀消腫醒神靈。

297號方　蟾蜍山藥丸

組成： 蟾蜍、山藥各一千克。

方解： 山東淄博中華大蟾蜍為蟾蜍 (Buko bufo gargarizans cantor) 的道地藥材。其皮脂腺及耳後腺分泌物、組織器官為有效成份所在。經實驗證明，蟾毒內酯類物質包括蟾蜍毒素、華蟾蜍素、蟾力蘇、甾醇類、5—羥色胺等。具有解毒消腫，抗炎抗癌，強心利尿等功能。據臨床觀察蟾蜍製劑對上皮鱗狀細胞癌、頭部腫瘤效果顯著。山藥為薯蕷科多年生蔓生草本植物薯蕷的根塊。性味甘、平。歸肺、脾、腎經。益氣養陰，補脾肺腎，調理陰陽，有生物激素之讚稱。與抗癌強心之蟾蜍伍用，攻不傷正，補不留邪之效。

功效： 解毒化瘀，補腎健脾，扶正抗癌。

主治： 顱腦腫瘤、子宮頸癌、皮癌等。

用法： 共研細末，泛水為丸，綠豆大小，每次六至十粒，每日三次。若遇有血尿，立即停藥以甘草綠豆湯解之。

歌訣：

蟾蜍山藥抗癌丸，地道藥材為華蟾；

顱腦腫瘤應早用，扶正驅邪得安然。

脊髓腫瘤驗方選

脊髓腫瘤的發病概況：脊髓腫瘤包括脊髓內腫瘤、硬膜內脊髓外腫瘤和硬膜外脊椎管內腫瘤三類。好發於青壯年，男多於女。由於脊髓部位緊要，即使為良性腫瘤，亦可引起嚴重的後果。由於各段脊髓神經所支配功能不同，所以產生症狀各異，脊髓分頸段、胸段、腰段。

中國醫學認為脊髓的腫瘤屬於「風痱」、「癱疾」、「痿痹」之範疇。風寒侵襲經絡氣血凝滯產生「痛痹」，肢體軟弱無力失用稱為「痿痹」。常因肺熱熏灼，津液被傷，心脾虧損，肝腎陰虛，不能營養脈絡，因而遲緩無力，嚴重時手不能握物，足不能任身，關節如脱失，肌肉消瘦，在下肢稱「痿躄」。「風痱」是一種中風後遺症。《諸病源候論》説：「風痱之狀，身體無痛，四肢不收，神志不亂，一臂不隨者，風痱也，時能言者可治，不能言者不可治」。後世醫家認為本病由於損傷督脈所致。督脈損傷後，氣血經脈運行不暢，阻滯不通，不能營養筋、骨、肌肉而致「痿痹」。故中醫有

「治痿獨取陽明」一說。用陽明主胃，胃裏受納水穀，為氣血之源。胃氣充則氣血足，周身肌肉筋骨均得滋養。因此治療本病要從整體出發，調理臟腑，方能得救，用藥時應從上、中、下三焦着手。

特殊檢查及診斷：(1)腦脊液檢查梗阻時蛋白含量增高，並尋找癌細胞；(2)X光檢查：椎管內腫瘤增大時可侵蝕骨質，並排除轉移癌及結核或外傷；管腔內碘油及空氣造影可以明確梗阻部位與程度（完全與不完全梗阻），一般髓內腫瘤呈梭形充盈缺損，硬膜內脊髓外呈杯狀缺損。注意與脊椎結核、硬膜外膿腫、黏連性蛛網膜炎、椎間盤脫出等病相鑒別。

治療法則：脊髓良、惡性腫瘤均可採取手術治療，惡性腫瘤還可補充放療與化學藥物治療。化學藥物常用環磷酰胺和卡氮芥等藥。中醫治療本病要從整體出發，辨症論治，用藥時應從上、中、下三焦着手。上焦肺熱熏灼應清熱解毒，中焦獨取陽明應補中益氣，下焦肝腎兩虛應用地黃飲子，但都活血化瘀輸通督脈，貫通上下，調理三焦，消除壅滯，恢復氣血，濡養全身。

298號方　抗脊髓瘤方

組成：蜈蚣十克、炙馬錢子一克、薑黃三十克、地龍十克、山豆根十克、花粉二十克、勾藤十克、羚羊角十克、麝香一克。

方解：蜈蚣為環節動物少棘巨蜈蚣（Scolo Plndra subspipls multilans L.）的乾燥全體。主要成份含有蜂毒樣有毒物質、組織胺與溶血蛋白。尚含蟻酸和甾醇等。抗癌實驗：對小鼠S180、Ec、WK256等瘤株有明顯抑制作用；體外實驗對肝癌細胞、胃癌細胞均有抑制作用；對結核桿菌及皮膚真菌也有一定作用。且對士的寧等藥物所引起之驚厥有不同程度對抗作用。馬錢子為馬錢科馬錢屬的成熟種子。含番木鱉鹼（士的寧）。臨床應用治療食道癌、胃癌、白血病等均見到效果。製劑稱為「神農丸」。馬錢子有劇毒，必須經過炮製，方可口服。與蜈蚣伍用，取長補短，互相制約，減少毒性，為本方君藥。薑黃、地龍、山豆根、花粉具有舒風活絡、解毒滋陰功能。然而實驗表明共有抗癌作用，為本方臣藥組。勾藤、羚羊角為俞氏羚羊勾藤湯的主要藥物，平肝息風，抗驚厥、抽搐症。因此選為本方佐藥。麝香通督任二脈為本方使藥。

功效：解毒通絡，平肝息風，滋陰抗癌。

主治：脊髓腫瘤、顱腦腫瘤。

用法：水煎劑，每日一劑，煎藥液二百毫升，分兩次內服。

歌訣：

脊髓腫瘤用蜈蚣，馬錢薑黃麝地龍；
豆根花粉羚羊角，平肝息風勾勾藤。

299號方　川軍滌蕩湯

組成：川軍十克、人中黃十克、蜈蚣十克、珍珠十克、麝香一克。

方解：川軍即大黃。別名將軍為蓼科大黃的根莖（Rhlum Palmatum L.）。含蒽醌類、大黃素、大黃皂甙等。性味苦、寒。歸脾、胃、大腸、肝、心經。滌胃腸積滯，瀉血分實熱。用上病下治法治療神昏譫語等實熱閉症。人中黃為甘草末置於竹管內，於人糞坑中浸漬後的製成品。性味甘、寒。歸心、胃、膽經。清熱涼血，解毒。治傷寒熱病、熱毒斑疹、丹毒、瘡瘍。協助川軍共有解毒清熱之功，為本方君藥。蜈蚣為平肝息風，解痙抗癌之品。臨床應用對熱症驚厥有顯著療效。抗癌實驗：對動物移植腫瘤有抑制作用，為本方臣藥。珍珠為滋陰潛陽，軟堅散結，安神鎮靜，化腐生肌，美顏佳品為本方佐藥。麝香辛溫走串，深入病灶，為本方使藥。

功效：涼血滌痰，化滯解毒，息風抗癌。

主治：脊髓腫瘤、顱腦腫瘤。

用法：水煎劑，每日一劑，煎藥液二百毫升，分兩次內服。

歌訣：

抗癌川軍滌蕩湯，蜈蚣珍珠人中黃；
上實下攻巧治法，引藥入經為麝香。

300號方　三尖杉飲

組成：粗榧十克、黃藥子二十克、猴菇菌三十克、野菊花二十克。

方解：中國粗榧別名紅殼松（Cephalotaxus fortunei Hook *f*）。內含粗榧鹼。在分離

中發現二十多種生物鹼，其中抗癌活性較高者還有三尖杉酯鹼、高三尖杉鹼等。具有清熱解毒、抗癌消積之功效。抗癌實驗：對多種實驗性腫瘤有抑制其活性作用，如SI80、UI4、Ec、網織細胞肉瘤、腦瘤B22、L8I5、P388、L72I2、WK256等均有抑制作用，能延長小鼠生存時間。其毒性以三尖杉酯鹼為主的各種生物鹼製劑，給小鼠一次腹腔注射，其半數致死量（LD50）多在2-4毫克／公斤體重。並有抑制骨髓作用，而對肝腎無明顯影響。為本方君藥。黃藥子亦稱黃獨。塊莖中含呋喃去甲基二萜類化合物。抗癌實驗表明對小鼠SI80、UI4的癌細胞的抑制比較明顯。為本方臣藥。猴菇菌為多孔目齒菌科猴頭菌的培養物。成份含多糖、多肽類物質。性味甘、平。歸胃、脾經。抗菌抗癌實驗表明，對SI80有抑制作用；體外實驗可抑制Ec癌細胞的DNA、RAN的合成。為本方佐藥。野菊花為苦寒解毒，平肝，清頭醒腦作用。抗癌實驗：對腫瘤細胞有明顯抑制作用，為方中使藥。

功效：清熱解毒，化痰消積，抗癌醒腦。

主治：脊髓腫瘤、顱腦腫瘤、白血病性腦病、腦轉移癌。

用法：水煎劑，每日一劑，煎藥液二百毫升，分兩次內服。

歌訣：
中華粗榧三尖杉，血癌腦病效靈驗，
猴菇菌素為佐劑，野菊抗癌並清肝。

301號方　乾蟾複方飲

組成：乾蟾皮二十克、天冬十五克、豬苓十五克、寄生二十克、木瓜十克、山萸十克、肉蓯蓉十克、牛膝十克、威靈仙十克、菖蒲十克、遠志十克、女貞子二十克、旱蓮草十克、肉桂六克、巴戟天六克、狗脊十克。

方解：乾蟾皮為蟾蜍科動物中華大蟾蜍（Bufo bufo gargarizans Cantor.）的帶頭全皮，曬乾後為乾蟾皮。道地藥材產於山東，有效成份多在耳下腺及皮脂腺分泌物。含有抗癌、抗炎、抗心衰之毒素。現已製成蟾蜍注射液抗心衰、腎衰有效。天津醫院曾有臨床報導，然而對腫瘤療效並不如複方顯著，故本方選為群藥之首，定為君藥。天冬為百合科攀援狀草本植物之塊根。其抗癌實驗在201號方中已介紹。豬苓為多孔科真菌豬苓的菌核。日本早年曾做過實驗研究，對肺癌藥效與臨床不符。中國中醫研究院以十年之久反覆實驗研究，發現豬苓多糖對機體免疫功能及抑癌實驗確有作用。本方選天冬配豬苓為臣藥。寄生、山萸、肉蓯蓉、仙靈脾、牛膝、木瓜、菖蒲、遠志、女貞子、旱蓮草等補腎納氣，補骨生髓之類為秦伯未先生治療梅毒晚期脊髓空洞症之經驗方，臨床療效顯著，引為本方輔助藥群以助臣藥，為本方佐藥組。肉桂、巴戟為溫陽壯骨聖藥，並解以滋陰過膩之弊，已振元陽，通其督脈，恢復脊髓功能。狗脊為蚌殼蕨科多年生草本植物金毛狗脊的根狀莖。別名金毛猴。含澱粉及鞣質類。性味甘、苦，溫。歸心、肝、腎經。補肝腎，除風濕，強腰腳，利關節。治腰背酸疼，膝痛腳弱、寒濕周痹、失溺、尿頻、遺精、白帶。因其善於通達督脈，營養經絡，故為本方使藥。

功效：溫腎補陽，壯骨強筋，補骨生髓，解毒抗癌。

主治：脊髓瘤、脊髓空洞症、多發性骨髓瘤、顱腦腫瘤等。

用法：水煎劑，每日一劑，煎藥液二百毫升，分兩次內服。

歌訣：

乾蟾豬苓萸天冬，木瓜仙靈膝寄生；

女旱桂戟遠菖狗，補骨填髓肉蓯蓉。

302號方　礬椒粉

組成：明礬六克、川椒目六克、麝香一克。

方解：明礬為明礬石（Alunite）的提煉品。亦稱白礬、礬石。明礬石為鹼性硫酸鋁鉀（$KAl_2(SO_4)_2(OH)_5$）。白礬為硫酸鋁鉀（$KAl(SO_4)_2 \cdot 12H_2O$）。性味酸、澀，寒；有毒。歸肺、脾、胃、大腸經。消痰、燥濕、止瀉、止血，解毒、殺蟲。治癲癇、喉痹、痰涎壅甚、肝炎、黃疸、胃及十二指腸潰瘍、子宮脱垂、白帶、瘡痔疥癬等。除毒熱在骨髓，善治勞傷。筋骨痿軟，二便不通。藥理實驗：抗癌、殺蟲、抗菌。前方已詳介紹。為本方君藥。川椒目為芸香科灌木或小喬木植物花椒的乾燥成熟果實。產地以四川為佳，故稱川椒目。含有辣素，走串，善行督脈。性味辛、熱，有小毒。歸脾、胃、腎經。溫中、止痛、殺蟲。散寒濕，解鬱結，消宿食，通三焦。補太腎命門，助元陽之火，治陽衰諸症，與明礬伍用治療皮膚病、骨髓惡性腫瘤，故川椒為方中臣藥。麝香為鹿科動物麝的香囊分泌物。含有麝香精油、麝香酮及脂肪、膠質、蛋白質、纖維質、氨基酸類等。藥理實驗：對家兔、豚鼠離體子宮有興奮作用。妊娠較非妊娠敏感。並有興奮中樞神經的作用，加強心臟與呼吸功能。據報導抗癌實驗中有抑制癌細胞作用。本人未能重複呈現，有待研究。但麝香性味辛溫，芳香走竄，通十四經脈，有助於脊髓神經的恢復。故選為本方佐、使藥。

功效：溫通督脈，抗痿治癌。

主治：脊髓瘤，多發性骨髓瘤、諸因痿症等。

用法：上藥共研細末混勻，分裝中號膠囊，每粒零點三克，冷藏備用。每次二粒，每日三次，黃酒送服。

歌訣：

明礬川椒麝香粉，溫通督脈益肝腎；
脊髓腫瘤下焦痿，黃酒送服助藥勁。

303號方　馴龍湯

組成：當歸二十克、白芍二十克、地黃二十克、牡蠣十五克、蝸牛十五克、烏賊十克、珍珠母十克、寄生二十克、鉤藤十克、獨活十克。

方解：當歸為傘形科植物當歸（Angelica sine-nsis〔oliv〕Diels.）的根。含揮發油（亞丁基苯肽、鄰羧基苯正戊酮）、β—谷甾醇等。性味甘、辛，溫。歸心、肝、脾經。補血和血，調經止痛，潤燥滑腸。用於癥瘕痿痹等症。藥理實驗：對子宮有雙重性作用；促進物質代謝及內分泌功能；調整循環系統功效，並有抗癌、抗菌作用。伍用白芍、地黃和血柔肝，補腎榮筋共為養血治本，為本方君藥組。牡蠣為瓣腮類牡蠣科動物，藥用貝殼及全體。殼含80-95%碳酸鈣、磷酸鈣、硫酸鈣、鎂、鉛、硅、氧化鎂等。肉含豐富蛋白質、脂肪和維生素類。抗癌實驗：對小鼠S180、克雷布斯—2有抑制作用。體外藥敏試驗，牡蠣殼對腫瘤細胞有抑制作用；牡蠣肉的水提取物對瘤內注射，對A-12、SV-40病毒誘發的田鼠腫瘤有治療作用。實驗表明其抗癌原理可能為細胞毒作用於腫瘤細胞代謝過程的酶被破壞的結果。實驗證明，蝸牛、烏賊、珍珠母等有類似作用，中醫為鹹寒軟堅，滋陰潛陽之功效，因此，選為本方臣藥組。鈎藤為茜草科藤本植物帶鈎莖葉。含鈎藤鹼、柯諾辛因鹼。性味甘、涼。歸心、肝經。清熱平肝，熄風定驚。治療驚癇瘈瘲。藥理為鎮靜、降壓、抗癌厥，為本方佐藥。獨活、寄生為中醫傳統「獨活寄生湯」的主要藥物。有驅風散寒，利濕，強筋壯骨之功。故選為使藥。

功效：養血柔肝，潛陽舒筋，壯骨抗癌。

主治：脊髓瘤、多發性骨髓瘤、繼發性骨瘤等。

用法：水煎劑，每日一劑，煎藥液二百毫升，分兩次內服。

歌訣：

馴龍養血四物湯，除去川芎加潛陽；
珍珠牡蝸鈎烏賊，引經獨活寄生方。

304號方　補骨填髓河車丸

組成：紫河車三十克、肉蓯蓉二十五克、仙靈脾二十克、肉桂六克、巴戟天十克、吳茱萸十克、寄生二十五克、熟地二十克、女貞子二十克、五味子二十克、生薏米二十克、土茯苓三十克、白花蛇舌草三十克、石斛三十克、補骨脂二十克、骨碎補二十克。

方解：紫河車為人類胎盤全部入藥（包括臍帶）。為真陰真陽之品。內含干擾素、β—抑制因子及各種激素和酶等有機成份。其藥理、藥效前方已有論述，不必贅敍。中醫認為與補腎溫陽的肉蓯蓉、仙靈脾、肉桂、巴戟天、吳茱萸等伍用增強紫河車抗癌功效。對陽虛氣衰、脾腎虛寒、下焦痿痹病變有回陽之功。故合為本方的君藥組。寄生為桑寄生、槲寄生、梅寄生等多種植物的枝葉。別名冬青。主要成份：槲寄生含齊墩果酸；桑寄生含槲皮素、萹蓄甙等。其抗癌實驗前方已有論述，此處不加介紹。與地黃、女貞子、五味子、石槲等滋陰補腎藥合用增強其抗癌及補肝腎作用，選為本方臣藥組。生薏米、土茯苓、白花蛇舌草均有不同程度抗癌作用，因其共有健脾利濕、清熱解毒之功效，選為本方佐藥組。補骨脂、骨碎補為補骨填髓；歸肝、腎經。選為本方使藥。

功效：益腎溫陽，補骨填髓，扶正抗癌。

主治：脊髓瘤、多發性骨髓瘤、繼發性骨癌等。

用法：上藥共研細末，煉蜜為丸，每丸五克，每次二丸，每日三次。

歌訣：

靈脾蓯蓉河車丸，地萸桂女巴戟天；

五味斛薏土茯苓，骨碎補骨蛇草煎。

305號方　屈菜尋骨湯

組成：白屈菜三十克、尋骨風三十克、仙鶴草三十克、血竭十克、自然銅。

方解：白屈菜為罌粟科植物白屈菜（Chelidonium majug L.）的帶花全草。別名山黃連、地黃連、牛金花、斷腸草、八步緊等。全草含生物鹼、黃酮類。性味苦、寒，有毒。鎮痛，止咳，利尿解毒。抗癌實驗：體外實驗，能抑制纖維母細胞有絲分裂。體內實驗：對小鼠S180、艾氏腹水癌有抑制作用，但毒副作用很大。白屈菜40%甲醇提取物也有抗腫瘤作用，且毒副反應降低。白屈菜紅鹼有去皮膚疣贅的作用，其所含的黃連鹼是一種細胞毒成份。尋骨風為馬兜鈴科植物綿毛馬兜鈴的根莖或全草。性味苦、平。歸心、肺經。散風痹，通經絡，利關節。藥理實驗：所含生物鹼有明顯鎮痛作用，並有抗癌作用，前方已介紹。與白屈菜合用為本方君藥對。仙鶴草為方中臣藥。其科屬、成份、抗癌實驗在176號方中已介紹。血竭為棕櫚科植物麒麟竭的果實及樹幹中樹脂。含樹脂、鞣醇、白素及烴類等成份。性味甘、鹹、平，歸心、肝經。散瘀定痛，止血生肌。治療瘰癧、臁瘡潰久不癒。為本方佐藥。自然銅藥理、藥效在222號方中已介紹，因其善於引藥入骨，選為本方使藥。

功效：散風痹，通脈絡，鎮痛抗癌。

主治：晚期脊髓瘤、繼發性骨瘤以痛為主者。

用法：共研細末，裝入中號膠囊，每粒零點三克，每日三次，每次二粒。

歌訣：

白屈菜配尋骨風，仙鶴血竭自然銅；
晚期癌症多疼痛，脊髓腫瘤法為宗。

306號方　白芨雙半湯

組成：白芨十八克、半枝蓮十五克、半邊蓮十五克、虎骨十克（或用貓骨二十克）、骨膠十克、龜板十克、血餘炭十克、白花蛇六克。

方解：白芨為蘭科植物白芨 (Bletilla Striata (Thunb.) Reichb. f.) 的地下塊莖。別名白及、紫蘭等。含揮發油及糖類。性味苦、澀，微寒。歸肺、肝、胃經。收斂止血，消腫生肌，扶正抗癌。治療肺癆、一般潰瘍病、癌性潰瘍及骨漏、痱緩不收等，為本方君藥。半枝蓮、半邊蓮抗癌、藥理藥效較為廣譜，前方已作介紹，選為本方臣藥對。龜板為龜科動物烏龜（Chinemysreevesii〔Gray〕的腹甲。含有維生素已及膠質、脂肪和鈣類。性味甘、鹹，寒。歸肝、腎、心經。滋陰潛陽，益腎健骨，養血補心。治療虛風內動，痙厥，痿痹。實驗表明，增強機體免疫功能，為抗癌輔助藥物。配合虎骨、骨膠補骨生髓和血餘炭等血肉有情之品，增強龜板扶正抗邪功能，合為本方佐藥組。白花蛇為蝮蛇科的動物全體。抗癌、藥效前方論述，因其驅風解痙，善通經脈，選為本方使藥。

功效：收斂止血，滋陰潛陽，強筋壯骨，扶正抗癌。

主治：脊髓瘤、多發性骨髓瘤、繼發性骨癌等。

用法：水煎劑，每日一劑，煎藥液二百毫升，分兩次內服。

歌訣：

白芨半枝半邊蓮，骨膠龜蛇血餘炭；

虎骨缺如貓骨代，用量加倍久火煎。

307號方　青蒿雙皮湯

組成：青蒿二十克、牡丹皮二十克、地骨皮二十克、牛黃抱龍丸三克（沖服）、菊花二十克。

方解：青蒿為菊科植物青蒿（Artemisiaapiacea Han Ce.）或黃花青蒿（A. annua L.）的全草。含有苦味質、揮發油和青蒿鹼、青蒿素、維生素A等。性味苦、辛，寒。歸肝、膽、腎經。退虛熱，涼血解毒，抗癌，截瘧。抗癌實驗：水煎劑體外實驗，對JTC-26抑制率為70-90%。為本方君藥。牡丹皮為毛莨科多年生小灌木植物牡丹（Paeowia Suffruticosa And r.）的根皮。性味苦、辛，微寒。歸心、肝、腎經。清熱涼血，活血散瘀。地骨皮為茄科落葉灌本植物枸杞（Lycium Chinense Mill.）的根皮。性味甘、淡，寒。歸肺、腎經。涼血退蒸，清泄肺熱。二味根皮相合滋陰清熱，涼血解毒，為本方臣藥對。牛黃抱龍丸係中國傳統醫方《古今醫鑒》記載為兒科抗高燒、抗驚厥良方。已製成丸劑，引用本方加強治療晚期腫瘤癌性發熱之症。牛黃抱龍丸（成份為牛黃、膽南星、竹黃、雄黃、白僵蠶、全蠍、琥珀、朱砂、茯苓、麝香）實驗藥理：有鎮靜、解熱、抗驚厥、抗病原微生物及抗炎等作用，作為本方佐藥。菊花清熱解毒，引經藥，為其使藥。

功效：滋陰降火，清熱解毒，鎮驚抗癌。

主治：脊髓瘤，以及各種晚期腫瘤而致癌性發熱。

用法：水煎劑，每日一劑，煎取藥液二百毫升，分二次內服，牛黃抱龍丸沖服。

歌訣：

青蒿退燒無置疑，丹皮菊花地骨皮；
牛黃抱龍為成藥，抗炎抗癌保生肌。

308號方　核桃青果枝煮雞蛋

組成：核桃青果嫩枝五十克、鮮雞蛋二枚。

方解：核桃青果嫩枝為胡桃科植物核桃 (Carya Cathayensis Sarg.)、胡桃 (Juglansregia L.) 的樹枝、種隔（胡桃隔、分心木）、未成熟果實的果皮（青龍衣）。主要含黃酮及其甙類、肌醇、咖啡酸、沒食子酸等。果皮含胡桃醌、氫化胡桃醌—β—葡萄糖甙、鞣酸、生物鹼、蒽醌、揮發油及維生素C等。性味苦、澀，平。歸肝、脾、腎經。解毒消腫，化瘀散結。治療無名腫毒、癌性胸腹水。抗癌實驗：酒浸物對艾氏腹水型、實體型及小鼠S180、S37有抑制作用。黑胡桃對小鼠乳腺癌作用更為明顯。核桃茶醌及多糖對小鼠艾氏腹水型、實體型癌細胞核分裂有抑制作用。其毒性很低，小鼠腹腔注射青核桃醇提取物，測定LD50為214克生藥公斤體重。為本方君、臣藥。鮮雞蛋內含蛋白質、卵磷質、核黃素、膽固醇、維生素等，做為賦型劑，為本方佐、使藥。

功效：化瘀消腫，解毒抗癌。

主治：脊髓瘤晚期伴有胸腹水者。

用法：青核桃果實嫩枝葉加水適量，煮鮮雞蛋沸騰後文火一百二十分鐘，雞蛋去皮，吃蛋喝湯，每日一劑。

歌訣：

青果嫩枝煮雞蛋，每日一餐為藥膳；
醫治癌灶胸腹水，臨床應用亦實驗。

309號方　急性木鱉飲

組成：木鱉子十五克、急性子十五克、威靈仙三十克、膽南星十克、半枝蓮二十克、山豆根十克、天龍十克、半夏十克、赤芍二十克、桃杏仁各十克、瓜蔞二十克、鬱金三十克。

方解：木鱉子為葫蘆科植物木鱉子（Momoraica Cochinchinensis〔Lour〕的成熟種子。含甾醇、齊墩果酸、木鱉子酸、皂甙、海藻糖等。性味苦、微甘，溫；有毒。歸肝、脾、腎經。消腫散瘀，祛毒，降壓，抗癌。臨床證明，對神經腫瘤有效。急性子為鳳仙科植物鳳仙子的種子。性味苦、溫，有小毒。歸肺、胃經。治噎膈，消腫塊。威靈仙為毛茛科植物威靈仙的根莖。性味辛、鹹，溫。歸膀胱經。祛風濕，通經絡，止痹痛，治鯁骨。膽南星為天南星科草本植物天南星的乾燥塊莖，塊莖研末與牛膽汁加工製成小塊狀或圓柱狀，即為膽南星。別名膽星。性味苦、涼。清化熱痰，息風定驚。用於痰熱驚風抽搐及中風、癲狂諸症。以上四藥均有小毒，辛散苦降，化痰散結，燥濕解毒。實驗表明，均有不同程度抗癌作用，為以毒攻毒之品，伍用助效，選為本方君藥組。半枝蓮、山豆根、天龍三藥解毒化瘀，消噎降火。在實驗中具有抗癌作用（前方論述），選為本方臣藥。半夏、杏仁、瓜蔞止咳化痰，散結降逆，輕度抗癌，為方中佐藥組。赤芍、桃仁活血化瘀，結合鬱金舒肝通絡，深入血分，選為引經入里的使藥對。

功效：溫經通絡，散瘀通痹，活血解毒，抗癌止痛。

主治：脊髓瘤、骨癌、骨肉瘤等晚期腫瘤，陽虛痹症。

用法：以上諸藥，共研細末，煉蜜為丸，每丸五克，每次二丸，每日三次內服。

歌訣：

急性木鱉威靈仙，半夏豆根半枝蓮；
赤芍天龍桃杏仁，瓜蔞鬱金膽星南。

310號方　黛赭抗癌煎

組成：黛赭石三十克、旋覆花十克、莪朮十克、天冬三十克、天花粉三十克、生薏米三十克、山藥二十克、桃仁十克。

方解：黛赭石三方晶係赤鐵礦（Hematite）。含三氧化二鐵（Fe_2O_3）。雜質為肽、鎂、鋁、硅、鈣及其化合物。並含有砷鹽。性味苦、甘，平。歸肝、胃、心包經。平肝鎮逆，涼血止血，健身抗癌。治噫氣嘔逆，噎膈反胃，哮喘，驚癇，崩漏帶下等。與旋覆花為菊科植物的頭狀花序配伍，為傳統「旋覆代赭湯」的重要成份。《醫學衷中參西錄》記載：「能生血兼能涼血，其質重墜，又善鎮逆氣，降痰涎，止嘔吐，通燥結，用之得當，能見奇效。」「治吐逆之症，當以降胃為主，而降胃之藥，實以赭石為最效。」故而選代赭石與旋覆花為本方君藥對。配以抗癌散結之莪朮、天冬、天花粉輔助君藥抗癌功效，列為本方臣藥組。生薏米、山藥性味甘、寒。歸胃、脾、腎經。和胃補腎，扶正為佐藥。桃仁為薔薇科落葉小喬木桃的種仁。性味苦、平。歸心、肝、肺、大腸經。活血化瘀，潤腸通便，破血消堅。有改善微循環之功效，選為本方使藥。

功效：和胃益腎，降逆止嘔，佐以抗癌。

主治：脊髓瘤、晚期腫瘤胃氣上逆。

用法：水煎劑，每日一劑，煎取藥液二百毫升，分兩次內服。

歌訣：

旋黛抗癌和胃煎，山藥薏米理當先，

莪朮天冬天花粉，桃仁改善微循環。

皮膚癌驗方選

皮膚癌的發病概況：皮膚癌是白色人種最為常見的腫瘤，超過所有其它惡性腫瘤的總和。在中國其發病率（包括皮膚附件惡性腫瘤）為2.37/10萬，佔全身惡性腫瘤的第十一位。男多於女，男女發病比例為2:1。五十至六十歲為發病高峰。常發生皮膚的暴露部位，如頭、面、頸、手背等佔81.1%。非暴露部位僅佔18.9%。故一般認為皮膚癌可能與長期日曬、X光過量照射、紅斑狼瘡損傷、長期服用砷劑、經久不癒的慢性潰瘍和瘻管等因素有關。

白人種，估計六十五歲以上人中約50%將發生皮膚癌，25%不止一處患皮膚癌。美國每年二千名死於皮膚癌的生命便可徹底防遏。大多數癌症登記中不納入皮膚基底細胞癌（基癌）。澳洲的登記中則有之。在Tasmania省該癌有極高的發病率，男性年齡標化發病率為167.2/10萬，女性為89.3/10萬。據澳洲人口普查整個皮膚癌的年齡標化發病率高達每年555/10萬；而零至七十四歲累積發病率為67%，即等於到七十歲為止，每三個人中有二人至少發生一處皮膚癌。美國有二份調查報告（一九七一，一九七七年），指出皮膚癌增加了15%—20%，其中增加的主要是基癌。皮膚癌中80%是基癌；20%是鱗癌。

中國醫學認為皮膚癌是風毒燥熱之邪久羈留戀，內耗陰血，奪精灼液，肝血枯燥，難榮於外，肺氣失調，皮毛不潤，易招外邪，皮生惡瘡。

特殊檢查與診斷：⑴表面破潰者可用印片法查找癌細胞；⑵採取組織切片時，注意取材要深，必要時全部切除活檢，包括一些正常組織。注意鑒別扁平濕疣、乳頭狀瘤、皮膚疣狀結核等病。

治療法則：手術切除要徹底，不可姑息。放射治療很敏感，通過X光多次照射法，效果較好。化學藥物常用氟尿嘧啶、爭光霉素等都有一定療效。中醫中藥治療本病，也有一定的療效。

311號方　仙鶴二皮飲

組成：仙鶴草三十克、白癬皮二十克、蟾皮十克、半枝蓮二十克、山豆根十五克、連翹十五克、銀花十五克、土茯苓十五克、生薏仁十五克、大小薊三十克、大豆黃十克。

方解：仙鶴草為薔薇科多年生草本植物龍芽草 (Agrimonia Pilosa Ledeb.) 的全草。別名脱力草。性味苦、澀，平。歸肺、肝、脾經。收斂止血，止痢殺蟲，抗癌定癘。白癬皮為芸香科多年草本植物白癬 (Dictamnus dusycarpus Turcz) 的根皮。性味苦、寒。歸脾、胃經。清熱解毒，除濕止癢，抗癌止淋。蟾皮辛、甘，溫，有毒。解毒消腫，抗癌強心。以上三藥實驗表明，均有不同程度抗癌作用，故選為本方君藥組。半枝蓮、山豆根解毒利濕，抗癌實驗、功效、成份等前方已論述。結合清熱解毒之銀花、連翹，選為本方臣藥組。土茯苓、生薏仁健脾利濕。抗皮膚疣贅，調節皮膚代謝，為本方佐藥組。大豆黃為豆科植物大豆的種子。性味甘、平。歸脾、胃經。走皮膚，調榮衛。清解表邪，分利濕熱；與止血涼血，解毒消癘的大小薊（刺菜）結合，選為本方使藥。

功效：清肺涼血，健脾利濕，解毒抗癌。

主治：皮膚惡性腫瘤。尤其鱗狀上皮細胞癌首選此方。

用法：水煎劑，每日一劑，煎取藥液二百毫升，分二次內服。

歌訣：

仙鶴蟾皮癬皮飲，半枝山豆生薏仁；

銀花連翹土茯苓，大豆二薊佐君臣。

312號方　複方野百合膠囊

組成：野百合五百克、明礬五十克。

方解：野百合為豆科野百合植物農吉利（Crotaria Sessiflora L.）的全草。別名農吉利、劉寄奴、蘭花野百合等。含生物鹼、黃鹼素、氨基酸、酚性物質等。主要抗癌成份為生物鹼，現經元素分析確定農吉利鹼Ⅰ號稱農吉利甲素。為了降低毒性又合成野百合甲Ⅰ號的八個衍生物。性味苦、淡，平。歸心、肺、脾經。清熱解毒，殺蟲抗癌。抗癌實驗：野百合鹼對WK256、S180、S37、腺癌—755、L615有顯著抑制作用；其衍生物對

WK256抑制率為81%。本品果殼製劑對腫瘤抑制率達80%以上；其種子含量高於原藥十倍。該藥能降低瘤組織對磷的攝取，從而抑制了磷的代謝。它不僅抑制癌細胞DNA、RNA的含量，同時也能抑制其生物合成過程，為本方君、臣藥。明礬為明礬石（Alunite）的鹼性硫酸鋁鉀。歸肺、胃、大腸經。消痰燥濕，止血，解毒，殺蟲。抗癌實驗在302號方中已介紹，為本方佐、使藥。

功效：燥濕解毒，殺蟲抗癌。

主治：皮膚惡性腫瘤（基底細胞癌、鱗狀細胞癌）、癌性潰瘍病變。

用法：內服膠囊，每日三次，每次二粒。外用：撒於患處，適量，每日二次。

歌訣：

複方野百合膠囊，皮癌能治又能防；

明礬燥濕兼解毒，內服外用皆相當。

313號方　茜草化癌煎

組成：茜草十克、土茯苓三十克、野百合十克、當歸三十克、黃芪三十克、白朮二十克、人參二十克、白癬皮十克。

方解：茜草為茜草科植物茜草（Rubia Cordifo Lia L.）的根莖。別名血見愁、活血丹、土丹參等。主要含紫茜素、茜素、偽紫茜素等。性味苦、寒。歸肝經。涼血止血，活血祛瘀。抗癌實驗：從茜草根中分離出兩種環六肽，它們的乙酰化合物對淋巴細胞性白血病—388有顯著抑制活性的作用及較高的治療比值。這兩種肽類尚對B16顯色素瘤、L1210、克隆—38、Lewis肺癌、艾氏實體瘤有明顯的抑制活性作用。體外實驗，茜草根熱水浸出液對JTC-26抑制率達90%以上。體內實驗，茜草根的甲醇提取液對小鼠S180（腹水型）抑制率為80%；熱水浸出物為13%。與土茯苓、野百合結合為本方君藥組。核桃枝含胡桃醌、黃酮甙、鞣質及沒食子酸等。對皮膚癌用帶殼青果有較強作用（308號方對其藥理及抗癌實驗已作介紹）。選為本方臣藥。當歸辛溫，生血補心，扶虛益損，逐瘀生新。黃芪性溫，收汗固表，托瘡生肌，氣虛莫少。二味氣血相生之劑，配伍得當，托里排膿，生肌長肉，修膳皮損。白朮甘溫，健脾利濕；人參味甘，大補元氣，止渴生津，調榮養衛。二藥相伍，內健脾肺，外修皮膚。以上參芪朮歸應有「保元」「八珍」之功。組成佐藥之群。白癬皮為芸香科植物的根皮。歸脾、胃經。健脾燥濕，解表皮之濕毒，為本方使藥。

功效：燥濕解毒，健脾補氣，托里排膿，扶正抗癌。

主治：皮膚基底細胞癌、皮膚鱗狀細胞癌、乳腺派杰氏病及皮膚黏膜糜爛、破損、放射性皮炎等。

用法：水煎劑，每日一劑，煎取藥液二百毫升，分二次內服。

歌訣：

化癌煎用茜草根，黄芪白朮歸人參；
土茯野百核桃皮，癬皮使藥為助君。

314號方　僵蠶木槿湯

組成：白僵蠶二十克、木槿皮十克，莪朮十克、山慈菇十克、夏枯草二十克、水蛭六克、黃芪三十克。

方解：白僵蠶為蠶蛾科昆蟲家蠶 (Bombyxmori L.) 的幼蟲在未吐絲前，因感染白僵菌而發生致死的僵化蟲體。別名白牡丹、天蟲。性味苦、鹹。歸肺、肝經。息風止驚，祛風止痛，解毒散結。抗癌實驗：白僵蠶的醇水浸出物對小鼠及兔有促進免疫作用；體內實驗，其醇提取物能抑制小鼠S180的生長；體外實驗，可抑制人體肝癌細胞的呼吸。木槿皮為錦葵科植物木槿的莖皮或根皮。含鞣質、黏液質。性味苦、平，無毒。歸肝、脾、大腸經。清熱利濕，解毒止癢。治癬疥、惡瘡。與白僵蠶伍用為本方君藥組。莪朮為薑科植物。破血散結，消堅止痛，抗癌。山慈菇為蘭科植物杜鵑蘭的假球莖。清熱解毒，消癰散結。抗癌實驗及功效前方已做介紹。為本方臣藥組。唇形科的夏枯草，清熱解毒，祛痰止咳，涼血止血。與環節動物水蛭科的柳葉螞蟥，破血逐瘀，消癥散積的水蛭結合為本方佐藥。並有平肝化瘀，止血作用。黃芪為豆科植物，補氣升陽，益衛固表，托瘡生肌，利水退腫。實驗表明，具有抗癌及較強的免疫功能，為本方使藥。

功效：清熱利濕，解毒止癢，破血散結，抗癌生肌。

主治：皮膚癌、放射性皮膚損傷。

用法：水煎劑，每日一劑，煎取藥液二百毫升，分二次內服。

歌訣：

僵蠶木槿蓬莪朮，枯草水蛭山慈菇；
托瘡生肌固本藥，黃芪補氣效特殊。

315號方　九節茶飲

組成：九節茶三十克、雷丸十克、鶴虱十克、黃芩十克、甘草十克。

方解：九節茶為金粟蘭科草珊瑚屬植物草珊瑚 (Sarcandragla-ber (Thunb.) Nakai [Chloranthus glaber (Thunb.) Makino]) 的全草。別名驅骨風、腫節風、接骨金粟蘭等。含有黃酮甙、揮發油、落新婦甙和異梣因 (Isofrexidin)。性味苦、辛，微溫。祛風活血，消腫止痛，抗癌。實驗表明，乾浸膏對小鼠S180和WK256抑制率為30.5-56.7%；對小鼠自發白血病腹水型771的生命延長率為160%，從中提取的異梣對淋巴細胞性白血病有較強的抑制作用。揮發油對艾氏腹水癌、S180、WK256、S37有30-40%的抑制率；腫節風揮發油在體外有較強的細胞毒樣作用。注入晚期腫瘤體內，可縮小腫塊，延長實驗動物的生命期。浸膏及其分離的分離物總黃酮不表現細胞毒樣作用，但對動物細胞吞噬功能等免疫指標有共同的促進作用。在動物機體免疫實驗中，腫節風與人參有相似樣作用，即小劑量使免疫狀態亢進，大劑量則下降。腫節風水煎劑體外實驗，有抗噬菌體的作用，提示有抗腫瘤活性作用。此外，腫節風揮發油對小鼠巨噬細胞吞噬功能有抑制作用，與環磷酰胺相似。因此，提示使用時，宜先煎或久煎，以除去揮發成分為宜。選為本方君藥。雷丸為多孔科雷丸菌的菌核。性味苦、寒，有小毒。歸胃、大腸經。具有殺蟲解毒之功效。鶴虱為菊科多年生草本植物天名精 (Carpesium abrotanoides L.) 或傘形科二年生草本植物野胡蘿蔔 (Daucus carota L.) 的乾燥成熟果實。性味苦、辛，平；有小毒。歸脾、胃經。殺蟲除惡瘡。二味殺蟲抗菌藥均有除惡瘡之功，以助九節茶抗癌作用，選為本方臣藥。黃芩為唇形科多年生植物黃芩 (Scutellaria baicalensis Georgi.) 的根。含有黃芩甙元、黃芩甙、漢黃芩等黃酮類化合物。性味苦、寒。歸肺、胃、腸、大腸經。清熱燥濕，瀉火解毒，止血，安胎，抗癌。抗癌實驗前方已做介紹。為本方佐藥。甘草解毒抗癌，調和諸藥，溫中瀉火，為本方使藥。

功效：驅風活血，消腫解毒、和胃抗癌。

主治：皮膚惡性、良性腫瘤、放射性皮炎等。

用法：水煎劑，每日一劑，煎取藥液二百毫升，分二次內服。

歌訣：

九節茶飲腫節風，殺蟲兼治關節疼；

化瘀解毒抗腫瘤，黄芩甘草善調中。

316號方　藜蘆膏

組成：鮮藜蘆二百五十克。

方解：藜蘆為百合科多年生草本植物香藜蘆（Veratrum nigrum L.）的根莖。別名葱白藜蘆、山棕櫚。根莖含介芳胺、玉紅介芬胺、秋水仙鹼、藜蘆酰棋盤花鹼。性味苦、辛，寒；有毒。歸肺、胃、肝經。湧吐風痰，殺蟲抗癲。治療疥癬、禿瘡、腫瘤等。藥理有降壓、抗血吸蟲，並治妊娠毒血症。毒理實驗，LD50 1.78±38克／公斤，對口、鼻、眼黏膜有刺激作用。在《十八反》中有「諸參辛芍叛藜蘆」說法，值得參考。在臨床治療腫瘤方面，國內外均有報導，多屬外用，見到良效。

功效：化瘀解毒，殺蟲抗癌。
主治：皮膚基底細胞癌，鱗狀細胞癌及癌性皮損。
用法：將藜蘆搗成細末，以等量豚脂混勻備用。每日二次，每次適量，敷善薄紙。
歌訣：
抗癌軟膏患部塗，豚脂賦料加蓋敷；
解毒殺蟲須禁忌，諸參辛芍叛藜蘆。

317號方　巴豆雄黃粉

組成：巴豆十五克、雄黃三十克、輕粉七點五克。
方解：巴豆為大戟科喬木植物巴豆（Croton tiglium L.）的成熟種子。主要含巴豆油37-57%，巴豆毒蛋白、巴豆甙生物鹼、β—谷甾醇等。性味辛、熱，有大毒。歸大腸、肺經。瀉下冷積，逐水退腫，祛痰利咽。抗癌實驗：小鼠體內抑瘤實驗的結果證實巴豆提取物對小鼠SI80實體型及腹水型、UI4實體型及腹水型、肝癌腹水型、艾氏腹水癌皆有明顯的抑制作用，抑制率在30%以上，$P < 0.05$。體外實驗，巴豆注射液在試管內有殺滅艾氏腹水癌和肝癌腹水型細胞的作用。巴豆熱水浸出液對JTC-26抑制率為50-70%。然而巴豆雖有抗癌作用，但由於其毒性限制了應用。實驗表明，小鼠皮膚長期與巴豆油接觸，可致乳頭狀瘤及癌，但巴豆油本身可能無致癌性，而其所含的巴豆醇二酚的作用。所以用巴豆作用抗癌藥時，為了安全起見，最好是將油榨出。此藥為方中君藥。雄黃為含砷的結晶礦石。雄黃Realgar ($A\ S_2S_2$) 質量最佳者稱為「雄精」，其次為「腰黃」。別名明雄黃。主要含硫化砷。性味辛、苦，溫。歸心、肝、胃經。解毒殺蟲，燥濕袪風。治毒蛇咬傷，惡瘡疥癬，驚癇等。《十九畏》中「雄黃原是火中精，朴硝一見便相爭」配伍注意。為本方臣藥。輕粉為水銀、明礬、食鹽等用升華法製成的汞化合物 (Hg_2Cl_2)。別名水銀粉、汞粉。性味辛、寒，燥烈有毒。歸脾、胃、大腸經。外用攻毒殺蟲，內服利水通便。用於疥癬、梅毒、惡瘡潰爛、排毒腐肉，為本方引經佐、使藥。

功效：瀉積利水，消痰殺蟲，解毒抗癌。

主治：皮膚癌、皮下表淺腫物等。

用法：將巴豆以麻仁炸枯，取其除油巴豆，研成細麵加入香油，調雄黃、輕粉藥末，塗敷患處，每日換藥一次，適量。

歌訣：

巴豆抗癌除卻油，取其藥渣巴豆留；
加入輕粉為使藥，雄精壯陽瘡口收。

318號方　藤黃軟膏（膠囊）

組成：藤黃一千克

方解：藤黃為藤黃科植物藤黃（Garcinia morella Desv.）的膠質樹脂。別名玉黃、月黃。樹汁含藤黃素、α—藤黃素、β—藤黃素、藤黃酸、異藤黃酸等。性味酸、澀，有毒。歸肝、胃經。消腫，化毒，止血，殺蟲。治癰疽腫毒、惡瘡疥癬，燙火傷等。抗癌實驗：藤黃提取液對肝癌細胞有抑制作用，抑癌效果優於喜樹鹼、石蒜鹼、漳州水仙鹼等。其酸性樹脂中的藤黃酸，對大鼠乳癌—737、Ul4癌細胞有直接殺傷作用。藤黃提取物腹腔給藥，對小鼠腹水型肝癌、艾氏腹水癌均有抑制作用。對Sl80、和S37抑制率較顯著，抑制率為生命延長率在35.6-80%之間。動物毒性實驗表明，藤黃常用量對小鼠造血系統影響不大，提示適量應用臨床較為安全。

功效：消腫化毒，殺蟲抗癌。

主治：皮膚癌、癌性皮膚損傷。

用法：5%藤黃軟膏，適量外用，每日換藥一次。膠囊每粒零點六克，每次二粒，每日三次。

歌訣：

藤黃樹脂有小毒，皮癌患處局部塗；
消腫止血醫皮損，機體強壯可內服。

319號方　馬齒莧菜泥

組成：鮮馬齒莧一千克。

方解：馬齒莧為馬齒莧科一年生肉質草本植物馬齒莧（portulaca oleracea L.）的全

草。含大量去甲基腎上腺素（Noradrenaline，2.5毫克／克鮮草）和多量鉀鹽（硝酸鉀、氯化鉀、硫酸鉀等，以K_2O計算，鮮草含鉀鹽1%，乾草含鉀鹽17%）。此外，尚含二羥基苯乙胺(Dopancine)、二羥基丙氨酸(DoPA)、蘋果酸、檸檬酸、谷氨酸、天冬氨酸、丙氨酸及蔗糖、葡萄糖等。全草尚含生物鹼、香豆精類、黃酮類、強心甙和蒽醌甙。性味酸、寒。歸大腸、肝、脾經。清熱解毒，散血消腫，抗癌。治癰腫、惡瘡、丹毒、瘰癧及熱痢膿血、血淋、帶下等。《唐本草》：「主諸腫瘻疣目，搗揩之；飲汁主反胃，諸淋，金瘡血流，破血癖癥癖，小兒尤良；用汁洗緊唇、面瘡、馬汗、射射毒涂之瘥。」一般藥理有抗菌作用，尤其對大腸桿菌、袁賀氏、朱內氏、痢疾桿菌、傷寒桿菌、大腸桿菌、金黃色葡萄球菌也有一定抑制作用，對致病真菌也有作用，但對結核菌無作用，對子宮有興奮作用。

功效：解毒抗癌，散瘀消腫。

主治：皮膚癌、放射性皮炎、腸癌等。

用法：將鮮馬齒莧搗爛成泥，或以將陰乾之馬齒莧燒炭，以豚脂調勻，外敷局部，每十二小時換藥一次。

歌訣：

馬齒莧為長命菜，去甲腎上腺素鈣；
多量鉀鹽核黃素，止痢抗癌醫血帶。

320號方 鹵鹼膏（飲）

組成：鹵鹼二十克、柳葉根一百克、黃蠟一百二十克。

方解：鹵鹼為鹽鹵凝結而成的氯化鎂等物質的結晶。別名鹵鹹、鹵鹽、寒石等。主要成份為氯化鎂、氯、鈉、鎂、鉀、鈣和硫酸根離子，其次含二氧化硅、氟、鍶、鐵、硼、溴等微量元素。性味苦、鹹，寒。歸心、腎經。清熱止渴，強心利尿。助消化，抗驚厥，治克山病、甲狀腺腫、大骨節病、胃炎、腎炎、肝炎、高血壓、皮炎、腫瘤等。《本經逢原》：「鹵鹼，味鹹性走，故能消痰磨積，祛熱煩，消渴實熱者宜之。肌膚粗者，以湯洗之，頑皮漸退，是即柔肌膚之謂也。」一般藥理強心、利尿、降壓、擴張冠狀血管。抗癌實驗：富鎂的物質給予小鼠，對癌的形成似乎有免疫力；鎂的缺乏會使淋巴細胞活血銳減，從而使大鼠易患惡性腫瘤。臨床治療皮膚癌、成骨肉瘤、肺癌見到一定的療效。為本方君藥。柳樹葉根為楊柳科柳屬植物的葉、根、花、枝條均可入藥。其葉、莖皮、根皮中含甙類，稱水楊素。性味苦。可溶於水，難溶於乙醇，鮮葉中含碘10毫克／公升，高於一般食物質數千倍。抗癌藥理為腫瘤病化療、放療的毒、副反應有治療解毒作用，恢復骨髓再生能力，對急性白血病可使紅細胞系統及巨核細胞增生，延長生存期，為本方臣藥。黃蠟為賦型劑，為佐、使藥。

功效：強心利尿，清熱解毒，調正機體。

主治：一般良性疾患、惡性腫瘤、**皮膚癌**等。

用法：內服，溶化為水，每次三克，每日二次；外用，製成膏劑，塗於患處，每日二次，適量。

歌訣：

鹵鹼外敷可內飲，輔以臣藥柳葉根；

黃蠟佐使輔型劑，內服外用兩相親。

321號方　烏梅抗癌粉

組成：烏梅一百克、輕粉十克。

方解：烏梅為薔薇科落葉喬木植物梅樹（Prunus mume〔Sieb.〕Sieb. et Zucc.）的未成熟果實（青梅）的加工熏製品。別名酸烏、梅實等。其化學成份：未成熟的果實中含蘋果酸、枸櫞酸、酒石酸、琥珀酸、β－谷甾醇、肌醇、三萜成份等。種子含氰甙類、脂肪油。花含揮發油，油中含苯甲酸、苯甲醛等。性味酸、平。歸肝、脾、肺、大腸經。斂肺、澀腸、生津、安蛔。抗癌實驗：應用腹水癌細胞平板法體外實驗證明，有抑制腫瘤細胞活性作用。用噬菌體法證實烏梅肉有抗腫瘤作用；體外實驗對小鼠S180有抑制作用。能增強白細胞或網織細胞吞噬功能，提高機體免疫功能。用豆芽法篩選本品有抑制腫瘤的活性反應作用。對JTC-26抑制率達90%以上（熱水浸取物）。輕粉為水銀、明礬、食鹽等用升華製成的汞化合物（Hg_2Cl_2）。性味辛、寒，燥烈有毒。外用攻毒殺蟲，內服利水通便。治療疥癬、瘡瘍潰爛。與烏梅伍用，增強解毒抗癌作用。

功效：斂肺生津，解毒殺蟲。

主治：皮膚癌、癌性潰瘍、放射性潰瘍。

用法：外用，製成粉劑，局部適用；內服，裝入中號膠囊，每粒一克，每日二次，每次一粒。

歌訣：

烏梅本為薔薇科，殺蟲澀腸善止渴；
輕粉明礬汞製劑，內服須與酸配合。

322號方　蛇藤油

組成：蛇皮炭五十克、藤黃炭二十五克、血竭炭二十五克、香油二百五十克。

方解：蛇皮為游蛇科動物黑眉綿蛇 (Elaphe taeninrns Coope)、錦蛇 (E. Carinata 〔Cuenfher〕或烏稍蛇等蛻下的乾燥表皮膜，如管之皮膜，面者鱗形，色銀灰，有光澤、滑潤。性味甘、平，鹹；有腥味。歸肺、肝經。含骨膠原。祛風、定驚、止癢、退翳。解皮膚毒、托腐生肌，為本方君藥。藤黃為藤黃科膠質樹脂。含α－藤黃素。性味酸、澀，有毒。消腫化痰，止血，殺蟲。治癰疽腫毒、頑癬惡瘡、損傷出血、牙疳蛀齒、燙火傷。為本方臣藥。血竭為棕櫚科植物麒麟竭果實及樹幹中的樹脂。含血竭樹脂鞣醇混物。性味甘、鹹，平；有小毒。歸心、肝經。散瘀定痛，止血生肌。解毒治惡瘡，為本方佐藥。香油即芝麻油為使藥。

功效：祛風止癢，解毒抗癌，生肌止血。

主治：皮膚癌及癌性破損、放射性皮炎。

用法：三味藥火煉存性研細末，香油調敷。每日一次，適量。

歌訣：

蛇皮血竭配藤黃，燒炭存性治惡瘡；
祛風止癢抗腫瘤，皮癌外用首選方。

323號方 新方皮癌淨

組成：紅砒五十克、人指甲五克、人髮五克、鹵鹼一百五十克。

方解：紅砒為砷礦中升華（Arsenoliti）礦石的加工品。別名砒黃、信石、人言、砒霜。分紅、白兩種。紅砒又稱紅信石，含三氧化二砷，常含硫、鐵等雜質。性味辛、大熱，大毒。歸肺、肝經。外用蝕瘡去腐，內服劫痰平喘。治潰瘍腐肉不脱、癬疥、瘰癧、牙疳、痔瘡、寒痰哮喘。抗癌實驗：砒為原生質毒，有使活體細胞崩解、潰壞的作用，對惡性腫瘤細胞亦有殺滅作用，為本方君藥。人指甲即人爪甲。性味鹹、甘，平。歸心、肝、脾經。化瘀止血。治鼻衄、血尿、喉痹、耳目疾患及皮膚病。為本方臣藥。人髮即血餘。含優質角蛋白、氮、硫、鈣、鈉、鉀、鋅、銅、鐵、錳、砷等。性味苦、溫、小寒；無毒。歸心、肝、腎經。消瘀止血。治血症及皮膚病，為本方佐藥。鹵鹼性味、功能前方已作介紹，選為本方使藥。

功效：化瘀去腐，劫痰，止血，抗癌。

主治：皮膚癌、皮表疾患、乳腺癌、唇癌、陰莖癌。

用法：先將紅砒研細，再將指甲、人髮、鹵鹼用麥粉包好，放入桑木炭火中鍛烤，存性成焦粉，將其共混研成細末，備用。皮膚破損潰瘍者，直接撒於瘡面之上；無潰瘍者，可用香油調敷外用。

歌訣：

新方癌淨加鹵鹼，攻補兼施作用緩；
微量元素人髮爪，皮癌外用應首選。

324號方　清毒散

組成：花粉五十克、木鱉子五十克、黃柏五十克、無名異五十克。

方解：花粉為葫蘆科植物栝蔞(Trichosanthes kirilowii Maxim.)的根莖。含皂甙、天花蛋白。抗癌實驗前方已作介紹。選為本方君藥。木鱉子為葫蘆科植物木鱉子的成熟種子。含甾醇、皂甙、木鱉子酸。性味苦、甘，溫；有毒。歸肝、脾、胃經。消腫散結，解毒抗癌，為本方臣藥。黃柏為芸香科黃檗樹皮。清熱燥濕，瀉火解毒。排刼皮膚腐爛毒液，為本方佐藥。無名異為氧化物類礦物軟錳礦的礦石。含二氧化錳(MNO_2)、鐵、鈷、鎳等雜質。性味甘、鹹，無毒。歸腎、脾經。溫腎、煖脾、祛瘀生肌，止痛。治癰瘡、瘰癧、通乳、護髮，為本方使藥。

功效：育腎燥濕，解毒護膚，活血抗癌。
主治：虛性皮膚癌。
用法：共研細末，外撒於局部。若無潰瘍可用香油調敷，適量外用。
歌訣：
清毒散用皮癌虛，花粉木鱉無名異；
黃柏燥濕為佐藥，通乳抗癌兼護皮。

325號方　五虎膏

組成：番木鱉二十五克、蜈蚣二十五克、雄黃二克、穿山甲二克、細辛十克。
方解：番木鱉為馬錢科常綠喬木植物馬錢 (Strychnosmux-vomica. L.) 的成熟種子。別名馬錢子。性味苦、寒，有毒。歸肝、脾經。通絡散結，消腫定痛。抗癌實驗前方已介紹，為本方君藥。蜈蚣為蜈蚣科昆蟲少棘巨蜈蚣的乾燥體。辛溫有毒。歸肝經。息風止驚，解毒散結，通絡止痛，為本方臣藥。雄黃為天然硫黃礦 (Sulphur) 的提煉加工品。酸溫有毒。歸腎、大腸經。外用殺蟲止癢，內服溫陽通便，與穿山甲伍用，散結抗癌作用加強，為本方佐藥。細辛為馬兜鈴科多年生草本植物北細辛或華細辛的全草。性味辛，溫。歸肺、胃經。散瘀止痛，溫肺化痰，宣通開竅，祛風抗癌。《十八反》「反藜蘆」。為本方使藥。

功效：息風解毒，通絡散結，溫陽止痛。

主治：潰瘍型、菜花型皮膚、黏膜癌。

用法：共研細末，香油調成軟膏，局部外敷，每日一次，適量。

歌訣：

五虎膏適菜花型，馬錢雄黃配蜈蚣；
穿山甲片為佐藥，細辛散寒善止痛。

326號方　苦參芙蓉洗劑

組成：苦參二十克、木芙蓉葉十五克、五倍子十五克、地膚子二十克、金銀藤十五克。

方解：苦參為豆科多年生落葉亞灌木植物苦參(Sophora flavescens Ait.)的根。別名苦骨、牛參等。根中含多種生物鹼；如苦參鹼、氧化苦參鹼、塊果鹼。尚含黃酮類化合物。性味苦、寒。歸心、肝經。活血散結，消癥瘕積聚，清熱燥濕，祛風殺蟲，利尿。治療皮膚瘙癢、膿疱瘡、疥癬、麻風諸症等。抗癌實驗證明，苦參中含生物鹼有抑制癌細胞生長的作用，前方已介紹，為本方君藥。木芙蓉為錦葵科植物花、葉、根。葉稱拒霜葉、鐵箍散。花叫芙蓉花、七星花、木蓮花。葉中含黃酮甙、氨基酸、鞣質；花中含金絲桃甙、芸香甙等。性味苦、平。歸心、肺經。清肺涼血，解毒散結。治療癰疽、腫毒惡瘡。抗癌實驗：藥敏對胃癌細胞敏感。為本方臣藥。五倍子為漆樹科落葉灌木葉上寄生的蟲癭。性味酸、澀，寒。歸肺、大腸、腎經。斂肺降火，澀腸固精，斂汗止血。用於肺虛久咳、崩漏下血、瘡瘍不收等症，為本方佐藥。地膚子為藜科一年生草本植物地膚的成熟果實。性味苦、寒。歸膀胱經。清熱利水。用於皮膚濕瘡瘙癢。金銀藤為忍冬科多年生常綠纏繞性木植藤本植物忍冬的枝藤。性味甘、寒。歸肺、胃、大腸經。清熱解毒，消腫利癰。治惡瘡、瘟熱。與地膚子合為本方的使藥。

功效：活血消腫，清熱解毒，去腐生肌。

主治：皮膚癌、癌性皮損、癌性潰瘍等。

用法：上藥共煮加水二千毫升，煮剩一千毫升，過濾備用，每日二次，清洗瘡面。

歌訣：

苦參洗劑木芙蓉，五倍斂肺兼固精；

地膚利濕止瘙癢，清熱解毒忍冬藤。

327號方　蛇床龍葵洗方

組成：蛇床子三十克、龍葵三十克、花椒三十克、白癬皮三十克。

方解：蛇床子為傘形科一年生草本植物蛇床 (Cnidium monnieki〔L〕Cusson) 的果實。含揮發油、蒎烯、莰烯、異戊酸龍腦酯。性味辛、苦，溫。歸脾、腎經。溫腎壯陽，散風祛寒，燥濕殺蟲，解毒。用於濕瘡、濕疹。為本方君藥。龍葵解毒利濕，抗癌活血。詳細內容在152號方中已介紹。為本方臣藥。花椒為芸香科植物花椒 (Zqnthoxylum bungeanum Maxim.) 的葉、子、根。花椒果實中含有揮發油、牻牛兒醇、檸檬烯、枯醇、甾醇及不飽和有機酸等。性味辛、溫，有毒。歸脾、腎經。溫中散寒，除濕止癢，殺蟲抗癌。治積食停飲、心腹冷痛、疝痛、風寒濕痹，為本方佐藥。白癬皮利濕解毒，抗癌止痛，化瘀止癢，為本方使藥。

功效：溫腎壯陽，燥濕解毒，殺蟲抗癌。

主治：皮膚癌（濕毒型）、子宮頸癌、陰道癌等。

用法：水煮取藥液一千毫升，過濾後備用。熏洗局部瘡面。

歌訣：

蛇床龍葵熏洗方，燥濕解毒又壯陽；
花椒溫中除濕毒，癬皮利濕兼止癢。

328方　信石散

組成：信石十克、紅棗一百克、冰片十克。

方解：信石為砷礦中升華（Arsenolite）礦石的加工品。含三氧化二砷。性味辛、熱，大毒。去腐生肌、解毒劫痰，抗癌殺蟲。為本方君藥。紅棗為鼠李科藥用棗樹的果實。日本學者發現大棗含大量的第二信息傳遞物質CAMP，有較強的增強機體免疫功能作用。抗癌實驗：大棗的熱水提取物，體外實驗，對JTC-26生長的抑制率達90%以上，對正常細胞微有抑制作用。其抗癌實驗作用中與用藥劑量成正比。為本方臣藥。冰片為龍腦香科常綠喬木龍腦香樹乾經蒸餾冷卻而得的結晶。辛、苦，微寒。歸心、脾、肺經。開竅醒神，清熱止痛，為引經藥，選為本方佐、使藥。

功效：解毒殺蟲，去腐生肌，抗癌止痛。

主治：皮膚癌、癌性皮損、黏膜潰瘍。

用法：先將紅棗去核裝入信石，用升華法焙製成粉末，加入冰片混勻研細備用。每日一次，適量，撒敷患處。

歌訣：

信石內含氧化砷，以毒攻毒尋病因；
大棗抗癌兼扶正，冰片清熱又引經。

329號方　密陀僧粉

組成：密陀僧六十克、爐甘石六十克、梅片十五克。

方解：密陀僧為氧化鉛(phO)。尚含砂石、金屬鉛及二氧化鉛。性味鹹、辛，平；有毒。歸肝、脾經。消腫殺蟲，收斂防腐，陰痰鎮驚。治腫毒、惡瘡。《十九畏》中「狼毒最怕密陀僧」。為本方君藥。爐甘石為天然的菱鋅礦石。主要含碳酸鋅($ZnCO_3$)。常存於鉛鋅礦的氧化帶。尚含氧化鈣、氧化鎂、氧化鐵、氧化錳等。性味甘、平。歸肝、胃經。明目祛翳，收濕生肌。為本方臣藥。梅片為龍腦香樹幹蒸餾結晶，開竅止痛，兼方中佐、使藥。

功效：消腫殺蟲，防腐解毒，抗癌止痛。

主治：皮膚癌（潰瘍型）。

用法：共研細末，每日一次，適量外敷患處。

歌訣：

密陀僧含氧化鉛，防腐除濕配爐甘；

適於皮癌潰瘍型，止痛引經選梅片。

330號方　生肌玉紅膏

組成：當歸六十克、血竭三十克、黃芪五十克、輕粉二十克、白芷十五克、甘草十五克、紫草十克、白臘六十克、香油五百克。

方解：當歸為傘形科多年生草本植物當歸（Angelica Sinensis Oliv. Diel S.）的根。性味甘、辛，溫。歸心、肝、脾經。補血，活血，止痛，潤腸。《四百味》：「當歸辛溫，生血補心，扶虛益損，逐瘀生新。」與黃芪伍用增強其養血補氣功效。《四百味》：「黃芪性溫，收汗固表，托瘡生肌，氣虛莫少。」血竭為棕櫚科麒麟竭樹的樹脂。外用止血生肌斂瘡；內服活血散瘀止痛。三藥合用為本方君藥組。輕粉為水銀、明礬、食鹽等汞化合物（Hg_2CL_2）。外用攻毒殺蟲，內服利水通便。治疥癬、梅毒、瘡瘍潰爛等。紫草清熱涼血，抗癌。前方186號方已詳敍。以上二藥合為本方臣藥。白芷為傘形科白芷的根。辛溫散寒、止痛，祛風除濕，消腫排膿。甘草為豆科植物甘草的根莖。補脾益氣，潤肺止咳，緩急止痛，健脾和中，護膚生肌，有不同程度抗癌作用，與白芷伍用為本方佐藥。白臘、香油為賦型劑，為使藥。

功效：補血養心，扶虛益損，逐瘀生新，除濕抗癌。

主治：皮膚癌（氣血兩虛型）。

用法：先將當歸、白芷、甘草、紫草四味入油浸三日，再慢火熬至微呈枯色，除渣取液，煎沸入血竭，次下白臘，微火化開，再下細麵輕粉，攪勻，置二十四小時即可應用，每日一次，塗患處，適量。

歌訣：

癌用生肌玉紅膏，歸芪血竭甘紫草，

白芷配合氧化汞，止痛散結毒氣消。

惡性黑色素瘤驗方選

惡性黑色素瘤的發病概況：惡性黑色素瘤是一種高度惡性的腫瘤。發病率低，國外報導佔全部惡性腫瘤的1-3%，佔皮膚惡性腫瘤的6.6-20%。但發病情況各國不同，斯堪的納維亞人4.5人／10萬・每年；而澳洲人33人／10萬・每年（白色人種）發病。發病情況從一九三〇年以來每十五年發病率翻一倍。升至目前7／10萬・每年。此病多見於中、老年人，女性較男性多發。約20-75%的惡性黑色素瘤由交界痣或複合痣的交界部份惡變而來。部份是雌激素變化（妊娠、避孕），青春期前較少發病。遺傳因素佔3%，家族聚集性佔10%。好發於足底、外陰、腰和頭頸部等。其病因可能與日光曝曬和色素痣的反複破損有直接關係，遺傳、種族、激素、免疫等因素對此病的發生、發展也頗有影響。

中國醫學對色素病有善惡之分，善者為血滯，惡者屬「脫疽」或「歷疽」的範疇。在病因與病機上有所區別。黑痣好發面部，小者如黍，大者如豆，比皮膚高起一線，有自幼而生，有中年而生，係由孫絡之血凝滯而成，無甚痛苦。惡性黑痣屬「脱疽」、「歷疽」之類病變，其中部份很像本病。如《靈樞經》癰疽篇中說：「發於足旁，名曰歷疽，其狀不大，初從小指發，急治之，去其黑者，不消輒益，不治，百日死。發於足趾，名曰脱疽，其狀赤黑，死不治，不赤黑，不死，治之不衰，急斬去之，活，不然則死矣。」《外科正宗》裏說：「脱疽之發，脱者落也，疽者黑腐也」，「發者難生，多生於足，發生筋骨，初生如粟，色似棗形，漸開漸大，筋骨伶丁，烏烏黑黑，痛割傷心，殘殘敗敗，污氣吞人，延至踝骨，性命將傾」，「古人有法，截割可生」。

綜上所述，古人觀察的「脱疽」、「歷疽」除了有一部份近似於血栓閉塞性脈管炎外，還很似皮膚惡性度很高的腫瘤。其發病根源是毒積臟腑、真陰枯灼雖「多生於足」而「發生骨筋」；其發生部位多在「足旁」、「足趾」下肢體表；其病變顏色形狀為「黑腐」、烏烏黑黑，初生如粟，色似棗形；其治法「急斬去之」、「截割可生」；其預後是「延至踝骨，性命將傾」，「不治百日死」等。以上分析足以說明古人對本病發展認識，基本符合現代醫學對黑色素瘤的臨床表現以及鑒別診斷和治療原則。

特殊檢查與診斷：一般診斷並不難，只要對它提高警惕，根據臨床特徵多能較早期診斷，對交界痣要密切觀察，其惡變標誌是：黑痣驟然增大，色素加深，向四周放射狀擴展，瘤上之毛脫落，並有疼或發癢，病變或周圍出現顆粒結節，所屬淋巴結增大，甚至黑尿或見遠處轉移病灶，應立做病理活檢組織檢查。冰凍切片，確診後必須在盡短時間內進行根治手術。檢查時切忌針吸、咬取，切取活檢，以防擴散。需要鑒別的是毛痣感染突然腫大、隆起，局部明顯壓痛，頗似黑色素瘤、色素性神經纖維瘤、色素性老年角化病以及惡性藍痣。鑒別診斷時除了臨床特徵外，主要靠病理證實。

治療法則：以手術治療為主，放射、藥物治療為輔。早期手術爭取切除緣以外2-3厘米正常組織，深度包括深筋膜，若肢體浸潤較深應進行關節斷離術或截肢術。晚期可切除原發瘤或轉移病灶，術後進行免疫、中藥或化學藥物及放射治療。目前常用化療藥物有抗黑瘤素、氮烯咪胺、環磷酰胺及亞硝脲類、順氯氨鉑、長春新鹼、博萊霉素等。中醫中藥辯證論治分為氣血雙虛，瘀毒未淨，治以補氣養血，佐以化瘀解毒；毒熱蘊結，肝腎陰虛，治以滋補肝腎為主，祛毒化結為輔；凡有出血不止、疼痛難忍、潰爛難收者，常以補腎填髓法辨症加減。

331號方　藤梨根湯

組成：藤梨根二百五十克、雄狗肉三百克。

方解：藤梨根為獼猴桃科獼猴桃屬植物獼猴桃（Actinidia Chi-nensis Planch.）果、根。別名陽桃、獼猴桃、毛梨子。根中成份尚待研究。成熟果實中含獼猴桃鹼(actinidine, $C_{10}H_{13}N$)、維生素C等；葉含槲皮素、山奈醇、咖啡鹼、對香豆酸、無色花青素、無色飛燕草花青素；種子含脂肪油及蛋白質。性味甘、酸，微寒。歸肺、脾、肝經。清熱解毒，活血消腫，祛風利濕。抗癌實驗：動物實驗證明，對小鼠180、U14有抑制作用；尤對消化系統的實驗性動物腫瘤，作用比較明顯。臨床對黑色素瘤，偶見奇效，確有治癒病例。一九六七年八月，齊××，女性，四十二歲，右眼內眥黑色素痣惡變，長大0.8公分，色黑紫，表面如桑椹樣隆起，周圍紅腫，視力障礙。經北京××醫院、上海××醫院眼科專家診為黑色素瘤，病理證實，建議手術切除並摘除眼球。外加放射治療，病人未遂，進行中藥辯證論治湯劑（補腎平肝法則）重用狗肉藤梨根湯，服藥半年，期間三次檢查會診證實，腫瘤細胞逆轉為良性色素痣，而且腫物消失，隨訪十八年，健在，未見轉移、復發跡象。牡狗肉為犬科動物狗的肉。含嘌呤類酸

(Creatine)、鉀、鈉、氯和一般獸類肉內所含脂肪、蛋白等食品。性味酸、鹹，溫。歸脾、胃、腎經。補中益氣，溫腎助陽。治脾腎氣虛，胸腹脹滿、鼓脹、浮腫、敗瘡久不收斂。《本草綱目》有：「熱病後食之，殺人」的記載。〔備考〕陶弘景：「白狗烏狗入藥用，黃狗肉大補，牝不及牡，春月目赤鼻燥，欲狂猘，不宜食。」值得參考。

功效：清熱解毒，活血消腫，祛風利濕，化瘀抗癌。

主治：黑色素瘤、皮膚癌等。

用法：製法如同藥膳，吃肉喝湯，隔日一劑，連服十劑，改為藤梨根一百克，狗肉二百克，連服三十劑為一療程。

歌訣：

驗方狗肉藤梨根，色痣惡變並潰瘍；
牡性黃狗多大補，藤梨果根抗癌強。

332號方　抗癌大蒜油溶液

組成：獨頭大蒜一百克。

方解：大蒜為百合科葱屬植物大蒜(Allium Sativum L.)的鱗莖。別名蒜、蒜頭。分紫皮蒜與白皮蒜兩大類。其成份較為複雜。鮮蒜含蛋白質、脂肪、碳水化合物、粗纖維、鈣、磷、鐵，還有微量元素硒、鍺、碘等礦物質。其中鍺在植物中名列第一。還含核黃素（維生素B2）、硫胺素（維生素B1）和抗壞血酸（維生素C）、尼可酸等。一八四四年Weitheim從大蒜中分離出二烯丙基二硫化合物和少量的二烯丙基三硫化合物；一九〇九年Rundquist分離出蒜氨酸；一九四四年Covvallito提取出蒜辣素；一九八一年中國學者分離並人工合成大蒜素。進行了毒性、代謝、抗菌以及降脂等方面研究。大蒜辣素Allicin ($C_6H_{10}OS_2$)，為一種植物殺菌素，其溶液遇熱、遇鹼均能失效。大蒜藥理：為廣譜抗菌素、抗病毒亦抗寄生蟲。大蒜對心血管系統作用為降心率、降血壓、降血脂和抗血中血小板凝集作用。大蒜的抗腫瘤作用表現多個方面，對多種腫瘤均有效。大蒜粗提物對大鼠腹水肉瘤MTK-sarkomaⅢ的癌細胞具有抗絲裂作用。對S180、及大鼠Murphy-Sturm淋巴肉瘤均有明顯的抑制。天然蒜油（自大蒜中提取的大蒜油），對肝癌腹水型及實體型兩種瘤株均有顯著延長小鼠生命作用。腹腔或瘤體內注射50-100毫升／公斤對動物多種實體肉瘤均有顯著抑制作用，抑制率為40-50%，經天然蒜油治療的小鼠S180，切片鏡檢發現對細胞核分裂有抑制作用。體外實驗證明，0.3%大蒜浸液或大蒜油對人體鼻咽癌細胞轉化的CSW_3、CSN_7和小鼠S180、人體宮頸癌細胞（Hela株）及人體肝癌細胞（L7402）等均有較強的抑制作用。大蒜抗癌機理有人認為大蒜中氧原子使癌細胞或細菌體生長繁殖所必需的含—SH基酶氧化，而失去活性。實驗證明，大蒜抗癌、抗菌的成份屬同一物質，損傷癌細胞的遺傳物質的載體——染色體的結構。由於染色體退行性變而導致癌細胞核退行性改變，最終引起癌細胞死亡。大蒜的毒副作用及毒理研究，一般無明顯不適，但個別人服之有噁心、胃部燒灼感、腸鳴、流淚等不適；大蒜浸液口服LD50（半數致死量）為15.1克／公斤，未發現肝、脾、腎上腺、肺等器官的病理改變。中醫認為大蒜性味辛溫，熟品甘溫，歸脾、胃、肺、大腸經。行滯氣，暖脾胃、化肉食、消癥積、通諸竅、除風邪、解暑氣、辟穢濁、解百毒、殺百蟲、健身延年。一九五八年四月號的英文《腫瘤學問題》報告了兩位蘇聯醫生用大蒜治療嘴唇上的癌前期白斑，共收治一百九十四人，結果一百八十四人獲得痊癒，有效率達95%。從上所述，大蒜對黑色素瘤也會有一定效果的。

功效：健胃消食，殺蟲消癥，抗癌健身。

主治：皮膚癌及表淺部腫物。

用法：大蒜油溶液為每一百毫升內含大蒜揮發油十毫升，以十毫升揮發油混入二甲基亞碸十毫升，備用。每日二至三次塗於患處。

歌訣：

抗癌大蒜油溶液，辣素抗癌抗代謝；

惡化細胞核退變，破壞腫瘤絲分裂。

333號方　琥珀化毒散

組成：千里光十克、琥珀十克、珍珠粉三克、牛黃十克。

方解：琥珀為古代松科松屬植物的樹脂，埋藏地層中經多年轉化而成的碳氫化合物。含樹脂、揮發油、琥珀氧松香酸、琥珀松香醇。性味甘、平。歸心、肝、小腸經。鎮驚安神，散瘀止血，利水通淋。治驚風癲癇、癰疽瘡毒。千里光為菊科千里光屬植物狗舌草（Sennecio Kirilowii Turcc [S. campestris (ketc) DC S-fauriei Levl.et Vant]）的全草。根中含有生物鹼、狗舌草鹼。清熱，解毒，利尿。抗癌實驗：美藍試管法試驗證明，對白血病細胞有較強的抑制作用。並有降壓作用，有抗乙酰膽鹼及阿托品樣作用，並有解痙與抗潰瘍等作用。以上二藥伍用增強其解毒抗癌作用，故為本方君藥。珍珠為貝科動物合浦珍珠貝受刺激而形成的珍珠。鎮心定驚，清肝除翳，收斂生肌，為本方臣藥。牛黃為人工合成牛黃。含膽酸、膽甾醇、麥角甾醇、膽紅素等。與天然牛黃相似，對小鼠S180抑制率達60.9%，同批實驗與抗癌製劑喜樹鹼抑制率為40.8%，對S37抑制率兩批實驗結果為54.3%、72.2%，為本方佐、使藥。

功效：鎮驚安神，散瘀止血，收斂生肌。

主治：黑色素瘤（潰瘍型）、皮膚癌等。

用法：局部撒塗，每日一次，適量外用。

歌訣：

琥珀化毒千里光，珍珠粉末合牛黃；

黑色素瘤皮癌等，適於滲出與潰瘍。

334號方　六方藤膠囊

組成：六方藤三百克。

方解：六方藤（Tripterygium hypoglaucum〔L.〕H.），別名昆明山海棠、紫金藤，為衛矛科雷公藤屬植物，有時也作雷公藤藥用。藥用根部。雲南植物研究所等單位從中分離出雷公藤素甲，以0.25毫克／公斤體重，對小鼠淋巴細胞白血病—615有明顯的抑制效果。民間用來治療白血病和肝癌。性味苦、寒，有毒。歸心經。含生物鹼、南蛇藤鹼。解毒涼血，抗癌止痛。臨床已製成六方藤片劑和針劑。在觀察四十四例腫瘤病人中，看到對惡性淋巴瘤，腫瘤縮小，症狀改善，對肝癌患者可使腫塊變軟，食慾增加，並有止痛作用。

功效：清熱涼血，解毒抗癌。

主治：黑色素瘤、皮膚癌。

用法：藥物水煮、醇提，製成粉劑，研成細末，裝入膠囊，每粒裝入藥粉相當於四克生藥，每次三粒，每日三次。

歌訣：

六方藤即山海棠，衛矛科屬民間方；
內含雷公藤素甲，針劑不如服膠囊。

335號方　樗白皮飲

組成：樗白皮二十克、地榆十克、蛇莓二十克、蒼白朮各二十克、生薏米三十克、黨參二十克、甘草二十克、烏梅十克。

方解：樗白皮為苦木科植物臭椿（Ailuntltus dltissima〔Mill〕Swingle.）的根部內皮及果實。其根皮又稱椿根皮、臭椿、樗根白皮；其葉稱樗木葉；其翅果稱鳳眼草。根皮中含有苦楝素、蠟醇、植物甾醇、結晶性苦味質、皂甙、羥基香豆素甙類等。性味苦、澀，寒。歸胃、大腸經。清熱燥濕，止瀉止血，斂瘡殺蟲。抗癌實驗：動物實驗表明，對小鼠S180、S37、白血病—16及Hela細胞均有抑制作用。為本方君藥。地榆為薔薇科多年生草本植物地榆的根。性味苦、微寒。歸胃、肝、大腸經。涼血止血，解毒斂瘡。

蛇莓為薔薇科蛇莓屬植物的全草。含毒甙（皂甙類）成份。有一定抗癌作用，其實驗前方已詳細介紹（171號方）。與地榆伍用助君藥抗癌止血功效加強，故為本方臣藥。蒼白朮、生薏米、黨參、甘草共有健脾補氣，利濕解毒，抗癌之功效，前方均已論述，組成為本方佐藥組。烏梅斂肺澀腸，殺菌抗癌，其抗癌實驗321號方中已介紹，為本方使藥。

功效：解毒殺蟲，固精斂瘡，健脾利濕，扶正抗癌。

主治：黑色素瘤、皮膚癌、胃癌、白血病等。

用法：水煎劑，每日一劑，煎取藥液二百毫升，分二次內服。

歌訣：

樗皮飲用白朮蒼，地榆蛇莓苡仁黨；

甘草健脾兼補氣，烏梅酸斂治惡瘡。

336號方　水楊梅湯

組成：水楊梅三十克、藤梨根二十克、黃藥子二十克、半枝蓮十五克、半邊蓮十五克、鳳尾草十克、蚤休十克、野葡萄根十克、白茅根十克。

方解：水楊梅為薔薇科植物日本水楊梅（Adima rubella〔Sieb et zncc〕Hance.）的全草或根莖。茜草科植物水團花和水楊梅亦稱「水楊梅」。並有抗癌活性。對子宮頸癌細胞及小鼠肉瘤—SAK、大鼠WK256有抑制作用。前者臨床報導也有抗癌作用，兩者可以互為代用。性味辛、溫。歸胃、脾經。含水楊梅甙、鞣質等。散瘀活血，抗菌消炎。治療瘰癧諸毒症。藤梨根為獼猴桃科植物。含獼猴桃鹼、槲皮素、山奈醇等抗癌作用較強，前方已介紹。黃藥子為薯蕷科、薯蕷屬植物黃獨的塊莖。化痰散結，解毒消腫，涼血止血。抗癌藥理在240號方中已介紹。以上三藥合為本方君藥組。半枝蓮、半邊蓮清熱解毒，活血抗癌，為本方臣藥。鳳尾草為鳳尾蕨科鳳尾蕨屬植物，藥用全草。性味甘，涼，無毒。清火消腫。治療一切毒熱症。抗癌實驗：對小鼠S180、S37和WK256有抑制作用。對小鼠吉田肉瘤的抑制率為30-50%。蚤休、野葡萄根均有抗癌解毒之功，配用鳳尾草其作用加強，故以此三味藥為方中佐藥組。白茅根為禾本科白茅的根莖。別名萬根草。含有多量蔗糖、葡萄糖、少量果糖、木糖及蘋果酸等。尚含有白頭翁素。抗癌實驗：用噬菌體法實驗表明本品有抗噬菌體作用，提示對腫瘤細胞有抑制活性的作用，因性寒涼入血分，清血潤燥，故選為本方使藥。

功效：散瘀活血，清熱潤膚，解毒抗癌。

主治：黑色素瘤、皮膚癌、肺癌、肝癌、白血病等。

用法：水煎劑，每日一劑，煎取藥液二百毫升，分二次內服。

歌訣：

水楊梅湯野葡萄，**鳳尾藤梨蚤黃藥；**

抗癌半枝半邊蓮，**鮮白茅根潤血燥。**

337號方　無花果湯

組成：無花果二十克、血見愁二十克、白頭翁十五克、紫花地丁十五克、白蘞十克、木賊草十克、刺蝟皮十克。

方解：無花果為桑科植物無花果 (Ficus carica L.) 的乾燥花托、果實及根、葉。別名文仙果、品仙果、天生子、映日果、奶漿果、蜜果、阿驛等。主要含葡萄糖、果糖、蔗糖、檸檬酸和少量的延胡索酸、琥珀酸、丙二酸、吡咯烷羥酸、蘋果酸、草酸、奎寧酸 (Quinic acid)、莽草酸 (Shikimic acid)，以及植物生長素（茁長素Auxin）。乾果、未成熟果實和植物的乳汁都含抗瘤成份；乳汁尚含澱粉糖化酶、酯酶、脂肪酶、蛋白酶等。性味甘、平。歸肝、肺、脾經。健胃清腸，消腫解毒。治療腸炎、痢疾、便秘、痔瘡、喉痛、癰瘡疥癬等。《滇南本草》：「敷一切無名腫毒、癰疽、疥癩、癬瘡、黃水瘡、魚口便毒、乳結、痘瘡破爛，調芝麻油搽之。」《江蘇植藥誌》：「鮮果的白色乳汁外塗去疣。」抗癌實驗：全株的乳汁注射給荷瘤大鼠，對移植性肉瘤有抑制作用；乾果水提物經丙酮沉澱部份有抗艾氏肉瘤活性的作用；從未成熟果實中所得的乳汁可抑制大鼠移植性肉瘤、小鼠自發性乳癌，可使腫瘤壞死；且延緩移植性腺癌、骨髓性白血病、淋巴肉瘤的發展，使其退化。血見愁為大藜科植物大葉藜 (Chenopodium hybri-dum L.) 的全草。性味甘、平。止血、活血。治月經不調，崩漏、咯血、衄血、尿血、瘡癰腫毒等。與無花果合為本方君藥。白頭翁為毛茛科植物白頭翁的根。別名白頭公。含皂甙、三萜甙元、葡萄糖、鼠李糖、白頭翁素（又名銀連花素），是一種較強的心臟毒，但除去根的全草則有強心作用。其強心成份有翁靈、翁因。根含β－谷甾醇、常春藤皂甙元等。性味苦、寒，有小毒。歸大腸、肝、胃經。清熱涼血，化瘀解毒。治療癥瘕積聚、金瘡等。與清熱利濕，解毒消腫的紫花地丁合為本方臣藥。白蘞為葡萄科植物白蘞的根。別名見腫消、癩瀝茶。根中含澱粉及黏液。性味苦、甘、辛，涼。歸心、肝、脾經。清熱解毒，生肌止痛，散結抗癌。治療癰腫疔瘡、瘰癧、驚癲，還有一切腫毒疔瘡，能解狼毒的毒。木賊草為木賊科植物木賊的全草。別名節節草、結骨草、無心草等。疏散風熱，解肌，退翳。與白蘞合為方中佐藥。刺蝟皮為刺蝟科動物刺蝟的皮，別名仙人衣。主要含角蛋白、膠原、脂肪。性味苦、平，無毒。降氣定痛，涼血止血，除腫翳障，生肌護膚，為方中使藥。

功效：解毒散結，生肌止血，化瘀抗癌。

主治：黑色素瘤、皮膚癌、眼部腫瘤等。

用法：水煎劑，每日一劑，煎取藥液二百毫升，分二次內服。

歌訣：

無花果湯用頭翁，白蘞木賊紫地丁；

生肌止血血見愁，蝟皮護膚並引經。

338號方　將軍紅參湯

組成：大黃二十克、牽牛子十克、硇砂三克、青黛二十克、蜈蚣十克、紅參三十克、地榆十克。

方解：大黃為蓼科植物掌葉大黃（Rheum palmatum L.）或藥用大黃（R officinale Baillon）的根莖。別名錦紋、川軍等。主要含蒽醌衍生物（大黃酚、蘆薈大黃素、大黃酸、大黃素）、番瀉甙A及鞣質。性味苦、寒。歸胃、大腸、肝經。瀉毒熱，破積滯，行瘀血。治實熱便秘、譫語發狂、食積痞滿燥結、經血衄血、癥瘕積聚、瘍癰疔瘡。抗癌實驗在160號方中已詳敍。牽牛子為旋花科植物牽牛的種子。別名黑丑、白丑。含牽牛子甙、樹脂甙類、牽牛子酸甲、沒食子酸、尼棒麥角鹼、赤霉素等。性味苦、辛、涼；有毒。歸肺、腎、大腸、小腸經。瀉水，下氣，殺蟲，破積。治水腫、秘結、積塊腫物。其副作用為下胎、下血、刺激腎臟。硇砂破瘀血，散積聚，銷堅祛瘀。治癥瘕積聚、硬結腫塊、噎膈反胃、皮膚結節、毒痣疔瘡。與大黃、牽牛子合用有銷堅破積之功，故為本方君藥組。青黛為爵床科植物馬藍、豆科植物木藍或蓼科植物蓼藍科植物蓼藍等葉中乾燥色素。別名靛青、藍靛等。主要成份為靛甙、靛玉紅、β—谷甾醇等。靛玉紅是抗癌有效成份。性味鹹、寒。歸心、肺、胃經。清熱解毒，涼血抗癌。其抗癌實驗在167號方中已介紹可參閱。蜈蚣為蜈蚣科環節動物少棘巨蜈蚣的乾燥全體。別名百足蟲。含有蜂毒樣物質。組織胺樣物質及溶血蛋白質、膽甾醇等。性味辛、溫，有毒。歸肝經。息風止痙，解毒散結，通絡止痛。與青黛配合共有解毒抗癌之功，故選為本方臣藥。紅參為人參用蒸炙法加工而得名。科屬、成份、性味、歸經、藥效等前方已有論述，本品選為本方佐藥。地榆為薔薇科多年生草本植物地榆的根。性味苦、酸，微寒。歸肝、胃、大腸經。涼血止血，解毒斂瘡，護膚生肌，引為本方使藥。

功效：銷堅破積，解毒抗癌，補氣健脾，護膚生肌。

主治：黑色素瘤、皮膚癌、食道癌、喉癌、子宮頸癌、白血病等。

用法：水煎劑，每日一劑，煎取藥液二百毫升，分二次內服。

歌訣：

將軍破滯色素瘤，蜈蚣硇砂黛牽牛；

紅參益氣為佐藥，地榆攻補善運酬。

339號方　臭牡丹膠囊

組成：臭牡丹四十克、龍葵三十五克、苦參二十克、鮮薊菜三十克、甘草二十克。

方解：臭牡丹為馬鞭草科植物臭牡丹(Clerodendron Bungei Steud.)的莖、葉。別名大紅袍、臭八寶。葉含生物鹼。性味辛、溫，有小毒。歸肺、脾經。活血散瘀，消腫解毒。治癰疽、濕疹、腫瘤。龍葵為茄科茄屬植物龍葵的全草，別名老鴉眼睛草。含生物鹼。抗癌藥效，前方已敍。與臭牡丹結合為本方君藥組。苦參為豆科植物苦參(Sophora flavescens Ait.)的根。含苦參鹼、氧化苦參鹼、野靛鹼、苦參黃酮、甙類化合物(Trifolirhizin)。性味苦、寒。歸心、肝、胃、大腸、小腸經。清熱利濕，祛風殺蟲，抗癌。治痢疾、帶下、黃疸、外陰癢、頑癬等。抗癌實驗：對S180、U14，及Ec有抑制作用；有抗滴蟲、阿米巴原蟲作用；有抑制桿菌和皮膚真菌作用；苦參鹼有明顯利尿作用。為本方臣藥。鮮薊菜為菊科多年生宿根草本植物大薊的根及全草。性味甘、苦，涼。歸心、肝經。涼血止血，散瘀消癰。治療血症及腫毒，並有抗癌作用，為本方佐藥。甘草為豆科多年生植物的根莖。補脾益氣，潤肺止咳，緩急止痛，抗癌扶正，為本方使藥。

功效：活血散瘀，消腫解毒，抗癌止痛，涼血止血。

主治：黑色素瘤、皮膚癌及表淺腫瘤滲出症。

用法：水煎醇提取藥粉，裝入膠囊，每粒零點五克，每日三次，每次二粒。

歌訣：

馬鞭草科臭牡丹，大小薊菜藥用鮮；
苦參龍葵抗癌藥，生草解毒且消炎。

340號方　赤鏈蛇粉冲劑

組成：赤鏈蛇三十克、白花蛇三十克、訶子十克、刺五加十克、沒食子十克、紫河車三十克。

方解：赤鏈蛇為游蛇科動物赤鏈蛇（Dinodon rufozonatum (Cantor)）的全體。含蛋白質、脂肪、皂甙、頭部毒腺含出血性溶血毒。性味甘、鹹，有毒。歸肝經。祛風活絡，定驚，抗癌。白花蛇為蝮蛇科白花蛇（Agkistrodon achtus〔Gunther〕的全體。《本草綱目》：「白花蛇能透骨搜風，截驚定搐，為風痹、驚搐、癩癬惡瘡要藥……。」實驗證明有抗癌作用，前方153號方中已介紹。以上二藥合為本方君藥。訶子為使君子科植物，藥用果實、幼果及葉、核等。又名訶黎勒、隨風子等。果實別名藏青果。果實含大量鞣質、莽草酸、奎定酸、果酸、氨基酸、番瀉甙等。抗癌實驗：體外熱水提取物，對JTC-26抑制率為100%，酒精提取物抑制率為100%。體內試驗對小鼠S180也有抑制作用。刺五加為五加科五加屬植物，藥用根、根皮。別名香五加。含甙類及糖類，並有甾醇和三萜皂甙。抗癌實驗：刺五加醇提取物對艾氏腹水癌實體型及小鼠S180的抑制率為40.2-68.0%。刺五加有增強機體防疫機能，增強機體對外界有害因素（化學、物理、生物）的抵抗能力，對致病性刺激可發揮防禦作用。已經證明，口服刺五加後可促使機體產生大量抗體，對於腫瘤免疫治療有特殊意義。具有特殊的適應原樣反應，並能提高白細胞總數。與訶子合為本方臣藥。沒食子為沒食子蜂科昆蟲沒食子蜂的幼蟲。寄生在殼斗科植物沒食子樹幼枝上所產生的蟲癭。含沒食子鞣質和沒食子酸、樹脂等。性味苦、溫。歸肺、脾、腎經。固氣，澀精，斂肺、止血。治痢疾便血、陰汗不止、瘡口不收。為本方佐藥。紫河車為人類胎盤。含激素樣物質。補肝腎，調陰陽，扶正抗癌，為本方使藥。

功效：驅風活絡，解毒消腫，扶正抗癌。

主治：黑色素瘤（腎虛肝旺型）、皮膚癌等。

用法：上藥複方，製成沖劑。每包六克，每次一包，每日三次，內服。

歌訣：

腎虛肝旺色素瘤，赤蛇白蛇訶黎勒；
刺五加配沒食子，調整陰陽紫河車。

341號方　黃鵝膠囊

組成：黃藥子二十克、鵝血粉二十克、龍葵二十克、馬齒莧二十克、土茯苓二十克。

方解：黃藥子為薯蕷科薯蕷屬植物黃獨(Dioscorea bulbifara L.)的塊莖。別名黃獨。含有呋喃去甲基二萜類化合物、黃獨素（黃藥子萜）、皂甙、鞣質、碘、還原糖及薯蕷皂甙等。性味苦、寒。化痰散結，解毒消腫，涼血止血。抗癌實驗240號方已介紹。鵝血粉為食用家禽鵝的全血（老鵝為佳）。乾燥成粉入藥。內含鹼化磷酸酶、乳酸脫氫酶、球蛋白。而鵝的胸腺、胰腺最發達，提示血中成份也含量較高。因此，鵝血中抗癌成份可能為一類免疫抗原物質。鵝血對小鼠Ec可使癌性腹水形成減慢，液量減少。而且使癌細胞核發生質的改變，且癌細胞明顯退變，色變淺胞核消失，小癌細胞則有核溶解變化。實驗動物用灌胃給藥，仍能達到抑制癌細胞作用。表明鵝血中抗癌因子不受胃腸中酸、鹼、酶的破壞。應用於消化系統腫瘤及白血病臨床屢見不鮮。以上二藥合為本方君藥。龍葵為茄科茄屬植物的全草入藥。性味苦、寒。歸胃、膀胱經。清熱解毒，利尿消腫。《本草綱目》：「清熱散血，壓丹石毒，療癰腫毒，跌扑傷損，消腫散血……通利小便。」其抗癌實驗在152號方中已介紹。為本方臣藥。馬齒莧為一年生肉質草本植物馬齒莧的全草。清熱解毒，涼血止血，健脾和胃為本方佐藥。土茯苓為百合科多年生常綠藤本植物土茯苓的塊莖。性味甘、淡，平。歸肝、胃經。解毒除濕，利關節，消腫瘍。治瘰癧，梅毒。為本方使藥。

功效：養血育肝，解毒化瘀，利濕抗癌。

主治：黑色素瘤、皮膚癌（脾虛型）。

用法：以上藥物製成膠囊，每粒零點五克，每次三粒，每日三次，口服。

歌訣：

黃獨抗癌脾虛型，鮮馬齒莧土茯苓；
龍葵內含生物鹼；解毒驅邪兼扶正。

342號方　大黃蟅蟲膠囊

組成：大黃五十克、蟅蟲三十克、桃仁三十克、水蛭二十克。

方解：大黃為蓼科植物掌葉大黃 (Rheum Palmatum L.) 或藥用大黃 (R officinale Baillon.) 的根莖。別名將軍。性味苦、寒。歸脾、胃、大腸、肝、心經。瀉下攻積，清熱瀉火，活血化瘀，抗癌解毒。抗癌實驗前方已敍。為本方君藥。蟅蟲為鱉蠊昆蟲地鱉或姬蠊科昆蟲赤邊水蟅的雌性全體。別名地鱉蟲、土鱉蟲、土元掌。性味苦、鹹。歸心、肝、脾經。破血逐瘀，續筋接骨。治閉經、瘀疸、癥瘕、骨折等。為本方臣藥。桃仁為薔薇科落葉小喬木桃或山桃的種仁。性味苦、平。歸心、肝、腎、大腸經。活血祛瘀，潤腸通便。治痛、血滯、腹痛、癥瘕、跌打損傷、瘀阻疼痛以及肺癰、腸癰、腫瘤等。為本方佐藥。水蛭即螞蟥，為動物有毒之品。用其以毒攻毒抗癌。破血逐瘀，抗癌止痛。治療血滯經閉、癥瘕積聚以及跌打損傷、瘀血阻滯。現代醫學藥理實驗有改善微循環作用，可以改善病灶的血運。為本方使藥。

功效：破血通滯，破積銷堅，攻毒抗癌。

主治：黑色素瘤、皮膚癌及結節型腫瘤。

用法：以上藥物，製成膠囊。每粒零點五克，每次二粒，每日三次，口服。

歌訣：

瘀阻毒聚大黃蟅，化瘀桃仁配水蛭；
腫物隆起呈結節，破血軟堅並銷積。

343號方　蟾皮小金丹

組成：蟾皮三十克、訶子二十克、沒藥十克、木鱉子二十克、麝香六克。

方解：蟾皮為蟾蜍科動物中華大蟾蜍（Bufo budo qargarizans cantor.）和黑眶蟾蜍（B.

melanostictus schneider.）的帶頭之全皮。性味甘、辛，溫；有毒。解毒抗癌，止痛開竅。成份及抗癌實驗前方已介紹。本品用於治療皮膚黏膜腫瘤，療效顯著。選為本方君藥。訶子為使君子科落葉喬本植物訶子的成熟果實。別名藏青果、訶黎勒。性味苦、酸、澀，平。歸肺、大腸經。澀腸斂肺，下氣，利咽，抗癌。治療久痢、脱肛、虛喘、腫瘤潰痛、滲出物較多的症狀為佳。沒藥為橄欖科植物沒藥樹或其他同屬植物莖乾皮部滲出的油膠樹脂。性味苦、平。歸心、肝、脾經。活血止痛，消腫生肌，抗癌。美國檢驗中心實驗表明，對小鼠S180有抑制作用。臨床用於經閉、痛經、胃腹疼痛，跌打損傷、癰疽腫痛及腫瘤。以上二藥合為本方臣藥。木鱉子為葫蘆科植物木鱉子的成熟種子。含甾醇、齊墩果酸、木鱉子酸、皂甙元等。性味苦、酸，有毒。歸肝、脾、胃經。消腫散結，祛毒抗癌。治癰腫疔瘡、瘰癧、腫瘤等。為本方佐藥。麝香為鹿科動物林麝及馬麝或原麝成熟雄體香囊中的乾燥分泌物。性味辛、溫。歸心、脾經。開竅醒腦，止痛、催產，抗腫瘤。選為本方使藥。

功效：解毒化瘀，散結消腫，抗癌止痛。

主治：黑色素瘤、皮膚癌、軟組織肉瘤等。

用法：以上藥共為細末，製成水丸，綠豆大，每次六克，每日三次，口服。

歌訣：

抗癌蟾皮小金丹，訶子沒藥木鱉丸；
麝香開竅為使藥，通絡活血解毒斑。

344號方　抗癌內消瘰癧丸

組成：莪朮三十五克、大黃三十克、夏枯草二十五克、連翹二十五克、海藻二十克、牡蠣二十克、元明粉十克。

方解：莪朮為薑科多年生草本植物莪朮(Curcuma zedoaria (Berg) Rosz.)鬱金(C. aromatica salisb.)的根狀莖。別名蓬莪朮、山薑黃、芋兒七、臭屎薑等。主要含揮發油（1-1.5%）、脂肪油、豆甾醇、β—香樹精、三萜酸、對甲氧基肉桂酸乙酯等。性味辛、苦，溫。歸肝、脾經。破血袪瘀，行氣止痛。治療氣滯血瘀、經閉腹痛及癥瘕積聚等。抗癌實驗在180號方中已詳述。大黃為蓼科多年生草本植物大黃的根莖。性味、歸經、功效及抗癌實驗前方已介紹。二藥合用共有破血化積，消瘰癧的作用，故選為本方君藥。夏枯草為唇形科草本植物筋骨草的全草。連翹為木犀科落葉灌木植物連翹的果實。二藥共有清熱解毒，消癰散結，殺菌抗癌作用，故選為本方臣藥。海藻為馬尾藻科植物海蒿子（大葉海蒿）和羊棲菜（小葉海蒿）的全草。牡蠣為牡蠣科動物長牡蠣和大連灣牡蠣或近江牡蠣等貝殼。二藥均有軟堅散結，收斂固澀，平肝潛陽之功，故選為本方佐藥。元明粉為含硫酸鈉的天然礦物，經過精製而成的結晶體稱芒硝。將芒硝再風化失去結晶之後而成白色粉末稱元明粉。性味鹹、苦，寒。歸胃、大腸經。瀉下軟堅，清熱解毒。故為本方使藥。

功效：破血消積，軟堅散結，化滯抗癌。

主治：黑色素瘤、皮膚癌以及包塊結節型腫瘤為宜。

用法：以上藥物共研細末，煉蜜為丸，每丸六克，每次二丸，每日三次，口服。

歌訣：

抗癌內消瘰癧丸，藻蠣枯草善軟堅；

莪朮大黃為君藥，連翹明粉藥味全。

345號方　抗癌散結靈

組成：石見穿三十克、鴉膽子六克、薜荔果十五克、腫節風二十克、木鱉子二十克。

方解：石見穿為唇形科鼠尾草屬植物石見穿（Salvia chinensis Benth.）的全草。別名紫參、石打穿、月下紅、小紅參、紫丹花。全草含有甾醇、三萜類及氨基酸等。性味苦、辛，平。歸心、肺、胃經。清熱解毒，活血止痛，抗菌消炎。《本草綱目》：「主骨痛，大風，癰腫。」治瘰癧、皮膚癌破潰等。抗癌實驗：用豆芽法體外觀察，石見穿有抗癌活性的作用。體內實驗：本品對小鼠S180有抑制作用。鴉膽子為苦木（苦楝樹）科鴉膽子屬植物（Bruceajavanica〔L.〕Merr.）的果實。別名苦參子、老鴉膽、鴨蛋子。果實中含有鴉膽子甙、鴉膽子醇、鴉膽子苦味素、酚性化合物及脂肪酸。另含生物鹼鴉膽子寧等。性味苦、涼，有小毒。歸肝、大腸經。清熱解毒，腐蝕贅疣。臨床試驗對乳頭狀瘤及皮膚癌細胞，可致退化壞死。抗癌實驗在202號方中已介紹。主要用於皮膚癌和皮膚贅瘤等。中國民間很早外用於刺疣、雞眼、乳頭瘤、痔瘡、外痣；內服治療原蟲類疾病。以上二藥合為本方君藥。薜荔果為桑科榕屬植物薜荔的花序托（俗稱果子）。別名木饅頭。含肌醇、蘆丁、β—谷甾醇、蒲公英甾醇乙酸酯、β—香樹精乙酸酯；種子含多量黏液質，為凝膠狀物質；莖、枝、葉及果的乳汁中均含橡膠。性味淡、微涼。歸心、脾經。補腎固精，利水去濕，活血散毒。抗癌實驗：動物體內試驗，本品有抗癌活性的作用。尤其對淋巴肉瘤1號腹水型及皮下型、WK256、S180及網狀細胞肉瘤腹水型及皮下型的抑制作用更為顯著：本品能使網狀細胞肉瘤腹水型的瘤細胞核分裂明顯減少，而退變型細胞增加；β—谷甾醇已證明有抗腫瘤作用。為本方臣藥。腫節風為金粟蘭科草珊瑚屬植物草珊瑚的全草。清熱解毒，活血化瘀，抗癌止痛，祛風通絡。抗癌實驗及成份在277號方中已詳述。為本方佐藥。木鱉子為葫蘆科植物木鱉子的成熟種子。性味苦、微甘、溫，有小毒。歸肝、脾、胃經。消腫散結，祛毒。為本方使藥。

功效：清熱解毒，活血通絡，抗癌止痛。

主治：黑色素瘤、皮膚癌及皮膚良性贅物等。

用法：水煎劑，每日一劑，煎取藥液二百毫升，分二次內服。

歌訣：

抗癌散結石見穿，鴉膽薜荔腫節煎；

木鱉引經為使藥，解毒散結功效全。

346號方　天龍奪命丹

組成：天龍十五克、蟾酥二克、蜈蚣十克、沒藥十克、雄黃十克、麝香二克。

方解：天龍為壁虎科動物壁虎（Gecko chinensis.）及同屬壁虎的全體。別名守宮、壁虎。主要含馬蜂毒相似的有毒物質及組織胺類。性味鹹、寒，有小毒。歸心、肝經。祛風定驚，化瘀散結。抗癌實驗：其水溶液對人體肝癌細胞的呼吸有抑制作用。蟾酥為蟾蜍科中華大蟾蜍的耳後腺分泌物。性味、歸經、抗癌實驗及功效前方已多次介紹。與天龍合為本方君藥。蜈蚣辛，溫。歸肝經。息風止痙，解毒散結，通絡止痛。沒藥苦、平。歸心、肝、脾經。活血止痛，消腫生肌。二味藥物均有解毒化瘀，止痙止痛作用，為本方臣藥。雄黃為含二硫化二砷（AS_2S_2）的化合物。別名明雄黃、雄精、腰黃等。性味辛、苦，溫。歸心、肝、胃經。殺蟲解毒，用於容顏潤膚。為本方佐藥。麝香辛、溫。歸心、脾經。走十二經絡。開竅醒神，活血散結。為本方使藥。

功效：祛風鎮痙，解毒化瘀，抗癌止痛。

主治：黑色素瘤、皮膚癌、淋巴瘤等。

用法：共研細末，製成綠豆大小水丸，每次五粒，每日三次。研成細末，亦可外敷病灶處。

歌訣：

天龍奪命用壁虎，蜈蚣沒藥和蟾酥；

雄黃解毒為佐藥，麝香引經毒熱除。

347號方　抗癌蟾酥膠囊

組成：三七粉三十克、蟾皮二十克、蟾酥四克、乳香二十克、蝸牛二十克、馬勃十克。

方解：三七為五加科多年生草本植物三七（Panax notoginseng〔Burk〕F.H. Chen.）的根塊。別名參三七、田七。主要含多種皂甙與人參類似，總皂甙含量約12%。主要甙元為人參萜二醇和人參萜三醇，另含黃酮甙和生物鹼。性味甘、微苦，溫。歸肝、胃經。化瘀止血，消腫止痛，抗癌。用於人體內外各種出血及跌打損傷，瘀滯腫痛。抗癌實驗在167號方中已詳述。與蟾蜍科中華大蟾蜍的蟾蜍皮及蟾酥共有活血化瘀，解毒抗癌，消腫止痛作用，結合成本方君藥組。乳香為橄欖科小喬木卡氏乳香樹皮滲出的樹脂。性味辛、苦，溫。歸心、肝、脾經。活血止痛，消腫生肌。治瘡瘍潰破不收，腐蝕不去。為本方臣藥。蝸牛為蝸牛科動物及其同科近緣種的全體。性味鹹、寒。歸膀胱、肝、胃、大腸經。清熱解毒，消腫化瘀。治療風熱驚癇、喉痺、瘰癧、癰腫、蜈蚣咬傷等。為本方佐藥。馬勃為灰包科脫皮馬勃屬植物脫皮馬勃及馬勃同屬植物大馬勃、紫色馬勃的子實體。別名馬糞包。主要成份為馬勃素、麥角甾醇、亮氨酸、酪氨酸、磷酸鈉、尿素及類脂質等。清熱、利咽，止血。經實驗證明，馬勃素為一種抗癌活性物質，對多種癌細胞有抑制作用，對癬菌及皮膚致病真菌亦有作用；所含的磷酸鈉有機械性凝血作用。為本方使藥。

功效：活血止血，解毒化瘀，散結抗癌。

主治：黑色素瘤、皮膚癌（出血型）。

用法：上藥製成膠囊，每粒零點三克，每日三次，每次三粒，口服。也可研細末外用，每日換藥一次。

歌訣：

抗癌蟾酥並蟾皮，乳香蝸牛田三七；
馬勃內含馬勃素，抗癌止血最相宜。

348號方　抗癌梅花點舌丹

組成：白梅花一百克、蟾酥十克、熊膽二十克、牛黃十克、珍珠五十克、麝香六克。

方解：白花梅為薔薇科植物梅（Prunusmume〔Sieb〕Sieb.）的花蕾。花蕾中含揮發油。油中含苯甲醛、異丁香油酚、苯甲酸。性味酸、澀，平。歸肝、肺經。舒肝和胃，化瘀，化痰，行氣。治食慾不振，瘰癧等。與抗癌活性較強的蟾蜍配合共有化瘀解毒，增強其抗癌作用，故選為本方君藥。熊膽為脊椎動物熊科棕熊和黑熊的乾燥膽汁。性味苦、寒。歸肝、膽、心經。牛黃為牛科動物牛膽囊結石稱為天然牛黃；若由牛膽汁與豬膽汁提取的為人工牛黃。性味苦、涼。歸心、肝經。以上二藥共有清熱涼血，解毒化瘀，開竅抗癌作用。故為本方臣藥。珍珠為貝科動物合浦珠母貝與蚌科動物三角帆蚌、褶紋冠蚌等雙殼類動物受刺激所形成的珍珠。性味甘、鹹，寒。歸心、肝經。鎮心定驚，收斂生肌，清肝退翳，護膚抗癌。為本方佐藥。麝香活血止痛，抗癌開竅，引經為方中使藥。

功效：舒肝開胃，解毒抗癌，活血止痛。

主治：黑色素瘤、皮膚癌、口腔潰瘍等。

用法：共研細末，製成粉劑。每包六克，每次一包，每日三次，內服。外用適量，每日換藥一次。

歌訣：

抗癌梅花點舌丹，牛黃蟾酥老熊膽；
收斂瘡面珍珠粉，麝香引經效力專。

349號方　抗癌珍珠散

組成：珍珠十五克、三七粉三十克、僵蠶二十克、生石決二十克、兒茶十克、明礬十克。

方解：珍珠又稱珍珠貝（Pteria margaritifera〔L.〕與三七Panax notoginseng〔Burk〕F. H. chen.）為本方君藥。生物學特徵、內含成份、性味、歸經、功效以及抗癌實驗前方已述過。二藥配伍，相使相須。珍珠為雙殼類海生動物因受刺激變態免疫反應而形成一種具有增強免疫特徵的物質。而三七為五加科植物地下的根莖。內含多種皂甙。還有止血降壓強心及改善微循環作用，並能增強機體免疫功能。因此，二味藥均有對機體增強免疫和抑制腫瘤生長的兩種功能，堪稱為扶正蕩邪、相輔相乘、有機結合的君藥組。僵蠶為蛾科昆蟲幼蟲感染了白僵菌後而僵死了的乾燥全蟲。前方已介紹其性味、歸經、功效及抗癌實驗。即對小鼠SI80有抑制作用；又對機體有免疫功能。生石決平肝潛陽，軟堅散結。與僵蠶合為本方臣藥。兒茶為豆科落葉喬木植物兒茶枝幹及心材煎汁濃縮而成。有收濕斂瘡，生肌止血功能。並有促使皮膚黏膜恢復的作用。抗癌實驗：20%兒茶煎液對小鼠艾氏腹水癌SI80有抑制作用。為本方佐藥。明礬為明礬石的提煉品。別名白枯、枯礬。解毒殺蟲，燥濕止癢，止血止瀉，清熱消痰，散結護膚。並有其抗癌活性作用。為本方使藥。

功效：活血生肌，解毒化瘀，扶正抗癌。

主治：黑色素瘤、皮膚癌（虛損型為佳）。

用法：水煎劑，每日一劑，煎取藥液二百毫升，分二次內服。也可研細末外敷。

歌訣：

扶正抗癌珍珠散，三七石決配僵蠶；
兒茶生肌為佐藥，引經護膚枯明礬。

350號方　抗癌生肌散

組成：象皮三十克、兒茶二十克、血竭二十克、三七二十克、冰片十克。

方解：象皮為象科亞洲象 (Elephas marimu s L.) 的皮。性味甘、鹹，溫。止血斂瘡。治外傷出血及一切創傷，潰瘍久不收口，去腐生新。兒茶為豆科兒茶樹枝幹的煎汁濃縮品。具有對瘡面收濕止血，生肌護膚之功能。與象皮合用，共有扶正驅邪作用，選用本方君藥。血竭為棕櫚科常綠藤本植物麒麟竭樹幹滲出的樹脂。外用生肌止血斂瘡；內服活血散瘀止痛。對癌性潰瘍有收斂瘡面作用。為本方臣藥。三七為五加科含多種皂甙的活血止血藥。抗癌藥理，前方已作介紹。為本方佐藥。冰片為龍腦香科常綠喬木龍腦香的樹幹經蒸餾冷卻而得的結晶體。具有開竅醒神，清熱止痛作用，為本方使藥。

功效：活血生肌，止血斂瘡，去腐抗癌，扶正驅邪。

主治：黑色素瘤、皮膚癌（氣血虛、瘡面難斂者為佳）。

用法：水煎劑，每日一劑，煎取藥液二百毫升，分二次內服。研細末，外敷劑，每日一次，適量。

歌訣：

亞洲象皮善生肌，配以兒茶更相宜；
麒麟血竭和冰片，三七止血又化瘀。

國家圖書館出版品預行編目(CIP)資料

新編中華中草藥治癌全集 / 李岩作 .-- 第一版 .
-- 臺北市：樂果文化，2012.10
冊；　公分 . --（治癌中醫；1-3）
ISBN 978-986-5983-19-2(第 1 冊：平裝). --
ISBN 978-986-5983-20-8(第 2 冊：平裝). --
ISBN 978-986-5983-21-5(第 3 冊：平裝). --
ISBN 978-986-5983-22-2(全套：平裝)

1. 癌症 2. 驗方 3. 中藥方劑學

414.65　　101019271

治癌中醫 02

新編中華中草藥治癌全集（二）

作　　者 / 李岩
編　　者 / 潘萍、王艷玲
責任編輯 / 廖為民
行銷企畫 / 張雅婷
封面設計 / 上承文化有限公司
內頁設計 / 上承文化有限公司

出　　版 / 樂果文化事業有限公司
讀者服務專線 /（02）2795-3656
劃撥帳號 / 50118837 號 樂果文化事業有限公司
印 刷 廠 / 卡樂彩色製版印刷有限公司
總 經 銷 / 紅螞蟻圖書有限公司
地　　址 / 台北市內湖區舊宗路二段 121 巷 28・32 號 4 樓
電話：（02）2795-3656
傳真：（02）2795-4100

2012 年 11 月第一版　定價 / 450 元　ISBN：978-986-5983-20-8
※ 本書如有缺頁、破損、裝訂錯誤，請寄回本公司調換
版權所有，翻印必究　Printed in Taiwan

樂果文化

樂果文化

樂果文化

樂果文化